Die kleine

NATUR APOTHEKE

Impressum

Unser Verlagsprogramm finden Sie unter www.christian-verlag.de

Produktmanagement: Sabine Scheurer, Annika Genning
Textredaktion: Cynthia Erhardt, Sabine Scheurer
Korrektur: Dr. Michael Schenkel
Layout und Satz: Elke Mader
Umschlaggestaltung: Caroline Daphne Georgiadis, Daphne Design

Herstellung: Bettina Schippel, Anna Katavic
Repro: Repro Ludwig, Zell am See

Gesamtherstellung: GeraNova Bruckmann Verlagshaus GmbH

Die Deutsche Nationalbibliothek verzeichnet diese Publikation in der Deutschen Nationalbibliografie; detaillierte bibliografische Daten sind im Internet über http://dnb.d-nb.de abrufbar.

1. Auflage 2013

ISBN 978-3-86244-216-4

Christian Verlag
Postfach 400209
80702 München
E-Mail: lektorat@verlagshaus.de

Die kleine

NATUR APOTHEKE

Bewährte Hausmittel für Körper, Geist und Seele

Gertraud Beck

CHRISTIAN

»Das Glück wächst und blüht am Wegesrand,
vorausgesetzt, man ist auf dem richtigen Weg.«

Unbekannt

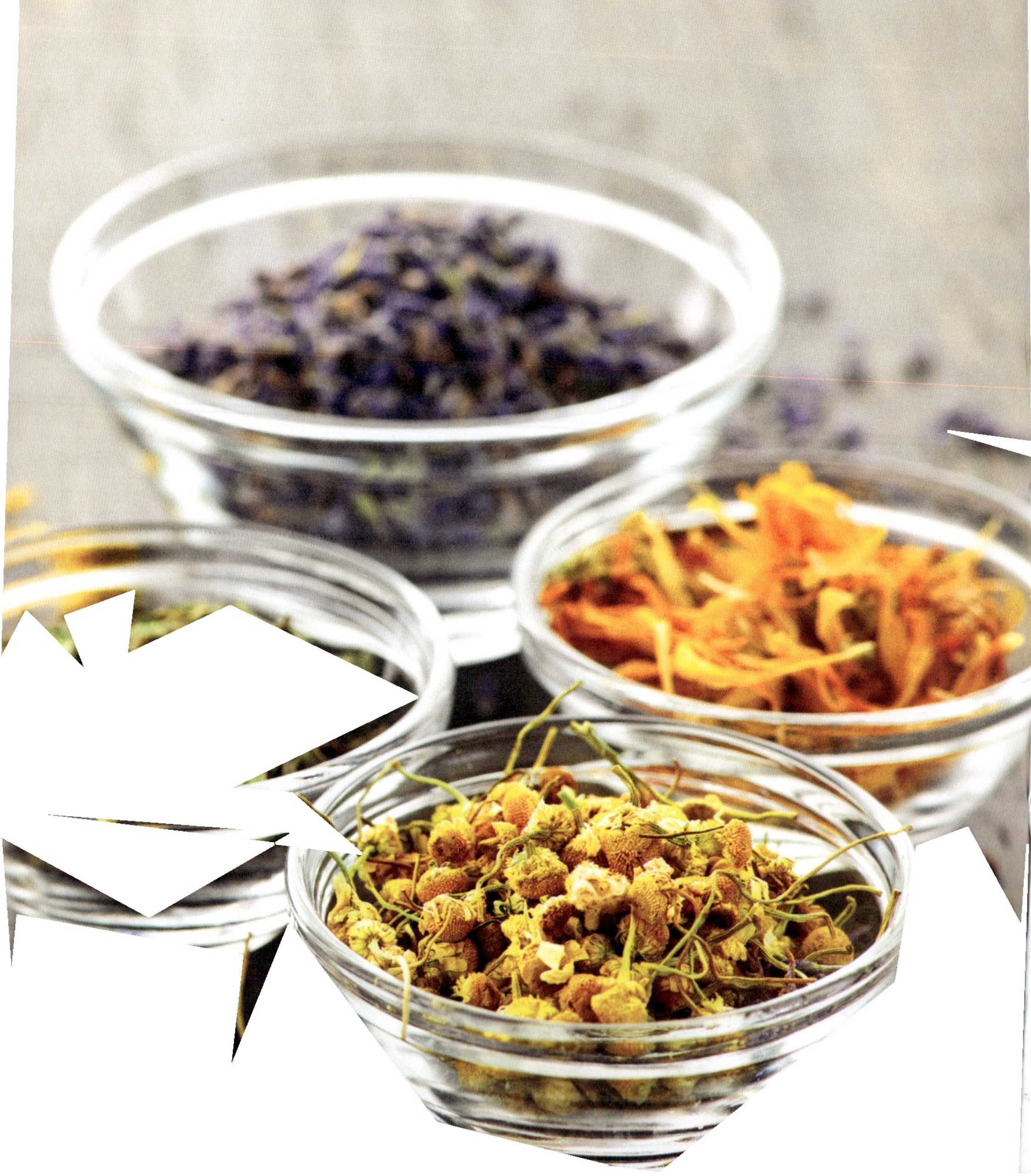

Inhalt

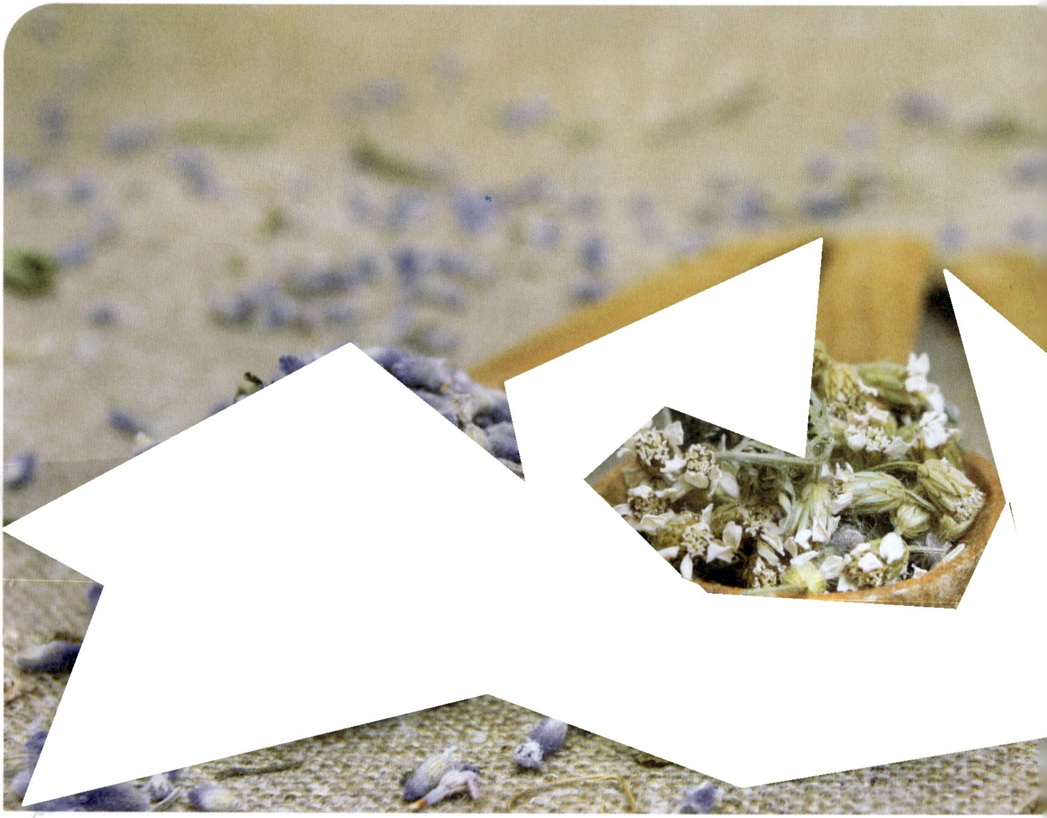

Einführung

Gibt es ein eindrucksvolleres Bild dafür, wie Pflanzen uns Menschen helfen, Krankheit, Schmerz und Tod zu überwinden, als die mythologischen Gestalten Philemon und Baucis? Die beiden sich treu verschworenen Ehepartner möchten nicht den Tod des anderen miterleben müssen und werden deshalb von Zeus in zwei ewig währende Bäume – eine Eiche und eine Linde – verzaubert. Uns Sterblichen wird es mithilfe der von den Göttern erschaffenen Pflanzenwelt möglich, das weltliche Leid zu ertragen und Linderung zu erfahren. Ob Marienkult mit geweihten Kräuterbüscheln zu Himmelfahrt, Schamanismus oder Wildkräuterküche, die Verbundenheit zur Natur und der Glaube an ihre Heilkraft sind seit Jahrtausenden tief in uns verwurzelt. Gerade in der heutigen Zeit mit zahlreichen chronischen Zivilisationskrankheiten und krank machender Umwelt ist das Bedürfnis groß, etwas Natürliches und Vorbeugendes für die Erhaltung der eigenen Gesundheit zu tun. Viele sind auf der Suche nach einer Alternative zur Tablette aus der Apotheke und möchten ihre eigenen Selbstheilungskräfte sanft und nebenwirkungsfrei anstoßen. Mit der zeitgemäßen Phytotherapie und den Heilpflanzen

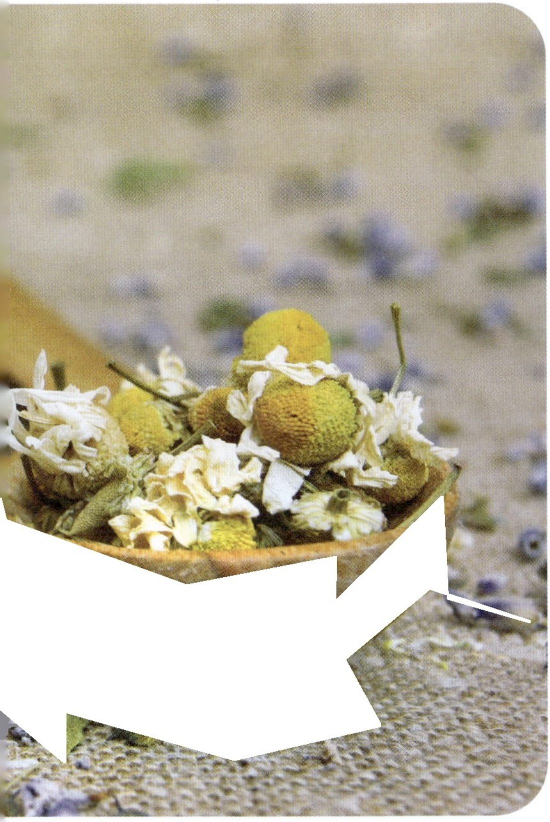

Blüten und Blätter der verschiedenen Heilpflanzen finden ihre beste Anwendung in Form von Tee.

aus der Naturapotheke sind sie sicher auf dem richtigen Weg!

Dieses Buch soll Sie dabei unterstützen, diesen natürlichen Heilungsweg zu finden. Viele Kräuter am Wegesrand kommen einem bekannt vor, dennoch ist man sich nicht ganz sicher, um welche Pflanze es sich genau handelt. Welche Teile können therapeutisch angewendet werden, wann ist die beste Sammelzeit, für welche Symptome eignet sich was? In diesem Buch werden 75 einheimische, traditionell heilkundlich angewendete Pflanzen vorgestellt, die im mitteleuropäischen Raum überall in der freien Natur zu finden sind. Die jeweiligen Porträts informieren über das allgemeine phytotherapeutische Anwendungsspektrum des Gewächses, die Indikationstabelle führt von den Beschwerden und Krankheiten zur richtigen Droge. Für nahezu alle ausgewählten botanischen Beispiele wurde von der wissenschaftlichen Sachverständigenkommission für pflanzliche Arzneimittel (Kommission E) eine positive Monografie verfasst, was bedeutet, dass ihre Heilwirkung nicht nur auf der reinen Erfahrungsmedizin beruht, sondern auch in Versuchen und Studien nachgewiesen werden konnte.

Dem eigenen Sammeln und Ausprobieren steht nichts im Wege, lassen Sie sich durch die vielseitigen Rezepte inspirieren. Vergessen Sie nur nicht, auf Ihren zukünftigen Spaziergängen und Wanderungen immer ein Taschenmesser und eine kleine Sammeltüte griffbereit zu haben!

Aus der Geschichte der Pflanzenheilkunde

Die Pflanzenheilkunde gehört zu den ältesten medizinischen Behandlungsmethoden, ihre Wurzeln reichen bis ins Paläolithikum zurück. In Höhlen von Steinzeitmenschen

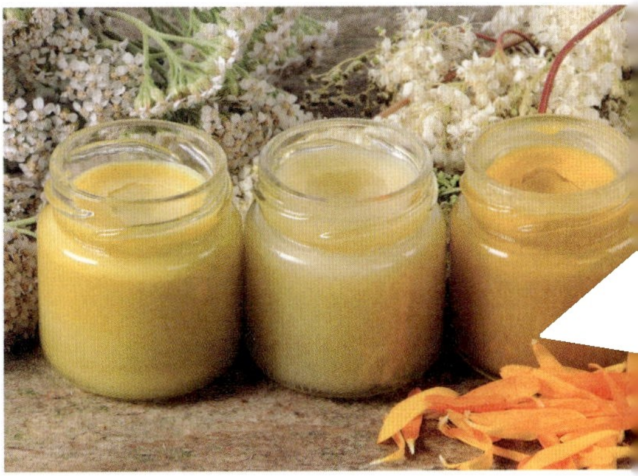

Auszüge von Pflanzen verleihen Salben eine heilende und pflegende Wirkung.

wurden Eibisch, Schafgarbe und Wegerich gefunden, vermutlich Reste einer pflanzlichen Therapie.

Seit ca. 3000 v. Chr. gibt es schriftliche Belege für die Anwendung von Heilkräutern, denn die Bewohner Mesopotamiens verfassten in Keilschrift auf Tontafeln die erste *Materia Medica* – eine Rezeptsammlung. Dort steht zum Beispiel geschrieben, dass der aromatische Weihrauch duftender Libanonzedern Dämonen vertreibt und Kranke heilt. Die Ägypter gaben ihren Toten Heilpflanzen mit auf die Reise ins Jenseits, die wir zum Teil heute noch verwenden: verdauungsfördernde Blüten und Früchte wie Kamille, Koriander, Anis und Kümmel sowie beruhigenden Hanf und Schlafmohn.

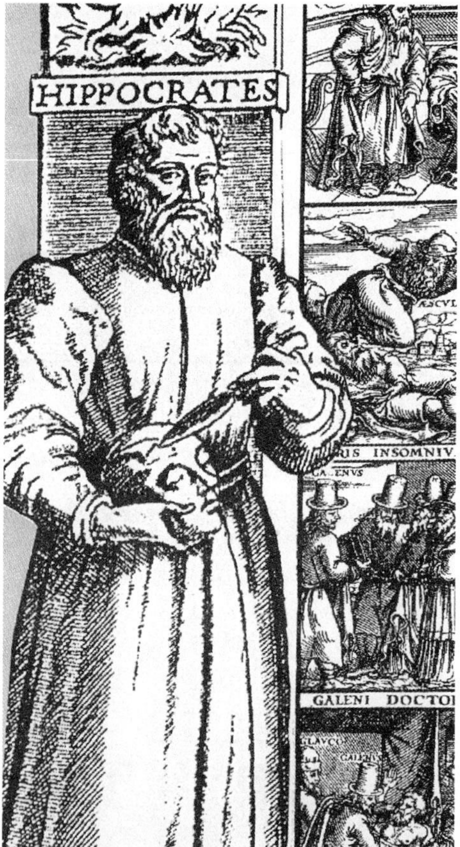

Hippokrates stellte als Erster die Heilkunde auf eine wissenschaftliche Basis.

Auch unsere keltischen und germanischen Vorfahren lebten in enger Verbundenheit mit der Natur. Für sie waren die Pflanzen Ausdruck göttlicher Kraft. Der Donnergott Thor erschien in der mächtigen Gestalt einer knorrigen Eiche, und die Liebesgöttin Freya zeigte sich in Form einer zarten Linde mit herzförmigen Blättern. Im Rauschen und Rascheln der Zweige waren damals und sind heute noch die Himmelswesen zu vernehmen, und sie standen und stehen darüber mit uns Menschen in Kontakt. Verwendete man einen Teil einer Pflanze zum Heilen, dann war es zunächst die wohlwollende Gottheit selbst, die half, nicht etwa die Rinde oder die Blätter.

Die alten Griechen versuchten ebenfalls durch wundervolle Mythologie nahezu Unfassbares verständlich zu machen. Es war Artemis, die Göttin der Wälder, der Jagd und des Mondes, die als Erste in der Antike Pflanzenheilkundler wie den Zentauren Cheiron ausbildete. Einer seiner berühmten Schüler wiederum war der doch nicht ganz unverwundbare Held Achilles. Botanische Gattungsnamen wie *Artemisia* (Wermut), *Centaurium* (Tausendgüldenkraut) und *Achillea* (Schafgarbe) erinnern uns noch heute würdevoll an diese zauberhaften Geschichten.

Wegweiser der modernen »Schulmedizin« war schließlich der griechische Arzt Hippokrates (466–377 v. Chr.). Er suchte die Ursachen der Krankheiten nicht mehr im Religiös-Abergläubischen, sondern diagnostizierte wissenschaftlich und verordnete unter anderem natürliche Behandlungsmethoden wie gesunde Ernährung und Wasseranwendungen. Im 1. Jahrhundert n. Chr. entstand durch Dioskurides, einen griechischen Arzt im römischen Dienst, eine Materia Medica, die bis ins 16. Jahrhundert hinein als ergiebige Quelle für pflanzliche, tierische und mineralische Arzneimittel diente. Er sammelte und ordnete die Substanzen nach Gestalt und Wirkung und legte damit den Grundstein zur Pharmakologie und zur systematischen Botanik.

Nach dem Untergang des Römischen Reiches wuchsen über die folgenden Jahrhunderte hinweg insbesondere die Klöster zu hoch geschätzten Zentren der Naturheilkunde heran. Wo gelehrte Nonnen und Mönche hingebungsvoll Kranke pflegten, wurden wertvolle Erfahrungen und großes Wissen über Wirkungen und Heilerfolge gesammelt, tradiert und niedergeschrieben. Die Benediktinerin Hildegard von Bingen (1098–1179) ragte unter allen hervor. Sie entwickelte nicht nur eigene Vorstellungen von der Entstehung und Behandlung von Krankheiten, sie führte auch das griechisch-lateinische Wissen mit der mitteleuropäischen Volksmedizin zusammen und bereitete vielen aktuellen alternativen Therapien den Weg.

An der Wende vom Mittelalter zur Neuzeit stellte der Arzt und Naturforscher Theofrastus Bombastus von Hohenheim (1493–1541), auch Paracelsus genannt, mit seiner Signaturenlehre eine weitere Weiche zur jetzigen Naturheilkunde. Er war der Ansicht, Formen und Farben der Kräuter legten deren therapeutische Indikation fest: Ein nierenförmiges Blatt helfe gegen Nierenleiden, roter Pflanzensaft wirke blutreinigend und Stacheln vertrieben das Stechen in der Brust. Auch wenn diese Theorie auf den ersten Blick etwas fadenscheinig klingt, so häufen sich heutzutage die biochemischen Nachweise für Inhaltsstoffe, die tatsächlich die postulierte Wirkung erbringen.

Zu Beginn des 19. Jahrhunderts war es erstmals möglich, einzelne Inhaltsstoffe chemisch zu isolieren und zu analysieren. Mehr und mehr pflanzliche Heilstoffe wurden nach wissenschaftlichen Studien auch von den sogenannten Schulmedizinern eingesetzt. Der Trend hält immer noch an. Immer häufiger wünschen sich Patienten als Präventionsmaßnahme, zu Beginn einer Erkrankung oder als Begleitung zu einer pharmakologischen Therapie eine Behandlung mit natürlichen Präparaten.

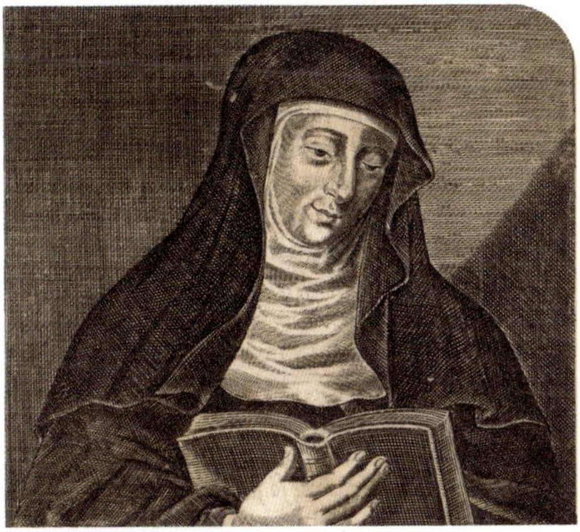

Hildegard von Bingen wird wegen ihres medizinischen Wirkens auch als erste deutsche Ärztin bezeichnet.

Inhaltsstoffe

Im Gegensatz zu pharmazeutischen Produkten handelt es sich bei pflanzlichen Drogen nicht um isolierte Reinsubstanzen, sondern um einen ganzen Wirkstoff-Cocktail. Gerade diese Vielfalt an chemischen Verbindungen und deren gegenseitige Beeinflussung machen die Verwendung der Heilpflanzen zu einem spannenden Forschungs- und Experimentiergebiet. Ein und dasselbe Kraut kann durchaus gegen mehrere verschiedene Krankheiten gewachsen sein. Klima, Standort, Ernte und Verarbeitung beeinflussen den Gehalt an Inhaltsstoffen. Schwankungen sind völlig natürlich, was wiederum die Anwendung und die Überprüfung des Erfolges nicht immer reproduzierbar macht. Wer auf Nummer sicher gehen möchte, greift auf standardi-

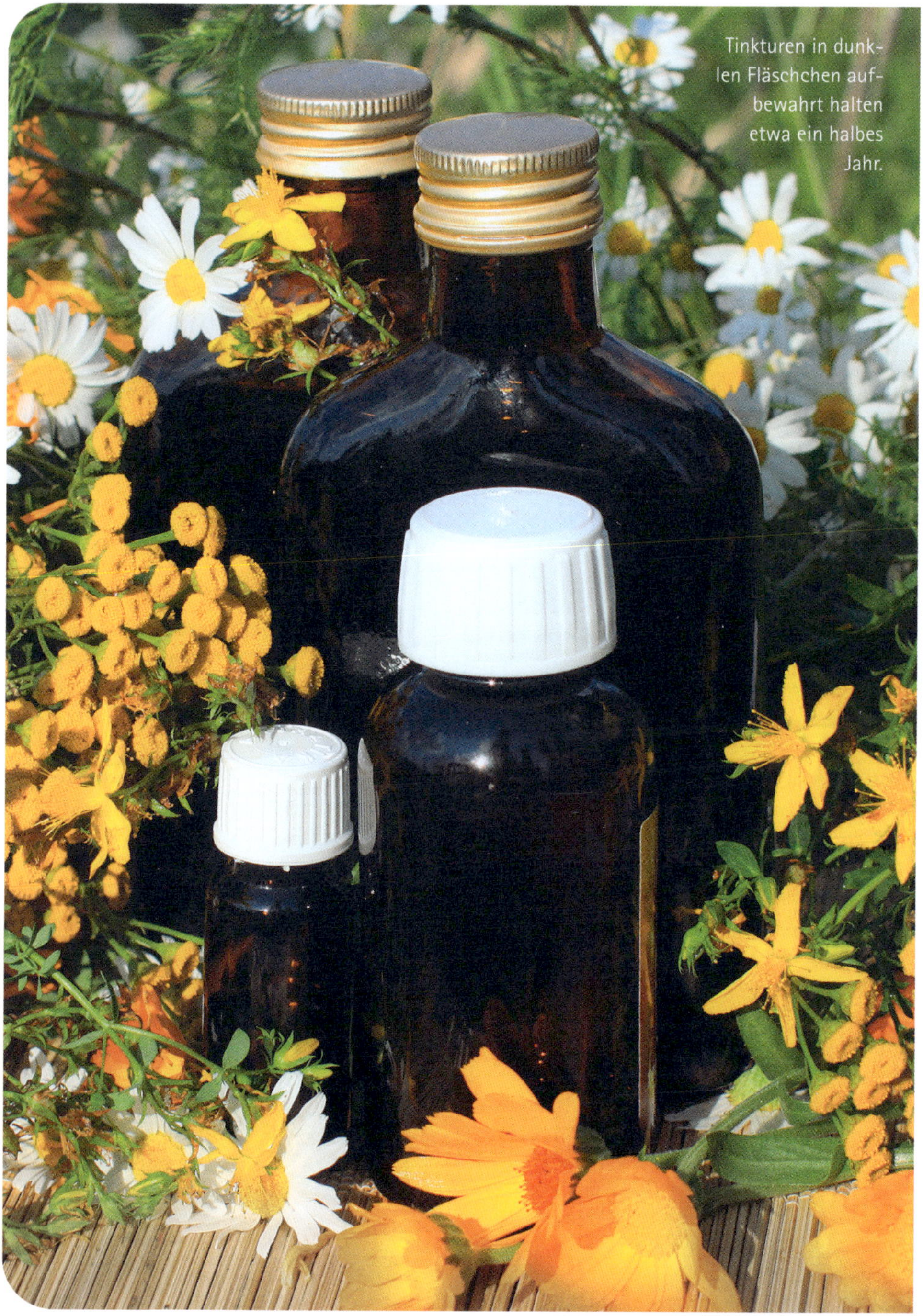

Tinkturen in dunklen Fläschchen aufbewahrt halten etwa ein halbes Jahr.

sierte Präparate aus dem Fachhandel zurück. Eine kurze, stark vereinfachte Zusammenfassung der wichtigsten pflanzlichen Inhaltsstoffe soll zugleich einen kleinen Einblick in die zahlreichen Anwendungsmöglichkeiten geben.

Ätherische Öle

Wie der Name schon sagt, gehen diese Öle »in den Äther«, sie sind also leicht flüchtig. Den Pflanzen haben sie einen Evolutionsvorteil gebracht, indem sie Fressfeinde erfolgreich vertreiben. Bei einer heilkundlichen Behandlung in Form von Einreibungen, Inhalationen, Wickeln oder auch innerlichen Anwendungen gelangen die meist angenehm duftenden Verbindungen in die Blutbahn. Auf die glatte Muskulatur im Darm, in den Blutgefäßen oder in den Bronchien wirken sie krampflösend. Auf verschiedene Bakterien und Pilze haben sie einen keimtötenden Effekt. Ätherische Öle können zum Teil auch Schmerzen lindern, leicht sedieren oder den Kreislauf anregen.

Alkaloide

Eigentlich sind Alkaloide Abfallprodukte im pflanzlichen Stoffwechsel, vermutlich bringen sie den Pflanzen jedoch auch Schutz vor Angreifern. Chemisch gesehen haben Alkaloide eine gewisse Ähnlichkeit mit Neurotransmittern, den Botenstoffen des menschlichen Gehirns, und greifen somit in die Regulation des zentralen Nervensystems ein. Viele alkaloidhaltigen Pflanzen wurden und werden als Genuss- und Rauschmittel verwendet, aber auch einige der stärksten Giftstoffe gehören hierzu, wie zum Beispiel das Atropin aus der Tollkirsche *(Atropa belladonna)*. In der Phytotherapie sind die meisten alkaloidhaltigen Heildrogen rezeptpflichtig, nur in homöopathischen Dosen im Einsatz oder Heilkundigen mit langjähriger Erfahrung vorbehalten.

Bitterstoffe

Das Einzige, was diese Stoffe alle gemeinsam haben und eine Gruppierung rechtfertigt, ist ihr bitterer Geschmack. Werden die Bitterrezeptoren an unserem Zungengrund angeregt, steigen die Produktion von Verdauungsenzymen und die Aktivität des gesamten Magen-Darm-Traktes. So werden Nahrungs- und Heilmittel besser aufgeschlossen und resorbiert. Der bitterste aller Bitterstoffe aus der Enzianwurzel regt sogar das mit dem Darm verbundene unspezifische Immunsystem an. Nach einem banalen Infekt oder bei einem allgemeinen Schwächezustand erfährt der Patient eine grundsätzliche Kräftigung und eine Verbesserung des Wohlbefindens.

Cumarine

Wer kennt ihn nicht, den typischen Waldmeister-Duft nach getrocknetem Heu? Dafür ist der Pflanzenstoff Cumarin verantwortlich. Dieser und seine Abkömmlinge kommen erst zur Geltung, wenn sie von ihrem Zuckeranteil abgespalten werden. Dies geschieht z. B. beim Welken oder Erhitzen. Die Wirkstoffe gelangen dann über die Blutbahn ins zentrale Nervensystem und lösen dort unspezifische Reaktionen aus, wie die För-

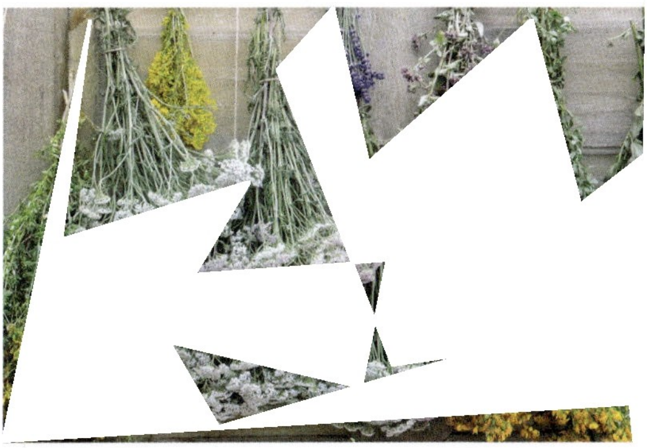

So trocknet man Heilpflanzen am besten: einfach verkehrt herum an einem warmen, schattigen Ort aufhängen.

derung des Kreislaufs oder die Entkrampfung der Gefäße. Sie machen auch müde und hemmen Entzündungen und Schwellungen.

Eine besondere Gruppe sind die Furanocumarine: Sie absorbieren Licht und schädigen durch die hohe UV-Belastung die Haut. Diese fototoxische Reaktion ist in den letzten Jahren vor allem durch das massenhafte Auftreten des Riesen-Bärenklaus bekannt geworden.

Flavonoide
Diese absorbieren UV-Strahlung und dienen somit den Pflanzen in Blättern, Blüten und Stängeln als Sonnenschutz. Ihre heilenden Eigenschaften sind wegen ihrer unterschiedlichen chemischen Strukturen sehr breit gefächert, aber fast alle Flavonoide wirken positiv auf die Permeabilität der Gefäße. Sie schützen vor Ödemen, erweitern die Herzkranzgefäße und fördern die Durchblutung. Ihre antioxidative Eigenschaft macht sie zu einem wertvollen Vorbeugemittel gegen Krebs und Herzerkrankungen.

Gerbstoffe
Mit Proteinen bilden die Gerbstoffe unlösliche Komplexe, was zu einer verdichteten Oberfläche führt. Dieses Zusammenziehen wird auch als »adstringierend« beschrieben. Insbesondere Tierhaut wird durch Gerben zu haltbarem, Wasser abweisendem Leder gemacht. Auf menschlichen Schleimhäuten oder auf entzündeter Haut dichten die Gerbstoffe die Zell- und Gefäßwände ab und machen den Krankheitserregern ein Eindringen schwer.

Salicylate
Diese spielen im pflanzlichen Stoffwechsel eine große Rolle: Sie sind nicht nur für die Knospen- und Blütenbildung wichtig, sie können die Temperatur der Pflanzen steigen lassen und lösen bei Befall mit krank machenden Eindringlingen eine ganze Kaskade von Verteidigungsmechanismen aus. Im menschlichen Darm wird das Salicin, z. B. aus Weide oder Mädesüß, gespalten und zu einer Substanz verwandelt, die auch bei uns abwehrende Wirkung zeigt: Sie senkt Fieber, heilt Entzündungen ab und stillt Schmerzen.

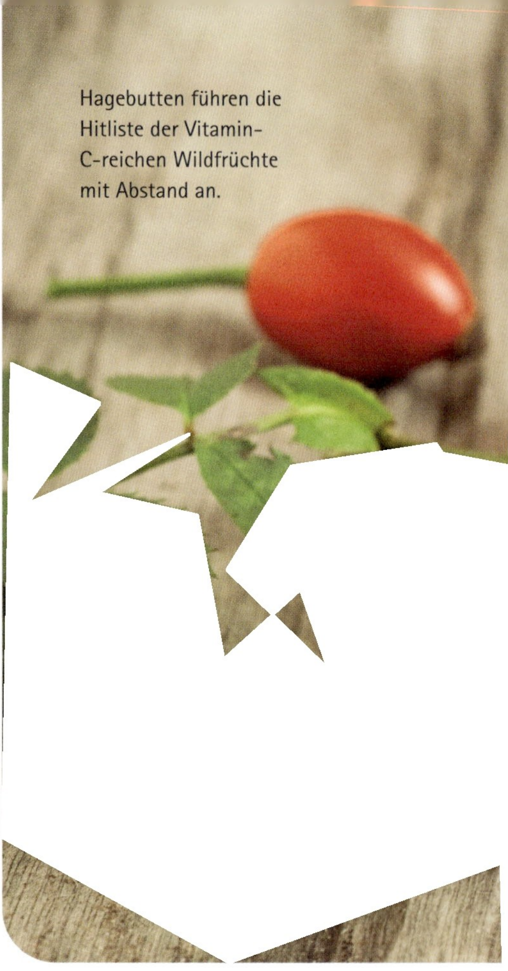
Hagebutten führen die Hitliste der Vitamin-C-reichen Wildfrüchte mit Abstand an.

Saponine
Die pflanzlichen Seifenstoffe besitzen die gleiche Eigenschaft wie Spülmittel: Sie setzen die Oberflächenspannung herab und ermöglichen den Austausch zweier aufeinandertreffender Schichten. Für Öle dienen sie als Emulgator, zähen Husten und andere Ablagerungen an den Schleimhäuten verdünnen sie. Sie zählen zu den Expektoran-

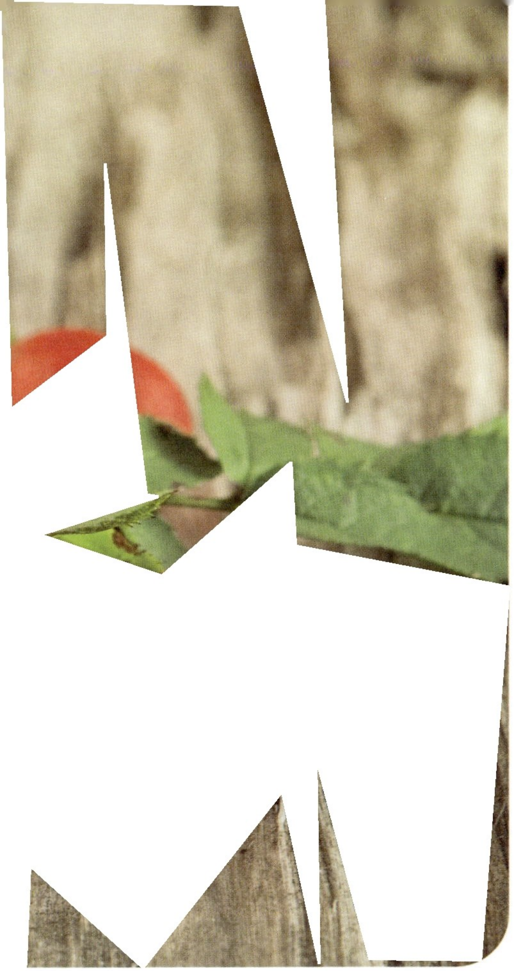

zien und Stoffwechselanregern. Wegen ihrer Fähigkeit, Komplexe zu bilden, verfügen Saponine auch über antimykotische, antivirale und antibakterielle Wirkungen.

Scharfstoffe
Der scharfe Geschmack und die antibiotische Wirkung dieser Senfölglykoside schützen Pflanzen, überwiegend aus der Familie der Kreuzblütler, vor Fressfeinden. Für scharfe Stoffe haben wir auf der Zunge keine Rezeptoren, stattdessen werden die Temperatur- und Schmerzfühler erregt. In Form von Umschlägen oder Auflagen steigern sie dadurch lokal die Durchblutung und lindern Schmerzen, zum Beispiel bei Rheuma. Innerlich angewendet hemmen sie das Wachstum von unerwünschten Krankheitserregern.

Schleimstoffe
Die bei der Fotosynthese gewonnenen Zucker werden zum Speichern in unterschiedliche Kohlenhydrate umgewandelt. Aufgrund ihrer chemischen Strukturen lagert sich zwischen diese Kohlenhydratketten mehr oder weniger Wasser ein, sie quellen auf und werden schleimig. In der Naturheilkunde macht man sich die Tatsache zunutze, dass Schleimstoffe leicht an anderen schleimigen Oberflächen, wie z. B. der Darmwand oder den Bronchien, anhaften, somit das darunterliegende Gewebe schützen und das Klima für Bakterien und andere unerwünschte Gäste unwirtlich machen. Sie nehmen Schadstoffe auf und fördern deren Abtransport.

Sammelhinweise

Wann welcher Teil von welcher Pflanze mit dem höchsten Wirkstoffgehalt gesammelt wird, ist eine Wissenschaft für sich: Ob in der Walpurgisnacht, zur Sonnenwende oder an Maria Himmelfahrt – machen Sie am besten Ihre eigenen Erfahrungen. Einige allgemeine Empfehlungen jedoch sind plausibel erklärbar.

Sammeln Sie bei Sonnenschein, die Blätter sollten frei von Tau sein. Junge Knospen, Rinden und Triebe kommen im Frühling in den Korb, im Sommer Kräuter mitsamt Blättern und Blüten. Für Wurzeln, Früchte und Samen zieht man im Herbst los.

Stehen ätherische Öle im Vordergrund, macht man sich am Vormittag auf den Weg, bevor die Sonne zu stark scheint und zu viele Inhaltsstoffe durch Verdunstung verloren gehen. Wer Wurzeln ausgraben möchte, muss sehr früh morgens aus dem Bett, am besten zwischen drei und vier Uhr, denn während der Nacht strömt die Kraft der Pflanze in die unterirdischen Teile, bei Sonnenaufgang wieder hinauf. Wurzeln werden von der Erde befreit, alle anderen Teile werden ungewaschen auf einem sauberen Leintuch großzügig ausgebreitet und an einem schattigen Ort bei Raumtemperatur getrocknet. Bei Blüten reicht eine Woche, Blätter, Knospen und Wurzeln brauchen in der Regel zwei Wochen. Die Pflanzen sind fertig getrocknet, wenn sie beim Zerreiben leise knistern.

Getrocknete Pflanzen bewahrt man in dunklen Schraubdeckelgläsern, Holzdosen oder Schachteln auf. Natürliches Material mit ätherischen Ölen möchte nicht mit Kunststoff in Verbindung kommen. Noch ein besonders wichtiger Hinweis: Vergessen Sie nicht, die Gefäße mit Sammelgut und Datum zu beschriften!

Zubereitungen

Kräutertee

Kräutertee ist die traditionsreichste, einfachste und wirkungsvollste Anwendung von Heilpflanzen. Falls bei den jeweiligen Pflanzen nicht anders beschrieben, halten Sie sich an dieses Standardrezept: 1–2 TL getrocknete oder 1–2 EL frische, zerkleinerte Kräuter mit 250 ml kochendem Wasser überbrühen, zugedeckt fünf bis zehn Minuten ziehen lassen und anschließend abseihen. Dabei die Kondensationstropfen vom Deckel zurück in den Tee geben. Nach Geschmack mit Honig süßen.

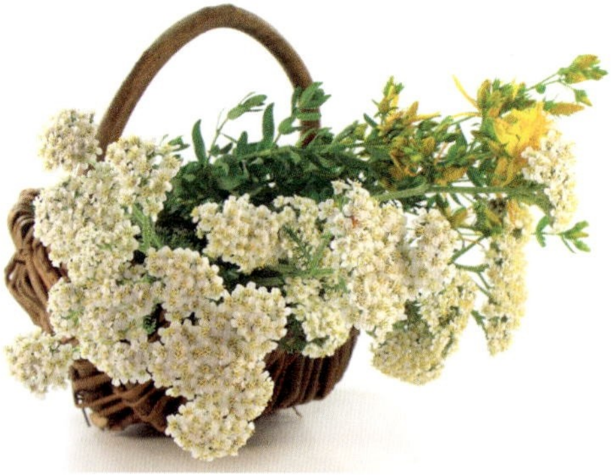

Für Heilzwecke werden Blüten kurz vor ihrer vollen Entfaltung geerntet.

Dekokt

Dies empfiehlt sich, wenn Sie harte Pflanzenteile wie Wurzel, Rinde oder verholzte Stängel verwenden möchten. Dazu wird die entsprechende Menge mit kaltem Wasser angesetzt, langsam zum Sieden gebracht und für rund zehn Minuten bei geringer Hitze gekocht. Die Abkochung kann nach Abseihen und Abkühlen getrunken werden.

Mazerat

Schleimstoffe werden bei Hitze abgebaut, deshalb bereitet man Pflanzen mit derartigen Inhaltsstoffen kalt zu: Die nötige Menge an Droge mit kaltem Wasser übergießen, mehrere Stunden oder über Nacht stehen lassen und abseihen. Dieses Mazerat kann kalt getrunken, schlückchenweise im Mund erwärmt oder zuvor im Topf auf lauwarme Temperatur erhitzt werden.

Tinkturen

Diese sind länger haltbar und auf die Schnelle verfügbar. Dazu werden die Drogen für einige Zeit mit Alkohol angesetzt. Wie hoch die Ethanol-Konzentration idealerweise liegt, hängt von dem zu gewinnenden Wirkstoff ab und wird bei den Rezepten angegeben. Die Präparate werden tropfenweise mit Wasser oder Tee verdünnt eingenommen oder in Wasser zum Tränken von Umschlägen aufgelöst.

Auszüge

Beliebt und bewährt sind auch ölige Auszüge aus Frischpflanzen. Zerkleinertes Material wird in einem durchsichtigen Glas mit einem hochwertigen Pflanzenöl übergossen und für zwei bis sechs Wochen stehen gelassen. Gelegentliches Schütteln nicht vergessen! Zur Aufbewahrung füllen Sie den Extrakt in dunkle Fläschchen um. Diese Pflanzenöle eignen sich wunderbar zum Abheilen kleiner Wunden, eingerissener Fingernägel, gegen Muskelkater, Zerrungen oder rheumatische Beschwerden.

Salben

Wer gerne einreibt und cremt, stellt sich am besten eine Salbe her: 10 g getrocknete Blüten (oder die doppelte Menge an frischen) werden mit 100 ml hochwertigem Pflanzenöl (z. B. Olive) erhitzt, bis Bläschen aufsteigen. 10 Minuten unter stetem Rühren ziehen lassen. Im abgeseihten Öl wird ein Teelöffelchen Bienenwachs aufgelöst und für einige Minuten gut verrührt. Je nach persönlichem Geschmack dürfen Sie gerne ein paar Tropfen ätherische Düfte hinzufügen. In kleine Döschen abfüllen und vor dem Verschließen erst noch gut auskühlen lassen. Am längsten – etwa ein Jahr – hält die Salbe, wenn sie im Kühlschrank aufbewahrt wird.

Medizinweine

Große Tradition in Klöstern haben die sogenannten Medizinweine, vorzugsweise aus Bitterkräutern hergestellt. Dazu setzen Sie die gewünschten Kräuter, zwischen 30 und 50 g, mit einem Liter weißem Südwein an und lassen diesen abgedeckt bis zu einer Woche an einem sonnigen Plätzchen ziehen. Nach den Mahlzeiten dürfen Sie sich ein- bis zweimal am Tag ein Likörgläschen davon gönnen. Je nach Zusammensetzung regt er die Verdauung an und stärkt Herz und Lebensgeister.

Und noch etwas

Die Heilkräuter aus Ihrer Naturapotheke können und sollen einen großen Beitrag zur Erhaltung Ihrer Gesundheit leisten. Immer wieder stellen sie eine nebenwirkungsfreie

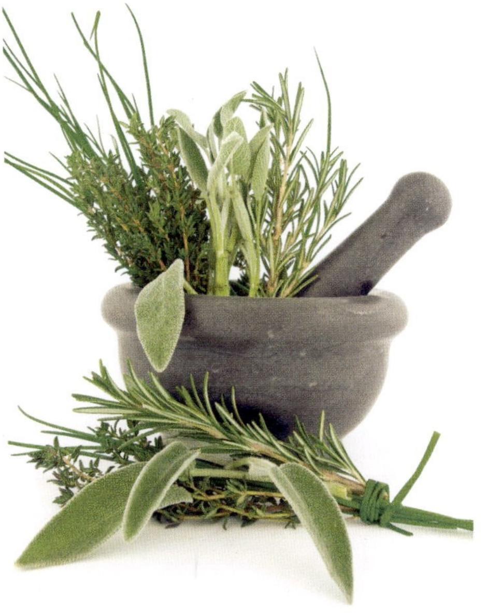

Viele beliebte Heilkräuter sind aus der Küche nicht mehr wegzudenken: Salbei, Rosmarin und Thymian.

und kostengünstige Alternative oder Ergänzung zur schulmedizinischen Behandlung dar. Aber bitte überschätzen Sie sie nicht!

Fragen zu Nebenwirkungen und persönliche Risiken beantwortet Ihnen Ihr Arzt. Bitte denken Sie vor der Selbstmedikation zumindest bei folgenden Fällen daran:

- Anhalten der Beschwerden länger als eine Woche
- Hohes Fieber
- Bereits vorhandene Vorbelastung (z. B. schwaches Herz, Harnsteine)
- Allergierisiko
- Schwangerschaft
- Behandlung von Säuglingen, Kleinkindern und Kindern
- Bei älteren Menschen

Auch wenn durch pflanzliche Behandlungen schon viel Positives erreicht werden kann, ist ein Arztbesuch eventuell trotzdem notwendig.

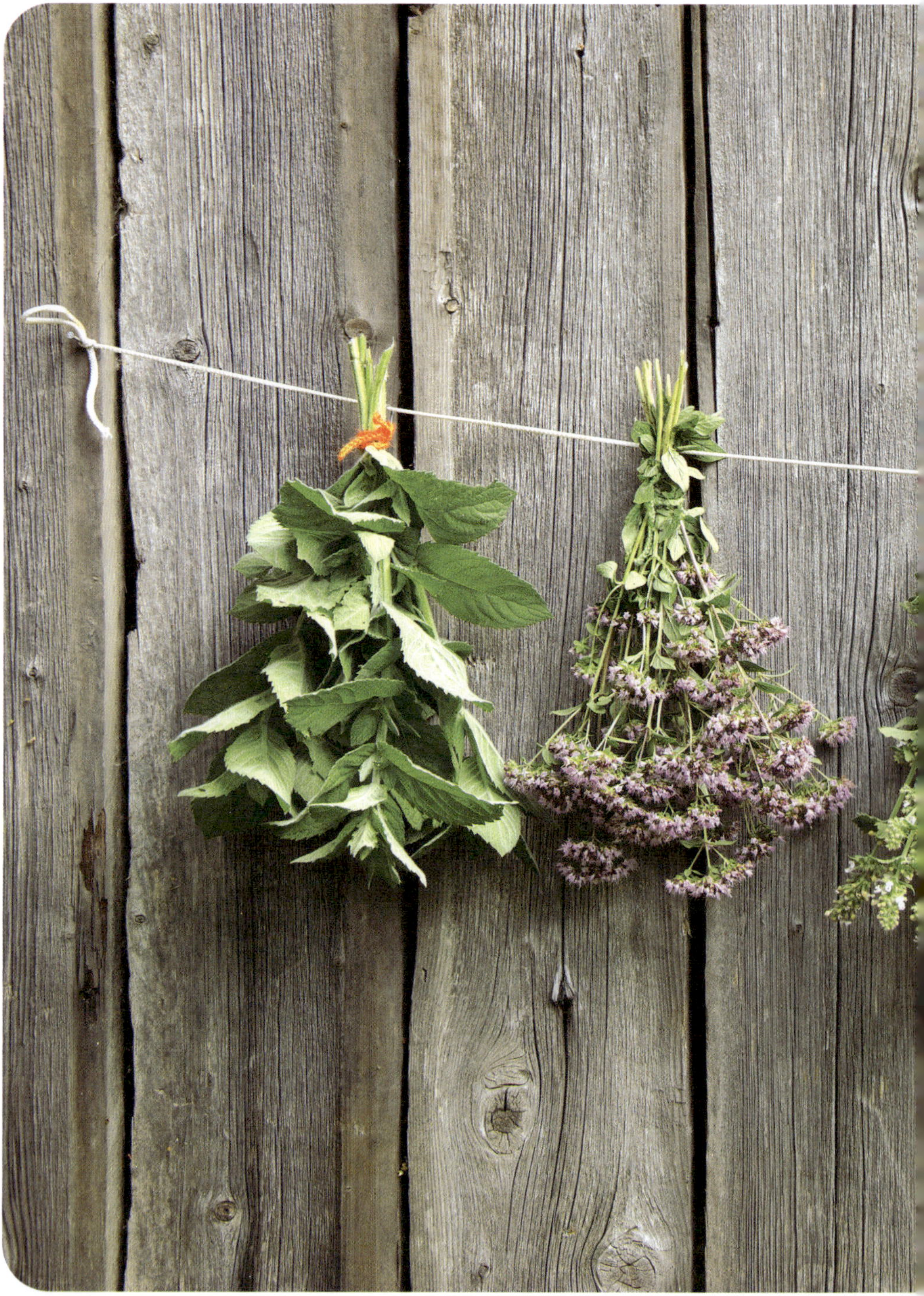

Atemwegsbeschwerden, Immunabwehr und Infekte

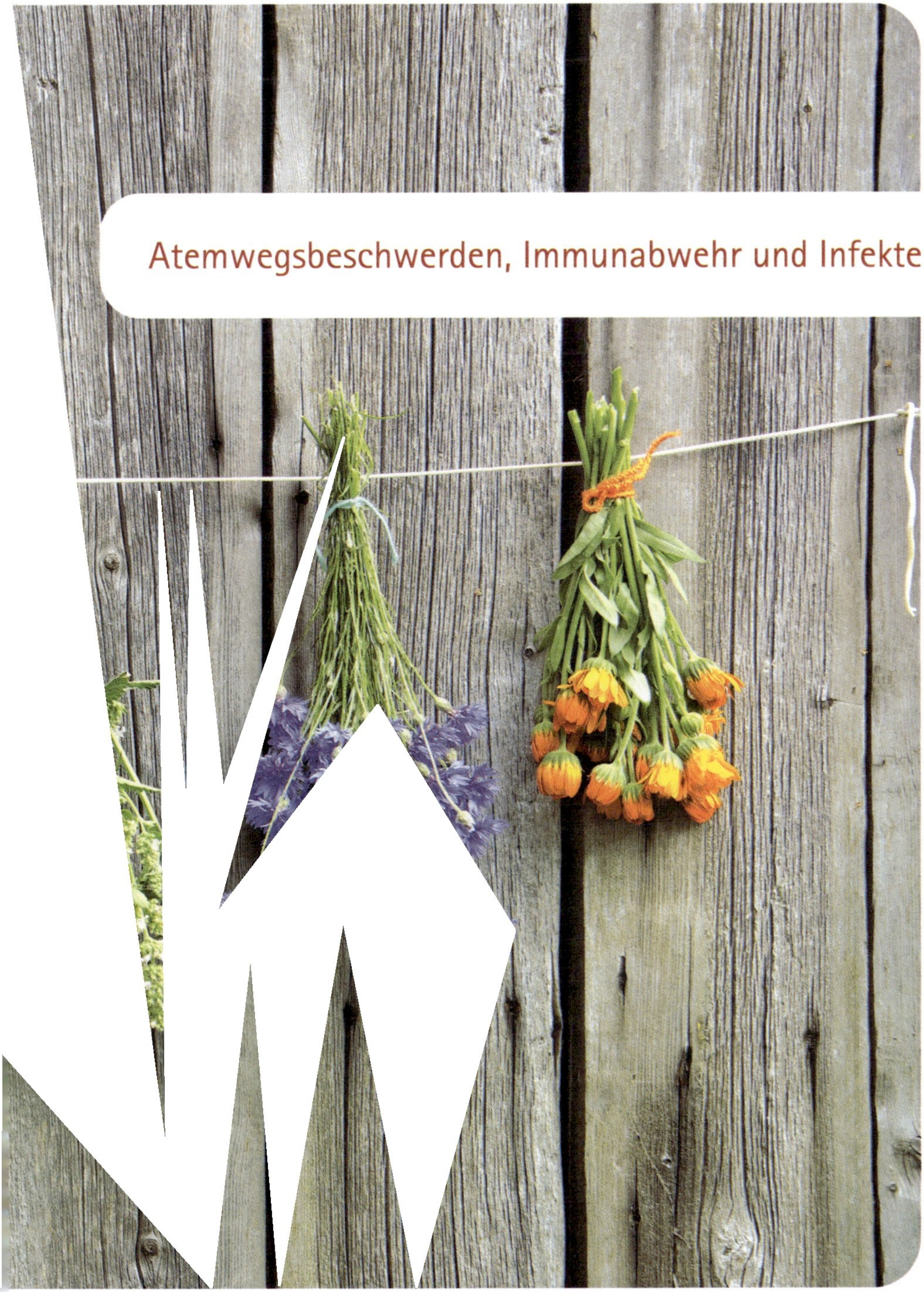

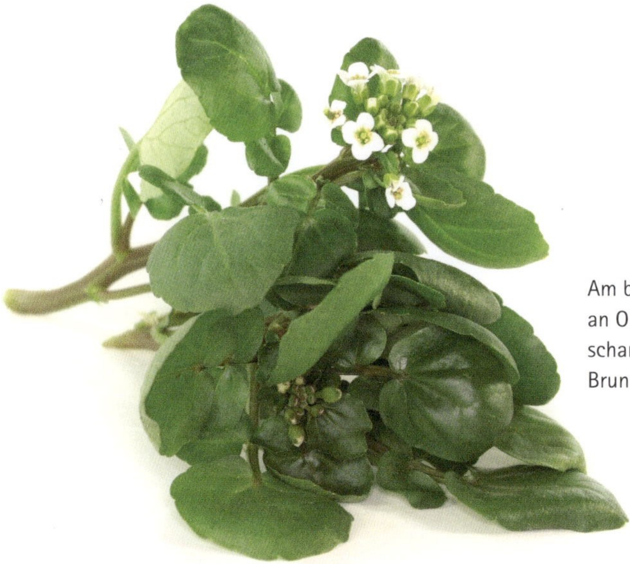

Am besten nascht man gleich an Ort und Stelle von den scharf-würzigen Blättern der Brunnenkresse.

Brunnenkresse *(Nasturtium officinale)*

auch bekannt als Bachbitterkraut, Bittersalat, Quellenrautenkraut, Wassersenf

Die Brunnenkresse aus der Familie der Kreuzblütler *(Brassicaceae)* wächst meist in so dichten Teppichen, dass sie die unter ihr liegende Quelle oder das Bächlein völlig verdeckt. Ihre Stängel verzweigen sich häufig, kriechen und bilden Nebenwurzeln, sodass durch die aufstrebenden Teile ein dichtes Polster entsteht. Die kahlen, gefiederten Blätter riechen beim Zerreiben scharf, ähnlich wie Senf. Die end- oder achselständigen Blütenstände mit zarten vierblättrigen Kreuzblütchen leuchten weiß aus dem Blattpolster. Als Heilpflanze können wir das ganze Kraut die gesamte Vegetationsperiode über nutzen.

Durch hohen Vitamin-C-Gehalt, Salicylate, Senföl, ätherische Öle und eine Mischung verschiedener Mineralien wie Eisen, Kalium und Jod bringt das anregende Bachbitterkraut jedes Frühjahr die Müden wieder auf die Beine. Es fördert Appetit und Stoffwechsel, reinigt das Blut, entschlackt, befreit von lästigem Husten und Infekten und vertreibt unangenehme Bakterien, zum Beispiel bei Zahnfleischentzündungen. Auch bei Stein- und Grießleiden wirkt eine Therapie unterstützend. Sei es als Salatbeigabe, als Brotbelag oder im Kräuterquark, es gibt viele Möglichkeiten, die Frühjahrs- und Sommerküche mit dem scharf-würzigen Geschmack aufzupeppen. Die heilende Wirkung entfaltet sich aber nur beim Frischverzehr.

Auch als Schönheitsmittel ist der Wassersenf zu verwenden: Mehrfach täglich auf die Haut getupftes Gesichtswasser, das aus den Blättern zubereitet wurde, bleicht Altersflecken und Sommersprossen. Tägliche Kompressen aus mit frischem Presssaft getränkten Wattepads verfeinern das Hautbild und glätten Falten. Brunnenkresse in der Natur ist ein Gradmesser für die Wasserqualität, denn sie wächst bevorzugt an Quellen, Brunnen, Bächen, Flüssen und Wassergräben, in denen sauberes, reines Wasser langsam fließt. Wo sie zu finden ist, kann das Wasser ohne Sorge genossen werden.

»So hat denn der liebe Gott in den verachteten und geschmähten Unkräutern den Menschen liebevoll und vorsorglich und unvertilglich herrliche Heilmittel in den Weg, in die Hand und unter die Füße gelegt.«

Der Schweizer »Kräuterpfarrer« Johann Künzle in seinem Buch »Chrut und Uchrut«

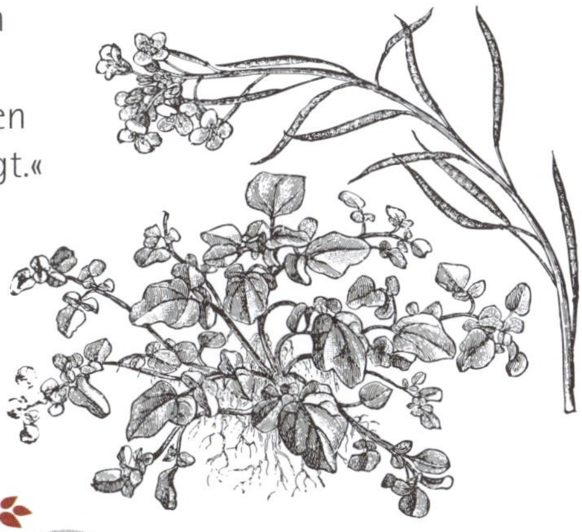

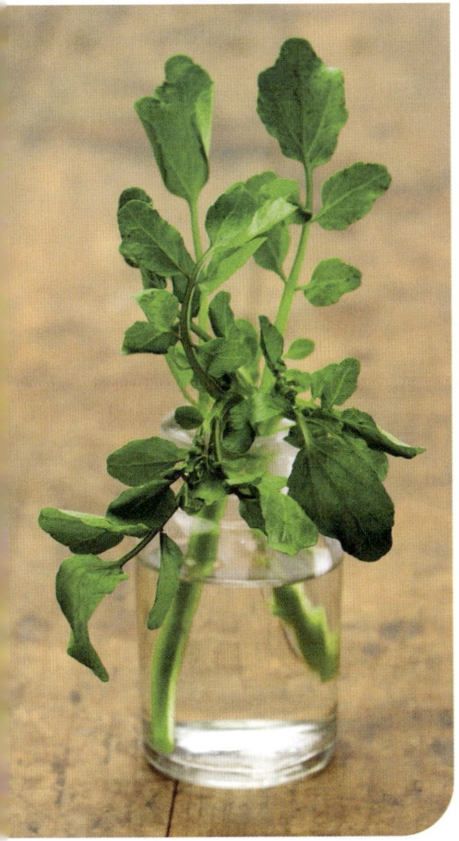

Die scharf und bitter schmeckenden Blätter der Brunnenkresse reinigen das Blut und wirken antibakteriell.

REZEPTE

Gesichtswasser

Frisch gesammeltes Brunnenkressekraut in der Saftpresse entsaften oder mit dem Mörser zerstoßen. 100 ml Presssaft mit der gleichen Menge Wasser verdünnen und mit 20 ml Alkohol haltbar machen.

Aufguss

Blätter im Sommer sammeln und trocknen, um sie im Winter wie folgt zu verwenden: 1 EL getrocknete und pulverisierte Droge mit 250 ml heißem Wasser überbrühen, 5 Minuten ziehen lassen und durchseihen.

Anti-Falten-Mittel

Ein Liter heiße Milch wird über zwei Handvoll Kraut gegossen und nach kurzem Ziehen abgeseiht. Auf die betroffenen Stellen auflegen, vor allem für Falten am Hals ein bewährtes Hausmittel! Ein in die warme Milch getauchtes Baumwolltuch wird um den Hals gelegt, bis es ausgekühlt ist. Eine regelmäßige Anwendung wird empfohlen.

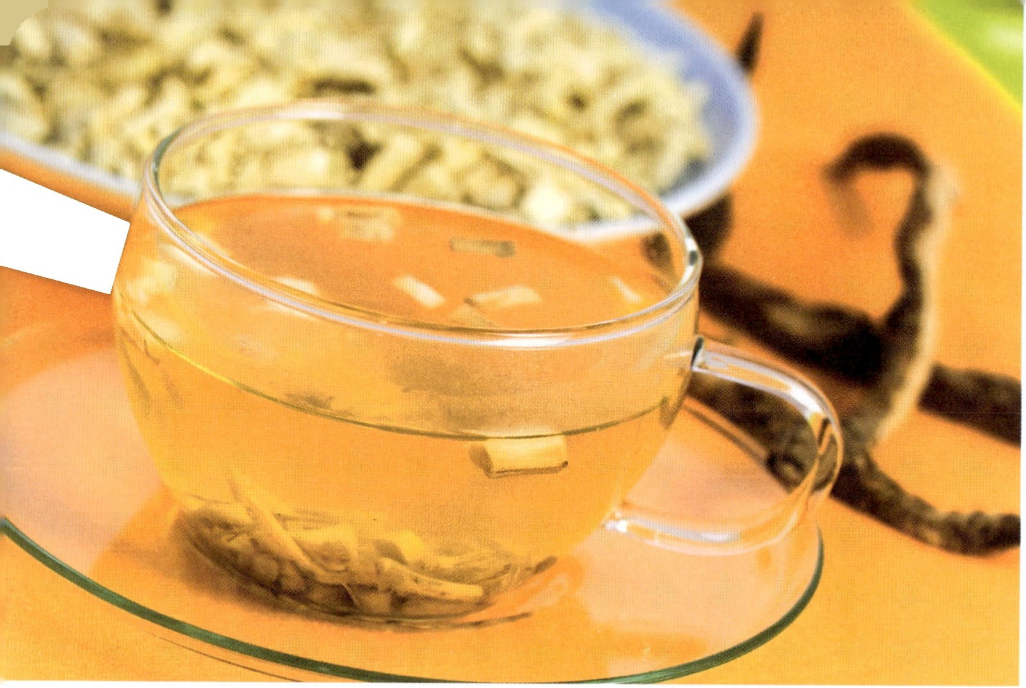

Vor allem Kinder lieben den angenehm weichen Geschmack von Eibischtee.

Eibisch *(Althea officinalis)*

auch bekannt als Samtpappel, Schleimwurzel

Schon der Neandertaler kannte die heilende und wohlschmeckende Wurzel des Malvengewächses *(Malvaceae)*, wie aus Funden in Steinzeithöhlen geschlossen werden kann. In der Antike verwendete man sie auf so vielfältige Art (griechisch: *poly-althes*, vielheilend), dass dies zu ihrem botanischen Namen führte.

REZEPT

Eibischtee

250 ml Wasser mit je einem Teelöffel frischer Eibischblüten und -blätter aufkochen und circa 3 Minuten kochen lassen. Abseihen und nach Belieben mit Honig süßen. Dreimal täglich getrunken mildert der Tee trockenen Hustenreiz.

Eibisch liebt salzhaltige Böden in Küstennähe, wächst aber auch gerne an Bachufern und auf feuchten Wiesen. Die mehrjährige, mannshohe Staude ist über und über mit weich-filzigen Haaren bedeckt, der aufrechte Stängel trägt drei- bis fünflappige, gezähnte Blätter. Aus den Blattachseln entspringen weiße bis rötliche, bis fünf Zentimeter große Blüten, deren äußere fünf bis neun Kelchblätter am Grund miteinander verwachsen sind. Blätter und Blüten wandern zwischen Juni und August in die Hausapotheke. Seine kräftige Wurzel, die idealerweise erst ab September gesammelt, geschält und gut getrocknet wird, enthält bis zu 30 % Schleimstoffe.

Zu den weiteren Inhaltsstoffen zählen Saponine, ätherische Öle und Gerbstoffe. Die Wirkung der Droge wird als reizlindernd und Sekrete verflüssigend beschrieben. Die Eibischzubereitungen überziehen Mund- und

Rachenraum genauso schützend wie die Magenwand und regen dort die Zellaktivität und Regeneration der Schleimhautzellen an. Eibischwurzelsirup oder -tee werden wegen ihres angenehmen Geschmacks besonders von Kindern gern getrunken, der lästige Hustenreiz lässt rasch nach. Auch bei Durchfall oder Blasenentzündung kommt sein wohltuender Effekt schnell zur Geltung. Um die schützende Wirkung der Schleimstoffe möglichst vollständig zu erhalten, wird Eibisch immer kalt verarbeitet.

Eisenhut *(Aconitum napellus)*

auch bekannt als Reiterkappe, Sturmhut, Venuswagen

Glaubt man der Mythologie, so ist das giftigste Gewächs Europas am Berg Akonitos aus dem Speichel des Höllenhundes Zerberus entstanden. Ein Blick von der Seite auf die Blüte erklärt den deutschen Namen: Wie ein Ritterhelm wölbt sich der obere Teil der Krone über den blütenstaubreichen Teller der unteren. Neugierige ziehen einmal vorsichtig den »Helm« nach hinten und werden zwei in nektarreiche Drüsen verwandelte Staubfäden entdecken, die mit ihrer köstlichen Süße nur Hummeln mit etwas längerem Rüssel locken. Die Staude der europäischen Berggebiete wird zwischen 0,5 und 1,5 m hoch, leuchtet blauviolett von Juni bis August und trägt fünf- bis siebenlappige, tief geschlitzte Blätter. Auf Wanderungen in den Alpen findet man häufig auch den Wolfseisenhut *(Aconitum lycotonum)*, der etwas zierlicher wächst und gelblich blüht. Sein Gift diente früher für Wolfsfallen.

Der Eisenhut enthält wie alle Vertreter der Familie der Hahnenfußgewächse *(Ranunculaceae)* Alkaloide, insbesondere Aconitin, die wegen ihres Einflusses auf Herz und das zentrale Nervensystem bereits in geringer Menge toxisch sind. Tödliche Vergiftungen durch Zubereitungen aus der Wurzel ereignen sich nicht nur in Kriminalgeschichten, sondern leider auch aus Unwissenheit. Die Frischpflanze eignet sich auf keinen Fall für die phytotherapeutische Selbstmedikation!

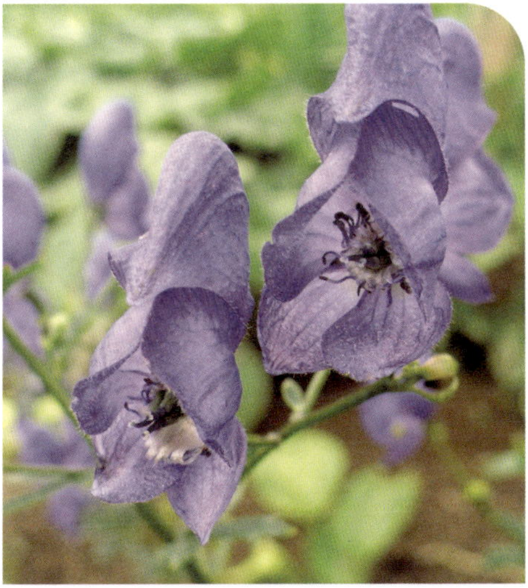

Eisenhut – die giftigste Pflanze Mitteleuropas – ist nicht für Zubereitungen in der Hausapotheke geeignet.

Die Dosis aber macht es, ob eine Pflanze ein Gift ist oder nicht. Aus extrem starken Verdünnungen, in denen nahezu kein oder gar kein Eisenhut mehr enthalten ist, werden wirkungsvolle homöopathische Mittel hergestellt. In dieser Form kann er unbedenklich eingesetzt werden. Krankheitsbilder, bei denen er Erfolg verspricht, sind akutes Fieber und entzündliche Prozesse wie Katarrhe oder Rheuma, die schnell und dramatisch beginnen. Auch bei Neuralgien und nervösen Herzleiden wird er angewendet.

Das Gift des Sturmhutes wird über die intakte Haut oder Schleimhäute aufgenommen und führt zunächst zu Taubheitsgefühl der Finger und Zehen, Kribbeln im Mund und Schweißausbrüchen. Manche Personen reagieren bereits auf Berührung mit dem Kraut, bitte achten Sie deshalb besonders auf Kinder, die sich in der Nähe befinden!

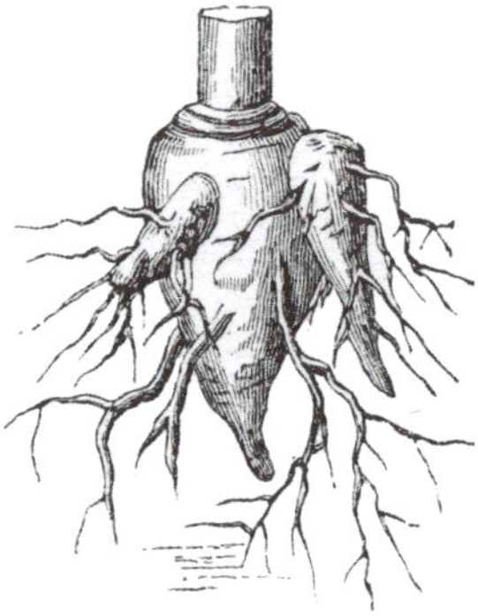

Für Kinder kann bereits ein Biss in die giftige Wurzel dramatische Konsequenzen haben.

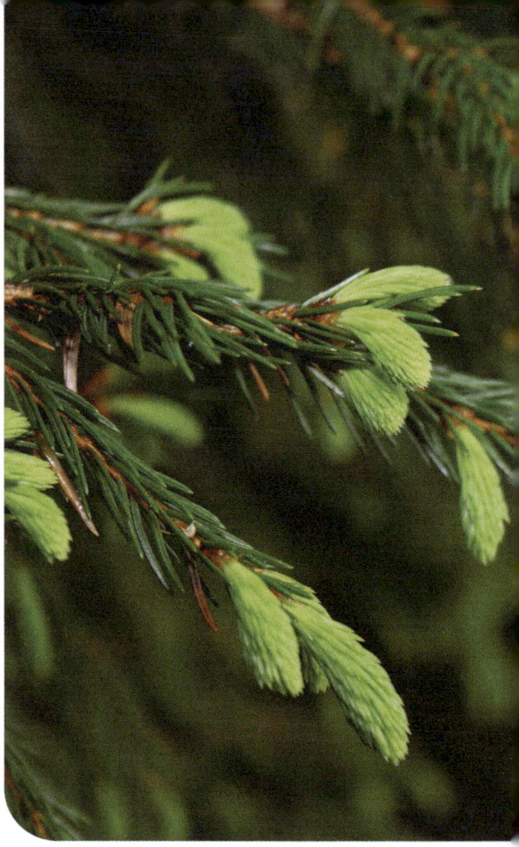

Fichte *(Picea sp.)*

Bäume verleihen den Menschen Kraft. Stammt diese Quelle noch dazu von Immergrünen, verleiht sie starkes Leben und unerschöpfliche Energie. Stehen Sie einmal unter einem Tannenbaum, dann schließen Sie die Augen und lassen Sie diese die Lebensgeister weckenden und befreienden Ströme durch den Körper ziehen, Sie werden es spüren! Auch schon weit vor Hildegard von Bingen nutzten Heilkundige den belebenden Geruch der Nadeln und des austretenden Harzes, um die körpereigenen Ströme und die Durchblutung anzuregen.

Mit diesen drei sicheren Bestimmungsmerkmalen werden Sie künftig jede Fichte von anderen immergrünen Nadelbäumen unterscheiden können: Am vorderen Ende sind die Nadeln spitz; wenn Sie eine Nadel vom Ast zupfen, bleibt am hinteren Ende ein Stückchen braune Rinde hängen; und die Zapfen und Seitenzweige hängen schlaff herab, sodass man kein Lametta dranhängen könnte. Fichten zu finden ist in unseren Breiten nicht schwierig, denn viele Standorte werden mit dem rasch wachsenden Rohstoff aufgeforstet. Spitzen von Tannen – die Nadeln haben ein stumpfes Ende und sind ohne Rindenstückchen abzupflücken, der Baum hat aufwärtswachsende Seitentriebe – werden in der Volksheilkunde gleichermaßen verwendet.

Im Frühjahr schieben die Zweigenden 10 bis 15 cm lange, neue Triebspitzen in frischem Grün der Sonne entgegen. Zu ihren Hauptinhaltsstoffen gehören ätherische Öle und Harz sowie Vitamin C. Das Fichtenheil-

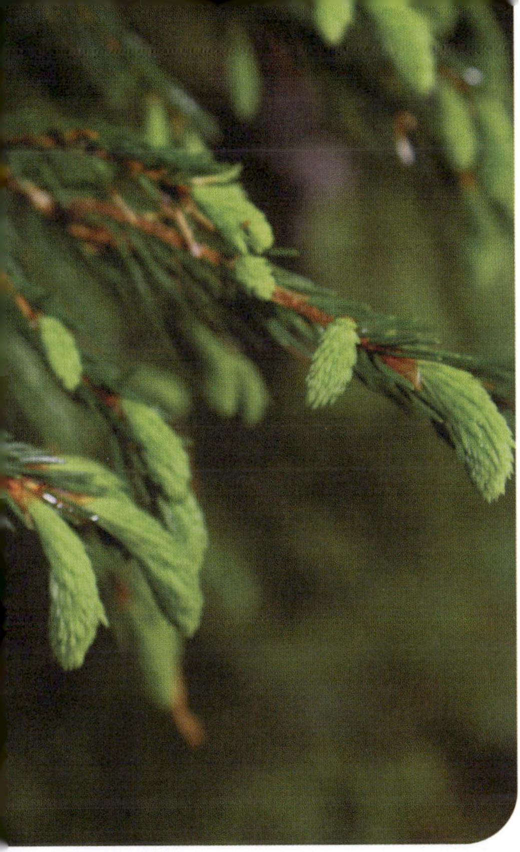

Egal ob von Fichte oder Tanne: gesammelt werden die zarten, hellgrünen Spitzen im zeitigen Frühjahr.

mittel wirkt antiseptisch gegen verschiedene Bakterien und Pilze und entzündungshemmend. Es stillt Hustenreiz und -krämpfe, verflüssigt das Sekret entzündeter Bronchien und erleichtert das Abhusten. Ein Nadel-Tee vertreibt nicht nur chronische Bronchitis, nach Pfarrer Kneipp ist er auch für Prediger und Sänger gut, denn er macht die Stimmbänder geschmeidig und beugt Heiserkeit und Halsschmerzen vor. Aufgrund seiner durchblutungsfördernden Eigenschaft schätzen Patienten mit rheumatischen oder neuralgischen Schmerzen oder Muskelverspannungen ein beruhigendes Bad mit Fichtennadelöl.

Gönnen Sie sich nach einem stressigen Tag ein Bad mit Fichtennadeln: Es entspannt und fördert Ihren tiefen Schlaf.

REZEPTE

Fichtensirup

Junge Triebe und Zucker schichtweise in ein Glas füllen, einige Wochen in die Sonne stellen, dann abseihen. Einnahme teelöffelweise nach Bedarf.

Fichtentinktur

Junge Triebspitzen mit hochprozentigem Alkohol aufgießen und in der Wärme für einige Wochen stehen lassen, anschließend abseihen. Für Einreibungen bei Muskel- und Nervenschmerzen, Muskelkater, Gicht und Rheuma.

Fichten-Hustentee

1 TL klein geschnittene, junge Nadeln mit einer Tasse heißem Wasser überbrühen und 7 Minuten ziehen lassen. Drei Tassen täglich, nach Geschmack mit Honig süßen.

Fichten-Bad

500 g Fichtennadeln in 2 l Wasser aufkochen und durch ein Sieb gegossen dem Badewasser zufügen.

Hohlzahn *(Galeopsis segetum)*

auch bekannt als Saatnessel

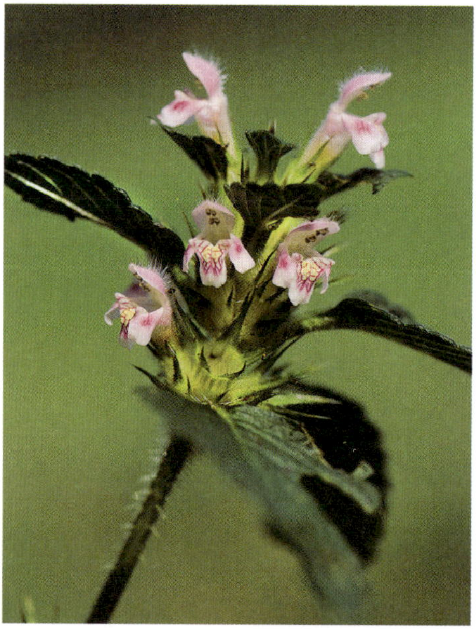

Hohlzahn sieht der Taubnessel sehr ähnlich, unterscheidet sich aber durch die beiden kleinen Höckerchen.

REZEPT

Hustentee

Je Tasse 1 EL getrocknetes Hohlzahnkraut mit etwa 250 ml Wasser aufkochen und 10 Minuten ziehen lassen. Abseihen und mit Honig süßen. Mehrere Tassen am Tag lindern den Hustenreiz.

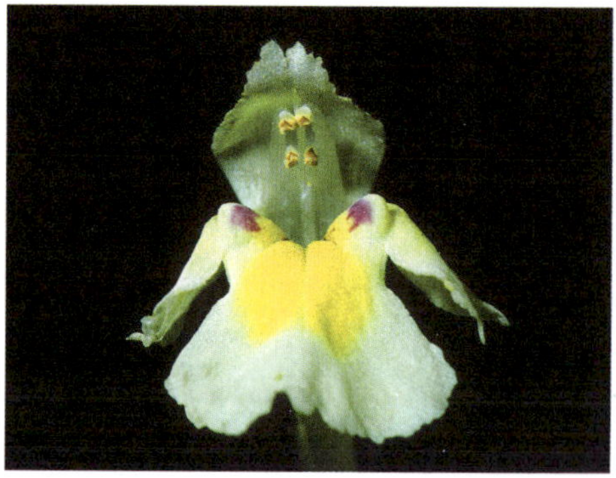

Häufig befindet sich auf den beiden hohlen Höckern eine purpurfarbene Zeichnung.

Vierkantige Stängel und weich behaarte, brennnesselähnliche Blätter sind charakteristische Merkmale für Angehörige der Familie der Lippenblütler *(Lamiaceae)*. Das gilt auch für den in ganz Mitteleuropa verbreiteten Hohlzahn, der sich gerne auf kalkarmen Kieshalden, an Wegrändern und im Gebüsch ein Plätzchen sucht. 10 bis 30 cm wird die Auszehrwurz hoch und trägt an der Spitze in Scheinquirlen angeordnete weißgelbliche, rund 2 cm lange, typische Lippenblüten. In der Unterlippe wölbt sich jeweils an den Seiten ein zähnchenartiger, hohler Höcker mit purpurfarbener Zeichnung, der zum Namen »Hohlzahn« geführt hat.

Die Mineralstoffzusammensetzung enthält unter anderem Kieselsäure und ähnelt der unseres Blutes stark, sodass die Hohlzahndroge gerne bei Blutarmut angewendet wird. In der traditionellen Volksheilkunde baut man auf das Blutkraut bei Milzleiden.

Die Gerbstoffe und Saponine wirken ebenfalls blutbildend und schleimlösend, sodass die oberirdischen Teile bei Katarhen, Husten, Erkältungen und Grippe Erfolg versprechen. Dafür sammelt man das Hohlzahnkraut zwischen Juli und Oktober und trocknet es rasch an einem dunklen, luftigen Ort. Für die Aufbewahrung über den Winter das getrocknete Kraut fein zerreiben und in einem Glas lagern.

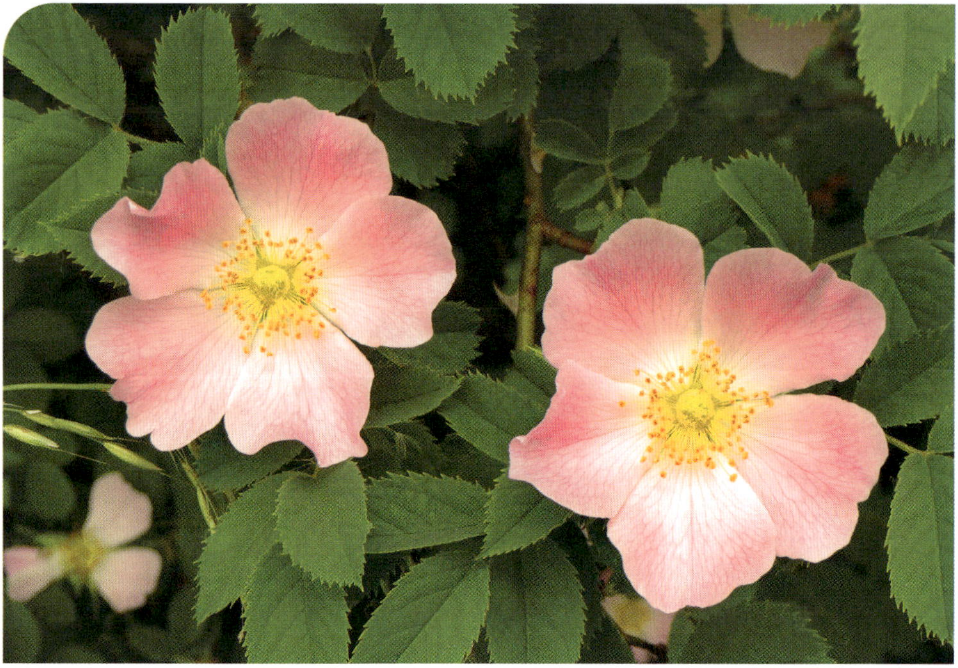

Die duftenden Blütenblätter aller Rosenarten passen in nahezu jede Teemischung.

Hundsrose *(Rosa canina)*

auch bekannt als Apfelrose, Dornapfel, Heckenrose, Hilfdorn, Mariendorn, Wildrose

Eigentlich hat dieser kraftvolle, wunderschön blühende Strauch den Namen *Hundsrose* nicht verdient. Wer sich mit Namensgebung beschäftigt, weiß aber, dass damit nichts Abfälliges gemeint ist. Es war früher lediglich eine allgemeine Bezeichnung für »gewöhnlich«, und »häufig« findet man diesen Vertreter der Rosengewächse *(Rosaceae)* mit einfachen Blüten tatsächlich an Bahndämmen und anderen trockenen, sonnigen Standorten. Ihre Früchte, die Hagebutten, ohne Kerne und in Wein gekocht, linderten schon Bauchschmerzen zur Römerzeit. In der mitteleuropäischen Mythologie wurden die langen Ruten zum Hilfdorn, dem man seine Krankheiten übertragen konnte. Hagebutten werden allgemein die Früchte der Rosen genannt, ohne auf auch für Botaniker schwierig zu bestimmende Unterschiede einzugehen.

Die bescheidene Königin unter den Blütenpflanzen liebt Sonne und gedeiht an Wald- und Wegrändern, in Feldgehölzen oder an trockenen Hängen. Prachtexemplare erreichen eine Höhe von drei Metern oder höher und wehren sich erfolgreich gegen das Gepflücktwerden mit kräftigen, gekrümmten Stacheln. Typischerweise sind die Stielchen der fünf- bis siebenfach gefiederten Blätter am Blattgrund geflügelt. Nachdem während der Sommersaison zahllose Insekten zum Besuch verführt worden sind, verwandeln sich die nur fünfzähligen, hellrosa bis weiß gefärbten, nicht sonderlich intensiv duftenden Blüten in eine Scheinfrucht, die Hagebutte. In ihrem Inneren befinden sich mehrere steinharte Nüsschen, die fälschlicherweise als Samen bezeichnet werden. Hand aufs Herz: Wer kann sich nicht mit Schadenfreude daran erinnern, wie die Härchen an den Samen – heimlich auf die Bettwäsche unliebsamer Zeitgenossen gestreut – fürchterlichen Juckreiz auslösten?

Es ist mehr als mühsam, die im September gesammelten Früchte zu entkernen, um daraus das berühmte Hiffenmark herzustellen. Aber aus gesundheitlichen Gründen lohnt es sich auf alle Fälle, denn die Hagebutte führt die Hitliste der einheimischen Vitamin-C-reichen Wildfrüchte an mit bis zu 1250 mg pro 100 g. Selbst der Hagebuttentee aus den getrockneten Schalen enthält trotz heißer Zubereitung immer noch sehr viel des Vitamins. Wer sich bei dieser Herstellung nicht jucken lassen möchte, schneidet einfach die ganzen Früchte auf und lässt sie im Backofen unter 100 °C für zwei Stunden trocknen.

Die Ascorbinsäure ist es, die den Mariendorn zu so einer beliebten Heilpflanze macht. Außerdem finden sich noch weitere Vitamine, Mineralstoffe, Gerbstoffe, Zucker und Pektine in den Früchten. Ihr vorwiegender Einsatz liegt in ihrer immunprotektiven Eigenschaft als beliebter Tee vor und während einer Erkältung oder eines grippalen Infektes. Gepaart mit einem angenehmen und frischen Geschmack eignet er sich besonders im Winter als Alltagsgetränk. Es schluckt sich wieder leichter, der Husten löst sich und leichtes Fieber wird gesenkt. Ermüdete und erschöpfte Patienten kommen wieder schneller auf die Beine. Der Tee wirkt regulierend auf die Darmtätigkeit und kann sogar bei Säuglingen und Kleinkindern sowohl bei Durchfall als auch bei Verstopfung helfen. Menschen, die sich mit Blasen-, Nieren- oder Grießsteinen plagen, erfahren eine Linderung der Schmerzen durch regelmäßiges Trinken von Hagebuttentee. Die Inhaltsstoffe der Dornapfelfrüchte sorgen für beweglichere Gelenke und entlasten damit auch Arthrosepatienten.

Die Samen enthalten viel wertvolles fettes Öl, Vitamin E und ätherisches Öl wie Vanillin. Sie werden in der Kosmetikbranche ausgepresst und zu hautpflegendem Wildrosenöl verarbeitet. Es verspricht Hilfe bei Narben, strafft die Haut und schützt vor Austrocknen.

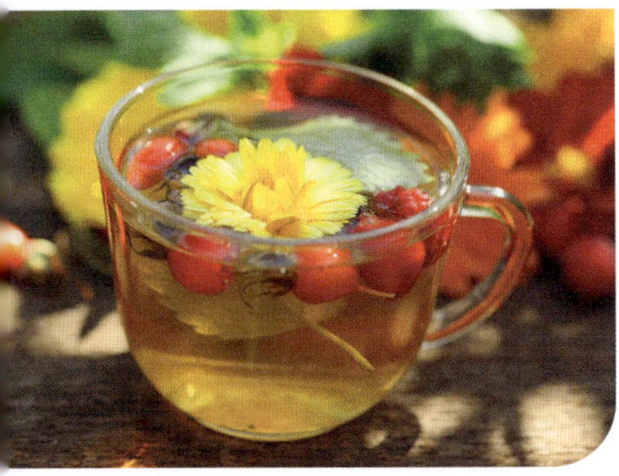

Auf dem Herbstspaziergang gesammelte Hagebutten stärken die Abwehr gegen Erkältungskrankheiten.

REZEPT

Hagebuttentee
Frische Hagebutten im Mörser zerstampfen, anschließend bei Raumtemperatur trocknen lassen (alternativ im Backofen bei ca. 40 °C für 30 Minuten trocknen). Je Tasse circa 1 EL im Tee-Ei aufbrühen und etwa 10 Minuten ziehen lassen.

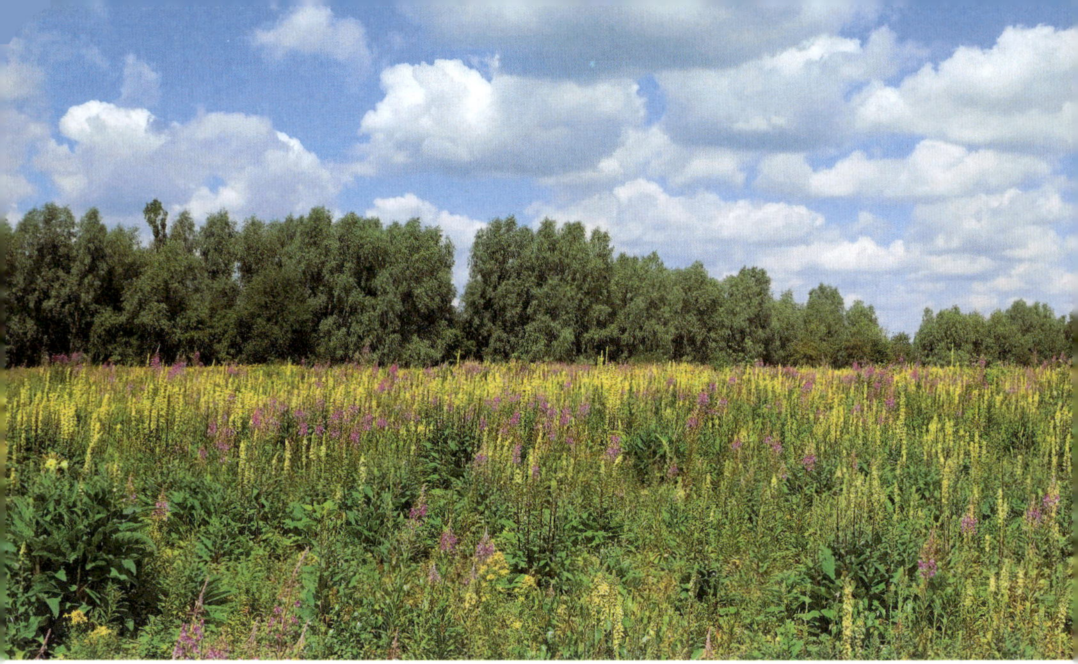

Königskerze *(Verbascum nigrum)*

auch bekannt als Fackelkraut, Johannikerze, Marienkerze, Wetterkerze, Wollblume

Die traditionelle Verehrung der gelb leuchtenden Johannikerze bei Sonnenwendfeiern wurde in christliche Gebräuche übernommen. Dort dient sie demütig als Weihwasserwedel und ragt stolz aus der Mitte der zu Maria Himmelfahrt (15. August) gebundenen Kräuterbüscheln.

Findet man auf einem Schuttplatz oder Bahndamm eine bodenständige Rosette aus derben, wollig behaarten, bis über 20 Zentimeter langen Blättern, so steht man vor dem vegetativen Lebensabschnitt einer Königskerze aus der Familie der Braunwurzgewächse *(Scrophulariaceae)*. Wer den dazugehörigen traubigen, am Stängel herablaufenden Blütenstand mit bis zu 5 cm großen, gelb leuchtenden Kronblättern auch sehen möchte, muss im darauffolgenden Jahr zwischen Juli und September wiederkommen. Erst dann kümmert sich die zweijährige Frauenkerze um Nachkommen und blüht und fruchtet. Angeblich wurde dieser bis zu 3 m hohe, kerzengerade Blütenstand früher in Pech getaucht und abgebrannt, daher auch der Name Fackelblume. Für Heilzwecke werden die gelb leuchtenden Blütenblätter der Wollblume im Juli und August gesammelt – am besten zwischen neun und zehn Uhr, dann sind die Blüten voll geöffnet – und an einem luftigen, dunklen Ort für Tee- und Aufgussrezepte getrocknet oder frisch zu Tinkturen oder Ölauszügen verarbeitet. Sogar Kinder kann man wegen des angenehmen süßlichen Geschmacks zu einem Königskerzentee überreden.

Die Liste der Inhaltsstoffe ist lang: ätherische Öle in Spuren, schleimlösende Saponine, magenfreundliche Bitterstoffe und einhüllende Schleimstoffe, um nur ein paar wenige aufzuzählen. Diese Kombination aus reinigender und schützender Wirkung macht sie zu einem wunderbaren Heilmittel gegen

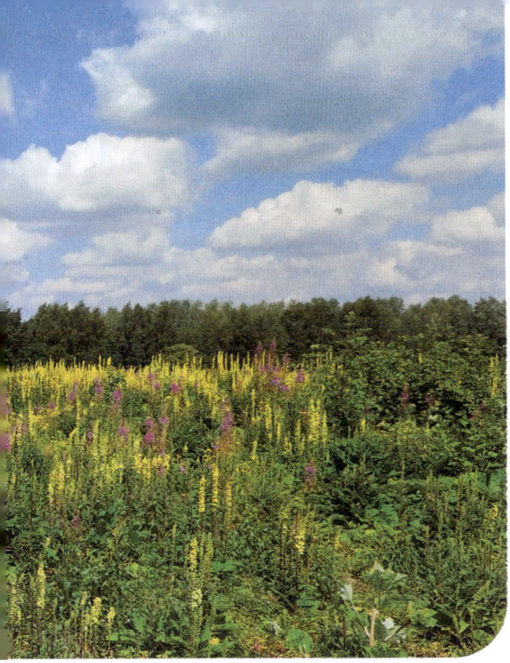

Ein altes Wetterorakel besagt: Neigt sich die blühende Spitze nach Westen, wird das Wetter schlecht.

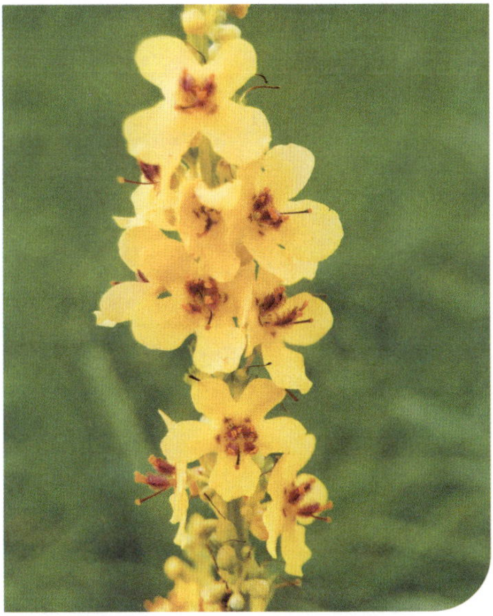

An den Staubfäden wachsen feine Härchen, die zum Namen Wollblume geführt haben.

REZEPTE

Bäderzubereitung

Eine Handvoll frische Blüten und Blätter mit 1,5 l kochendem Wasser überbrühen. 10 bis 15 Minuten ziehen lassen, absieben. In dem Absud den kranken Körperteil baden oder Umschläge auf kranke Körperstellen legen, indem man ein Tuch mit der Flüssigkeit tränkt und auflegt.

Wollblumentee

1 TL (ca. 1 g) Königskerzendroge mit 150 ml kochendem Wasser übergießen, 5–10 Minuten ziehen lassen, abseihen. Mehr Schleimstoffe gewinnt man, indem man die Blüten mit kaltem Wasser ansetzt und bis kurz vor dem Sieden erhitzt. Anschließend abfiltern.

Königskerzenöl

Für einen Königskerzen-Ölauszug werden frisch gesammelte Blütenblätter in einem gut verschließbaren Glas mit einem guten Pflanzenöl übergossen und für etwa sechs Wochen stehen gelassen, dabei täglich umdrehen. Anschließend durch einen Kaffeefilter abfiltern. Dieser Ölauszug eignet sich hervorragend zum Einreiben von kleineren Wunden oder zur Zubereitung von Salben und Cremes gegen Falten, trockene Haut, Prellungen oder Ohrenentzündungen.

den berühmten Kloß im Hals, bei Katarrhen der oberen Luftwege, bei Husten und Heiserkeit, Mandelentzündungen oder Asthma. Bei gereizten oder müden Augen wird eine warme Kompresse mit Blüten der Wollblume empfohlen. Dazu eine Handvoll frische oder getrocknete Blüten in ein kleines Baumwollsäckchen füllen, mit heißem Wasser überbrühen, kurz abkühlen lassen und lauwarm auf die Augen legen. Aber auch bei entzündlichen Prozessen des Magen- und Darmtraktes und um den Gallefluss zu stimulieren, wird die Heilpflanze eingesetzt. Bei Hauterkrankungen, eitrigen Ekzemen oder unreiner Haut verspricht ein Bad oder feuchte Auflagen aus Königskerzenaufguss Linderung. Hildegard von Bingen setzte die stets aufrecht stehende Himmelskerze bei Schwermütigkeit ein. Damit war sie wegweisend für die moderne Aromatherapie, bei der der Rauch der Wetterkerze seelisch aufrichtend wirken soll.

Mädesüß *(Filipendula ulmaria)*

auch bekannt als Krampfkraut, Spierstaude, Wiesenkönigin, Wilder Flieder

Die Wiesenkönigin überragt mit ihren strahlenden Wattebäuschen alle anderen Wiesen- und Moorbewohner. Erst beim näheren Betrachten fällt auf, wie zart und fein die einzelnen, leicht nach Vanille duftenden Blüten sind. Dieses Aroma versüßte bereits im Mittelalter Wein und Met, worauf der Name »Mädesüß« zurückzuführen sein dürfte. Wer auf einem Spaziergang ein paar wohlriechende Blütenstände sammeln möchte, kann sich daraus eine köstlich erfrischende Limonade zubereiten, indem er die Blüten mit Zitronen in Wasser einlegt und ein paar Stunden ziehen lässt.

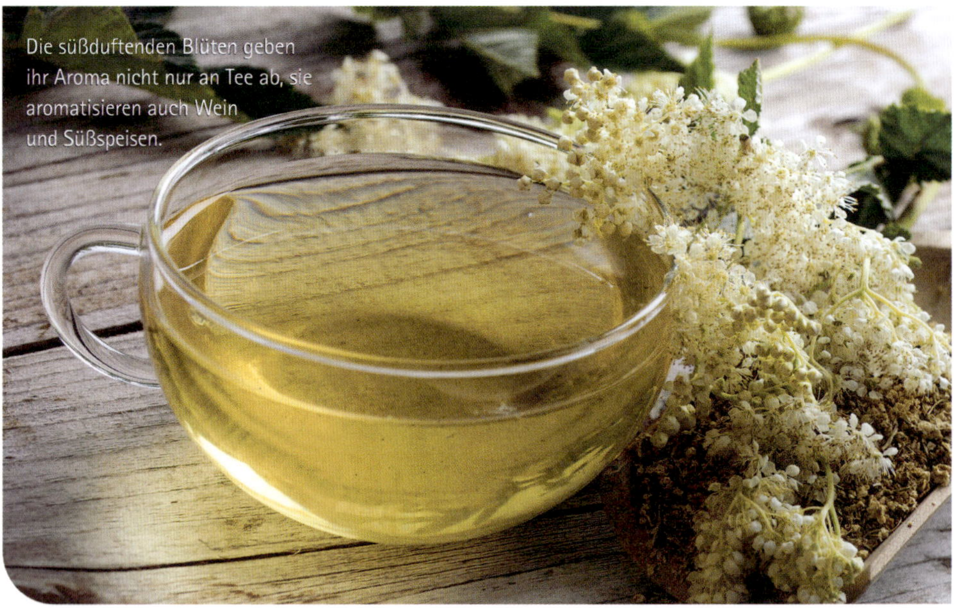

Die süßduftenden Blüten geben ihr Aroma nicht nur an Tee ab, sie aromatisieren auch Wein und Süßspeisen.

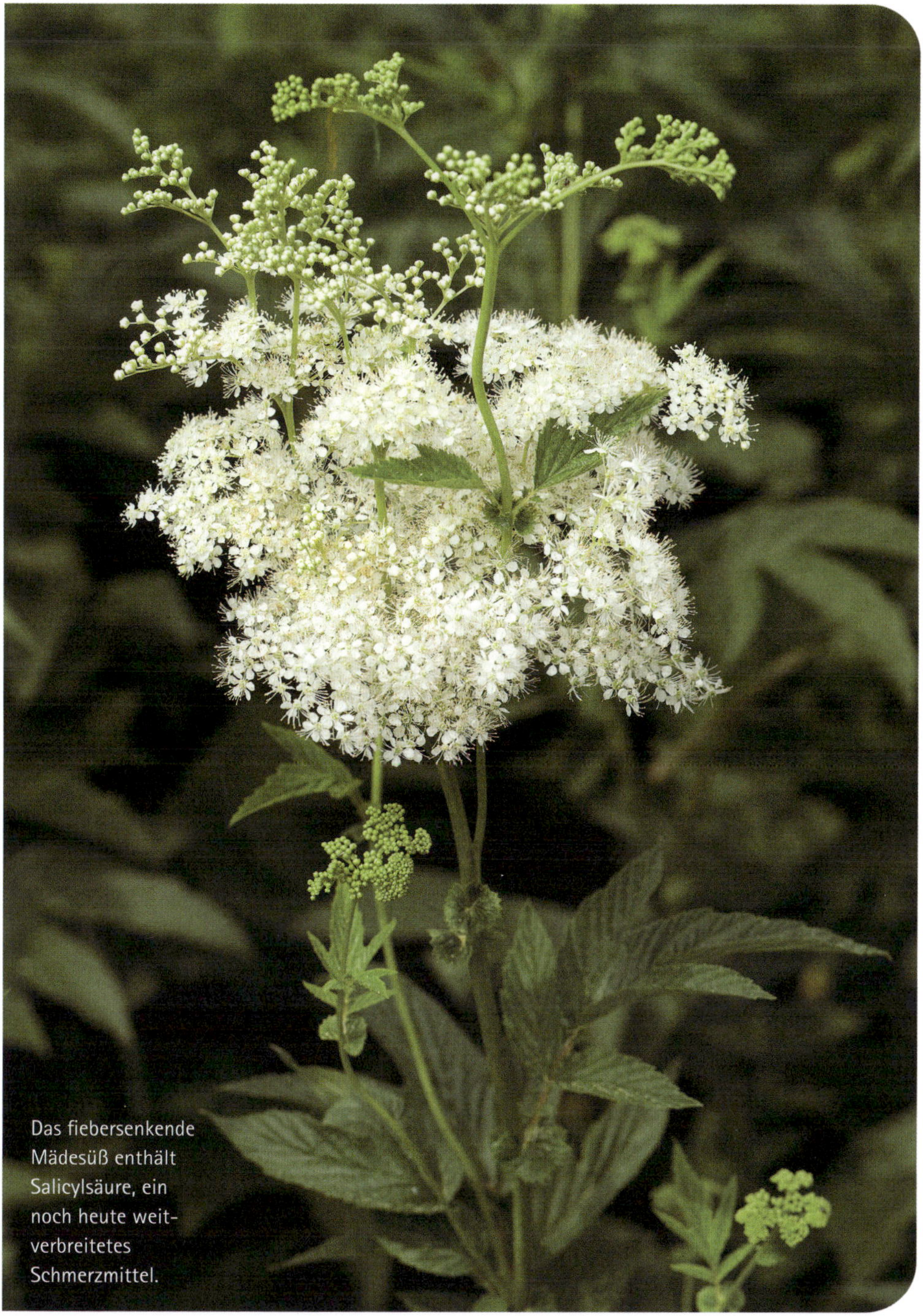

Das fiebersenkende Mädesüß enthält Salicylsäure, ein noch heute weitverbreitetes Schmerzmittel.

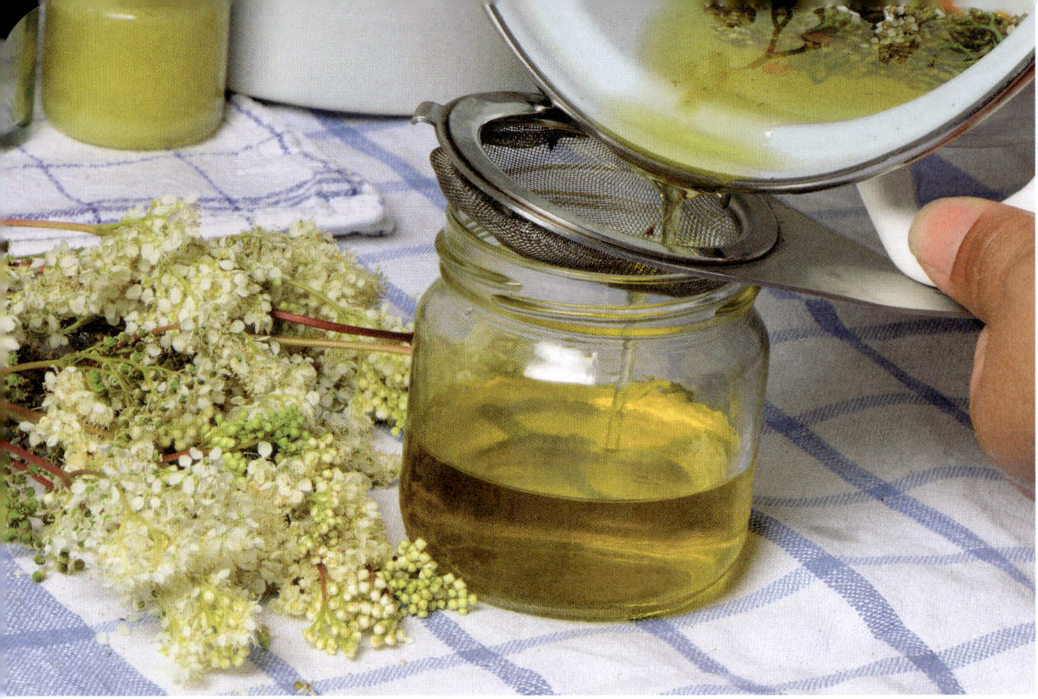

Wegen des vanilleartigen Aromas der Mädesüßblüten eignet sich Mandelöl besonders gut für einen Auszug.

Die prächtigen und aromatischen Blütenstände der Spierstaude erblühen zwischen Juni und August auf feuchten Wiesen oder an Bachläufen in ganz Europa. Die kleinen cremefarbenen, manchmal zartrosa angehauchten Blütchen mit fünf nur wenige Millimeter großen Blütenblättern stehen zu Trugdolden zusammen, von Weitem leuchten sie wie Federbüschel auf einem bis zu 1,5 m hohen, kantigen Stängel. Die Blätter stehen sowohl grundständig in einer Rosette als auch wechselständig am rötlichen Stängel und besitzen zwei bis fünf Paar unregelmäßig große Fiederpaare mit doppelt gesägtem Rand.

Wie viele andere Vertreter der Familie der Rosengewächse enthält auch die Spiere die entzündungshemmende und fiebersenkende Salicylsäure. Ein großer Chemiker entdeckte einst die positive Wirkung dieser Substanz und erhöhte die Verträglichkeit im Körper durch Acetylierung. Bei der Namensgebung für das neue Medikament machte er es sich einfach und griff auf den zu dieser Zeit gültigen botanischen Gattungsnamen Spirea zurück. Aus »A« für Acetyl und »Spirin« für »in der Spiere enthalten« wurde ein heute nicht mehr wegzudenkendes Arzneimittel: Aspirin.

Für die Zubereitung von schweißtreibendem und fiebersenkendem Tee gegen Erkältungsbeschwerden, Kopf- und Gliederschmerzen werden die Blütenstände geerntet, sobald sie voll aufgeblüht sind. In der Volksmedizin wird dieser Tee auch bei Blasen- und Nierenbeschwerden und gegen Gicht und Rheuma getrunken.

Ebenso können die Blätter, Stängel und Wurzeln geschnitten und getrocknet werden. Eine Tinktur aus den adstringierend wirkenden Mädesüßblättern fördert die Wundheilung und lindert Hautausschläge. Wer den Geschmack mag, kann die Blätter auch roh gegen Cellulitis essen. Zwei bis vier Tassen einer Wurzelabkochung sollen heilsam bei Durchfall und Weißfluss sein.

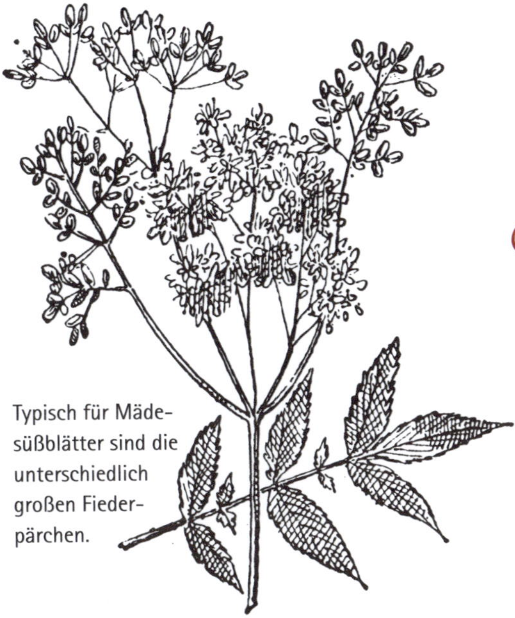

Typisch für Mädesüßblätter sind die unterschiedlich großen Fiederpärchen.

REZEPTE

Kaltansatz
Bei Gicht und Rheuma 1 TL Mädesüßkraut mit einem Glas Wasser kalt ansetzen, über Nacht ziehen lassen und tagsüber trinken.

Tinktur gegen Hautausschläge
Mädesüßblüten und -kraut trocknen lassen und zu Pulver vermahlen. 20 g Mädesüßdroge mit 100 ml Alkohol (70 Vol-%) vermischen und an einem dunklen Ort für 2 bis 6 Wochen ziehen lassen. Vor der Verwendung durch einen Kaffeefilter abseihen.

Erkältungstee
Sehr gut geeignet auch für Kinder: 50 g getrocknete Mädesüßblüten, 30 g getrocknete Lindenblüten, 10 g getrocknete Kamillenblüten und 10 g getrocknete Hagebuttenfrüchte mischen. Je Tasse etwa 1–2 TL mit 200 ml kochendem Wasser überbrühen, zugedeckt 5 bis 10 Minuten ziehen lassen und anschließend abseihen. Nach Belieben mit Honig süßen.

Tee bei Muskelkrämpfen
10 g Majoran und 10 g Mädesüß mischen. 1 TL der Mischung mit einer Tasse kochendem Wasser überbrühen, 10 Minuten ziehen lassen, abseihen. Dreimal täglich eine Tasse schluckweise trinken.

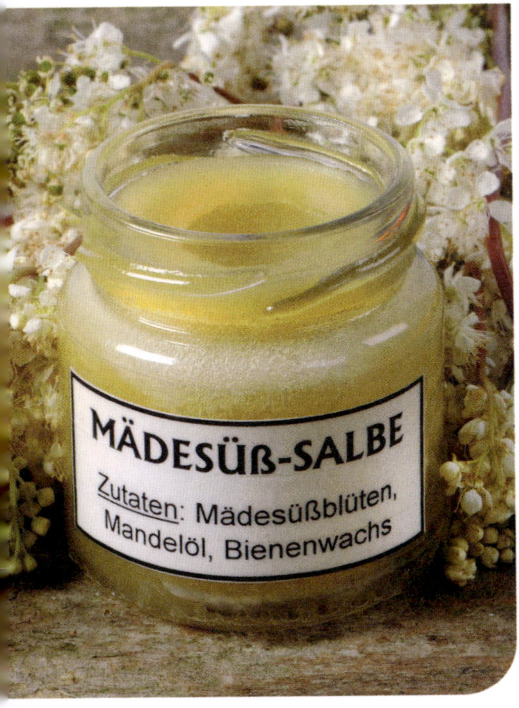

Wegen antirheumatischer Inhaltsstoffe kann Mädesüß auch als Salbe aufgetragen werden.

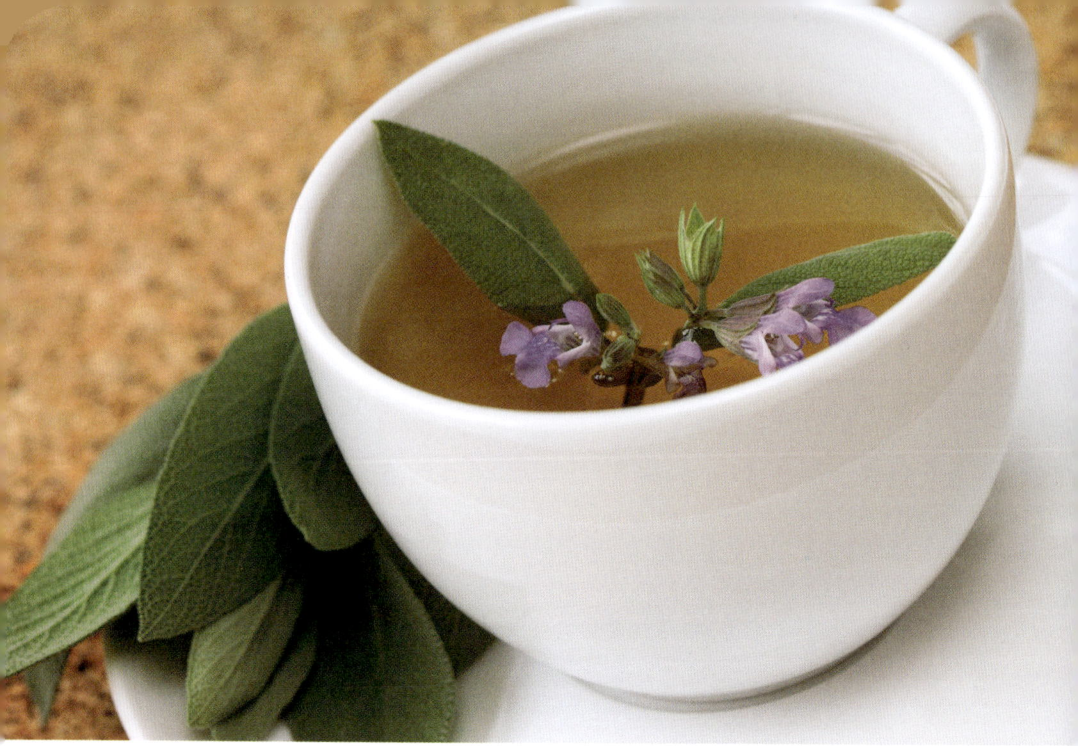

Mehrmals täglich mit Salbeitee gurgeln ist die beste Medizin gegen Halsschmerzen und Heiserkeit.

Salbei *(Salvia officinalis)*

auch bekannt als Altweiberschmecken, Heilsalbei, Scharlachkraut

Der Gattungsname ist hier Programm: *Salvia* kommt vom lateinischen *salvare*, das »heilen« bedeutet. Bereits die Hippokratiker, Dioskurides oder auch Plinius rühmten die blutstillende, harn- und blähungstreibende Wirkung der aromatischen Blätter. Ab und zu während einer langwierigen Predigt an einem Salbeisträußchen zu schnuppern verhindert angeblich das Einnicken im Gottesdienst, das steckt zumindest hinter dem Volksnamen »Altweiberschmecken«.

Ursprünglich stammt der medizinisch verwendete Salbei aus dem mediterranen Raum. Mönche brachten im Mittelalter das Scharlachkraut über die Alpen in die Klostergärten. Mittlerweile ist das beliebte Gartensträuchlein aus der Familie der Lippenblütler *(Lamiaceae)* mehrmals ausgebüxt und beginnt an sonnigen, trockenen Standorten auch in Mitteleuropa zu verwildern. Die graufilzigen, glattrandigen und drüsenreichen Blätter werden gerne an ihren langen Stielen in Bierteig getaucht und in Fett herausgebacken, eine äußerst gesunde Köstlichkeit. In unseren Gärten selten zu sehen sind die violetten, typisch zweilippig gebauten Blüten, die etagenweise aus ihren rot angehauchten Kelchen herausleuchten und fleißige Bestäuber anlocken.

Auf Ausflügen ins Grüne findet man bei uns den Wiesensalbei *(Salvia pratensis)* häufiger. Die Blüten sind dem Echten Salbei sehr ähnlich, aber in der Form der Blätter unterscheiden sie sich deutlich. Beim Wie-

sensalbei wachsen die großen, dunkelgrünen, nur fein behaarten Blätter überwiegend grundständig in Rosettenform und sind am Rand deutlich gekerbt. Am Stängel sitzen nur noch vereinzelte, kleine Blättchen, und er enthält deutlich weniger ätherische Öle. In der Naturküche wird er gern als Gewürz geschätzt, verstärkt aber auch die Rauschwirkung von Wein und Bier.

Das ätherische Öl der Salbeiblätter, das wegen seiner antibakteriellen und antiviralen Wirkung im wahrsten Wortsinn in aller Munde sein darf, enthält a- und b-Thujon, kleine Mengen an Campher und anderen Monoterpenen, außerdem Spurenelemente wie Eisen, Magnesium und Zink. Es löst Krämpfe und hemmt den Schweiß- und Milchfluss. Bei einer innerlichen Anwendung allerdings wird wegen des Nervengiftes Thujon nur eine geringe Dosierung (maximal 6 g) empfohlen, Schwangere und Personen mit zu niedrigem Blutdruck sollten darauf verzichten.

Als tägliche Mundhygiene dienten bereits bei unseren Vorfahren die Blätter des Heilsalbeis wie ein Zahnbürstenersatz, heute spülen und gurgeln wir bei Entzündungen des Zahnfleisches und des Mund- und Rachenraumes mit Salbeitee, entweder zwischen Mai und September aus frischen Blättern direkt aus dem Freiland oder im Winter aus getrockneter Droge zubereitet. Kindern allerdings schmecken bei Halsschmerzen die süßen Salbeibonbons besser. Die östrogenartigen Inhaltsstoffe des Salbeitees – über den Tag verteilt zwei bis drei Tassen getrunken – helfen bei übermäßigem Nachtschweiß oder Wechseljahrbeschwerden. Junge Mütter unterstützt er beim Abstillen. Wie alle ätherischen Öle und Bitterstoffe tut auch Salbei bei verdorbenem Magen, Blähungen oder Durchfall wohl. Der adstringierende Lamiaceen-Gerbstoff empfiehlt sich für Umschläge zur Wundbehandlung.

REZEPTE

Salbeitinktur

Frisch gesammelte Salbeiblätter etwas zerkleinern und in ein kleines Marmeladenglas geben. Mit Alkohol (70 Vol-%) aufgießen und das Glas verschließen. Zwischen 2 und 6 Wochen an einem warmen Ort ziehen lassen, dabei immer wieder leicht schütteln. Anschließend durch einen Kaffeefilter abseihen und in einer dunklen Flasche aufbewahren. Einige Tropfen der Tinktur ins Zähneputzwasser beugen nicht nur Mundgeruch vor, sondern helfen auch bei Zahnfleischentzündungen.

Salbeideo

4 EL frische Salbei- und 3 EL frische Thymianblätter mischen und klein schneiden. Mit einem Zestenreißer die Schale einer großen, unbehandelten Zitrone ziehen und hinzugeben. 3 getrocknete Lorbeerblätter hinzugeben und alles in ein verschließbares Gefäß geben und mit 250 ml medizinischem Alkohol übergießen. Fest verschließen und an einem dunklen Ort 2 Wochen ziehen lassen. Dann die Pflanzenteile abseihen und 2 EL Glyzerin (aus der Apotheke), 100 ml Rosenwasser und einige Tropfen Zitronenöl hinzugeben. In eine Sprühflasche umgefüllt, ist das Deo etwa 1 Jahr haltbar.

Wundbehandlung

60 g Salbeiblätter in 1 l kaltem Wasser ansetzen. Alles langsam erhitzen und einige Minuten köcheln lassen, anschließend abseihen. Ein Baumwolltuch darin tränken und die betroffene Hautpartie damit abtupfen oder einbinden.

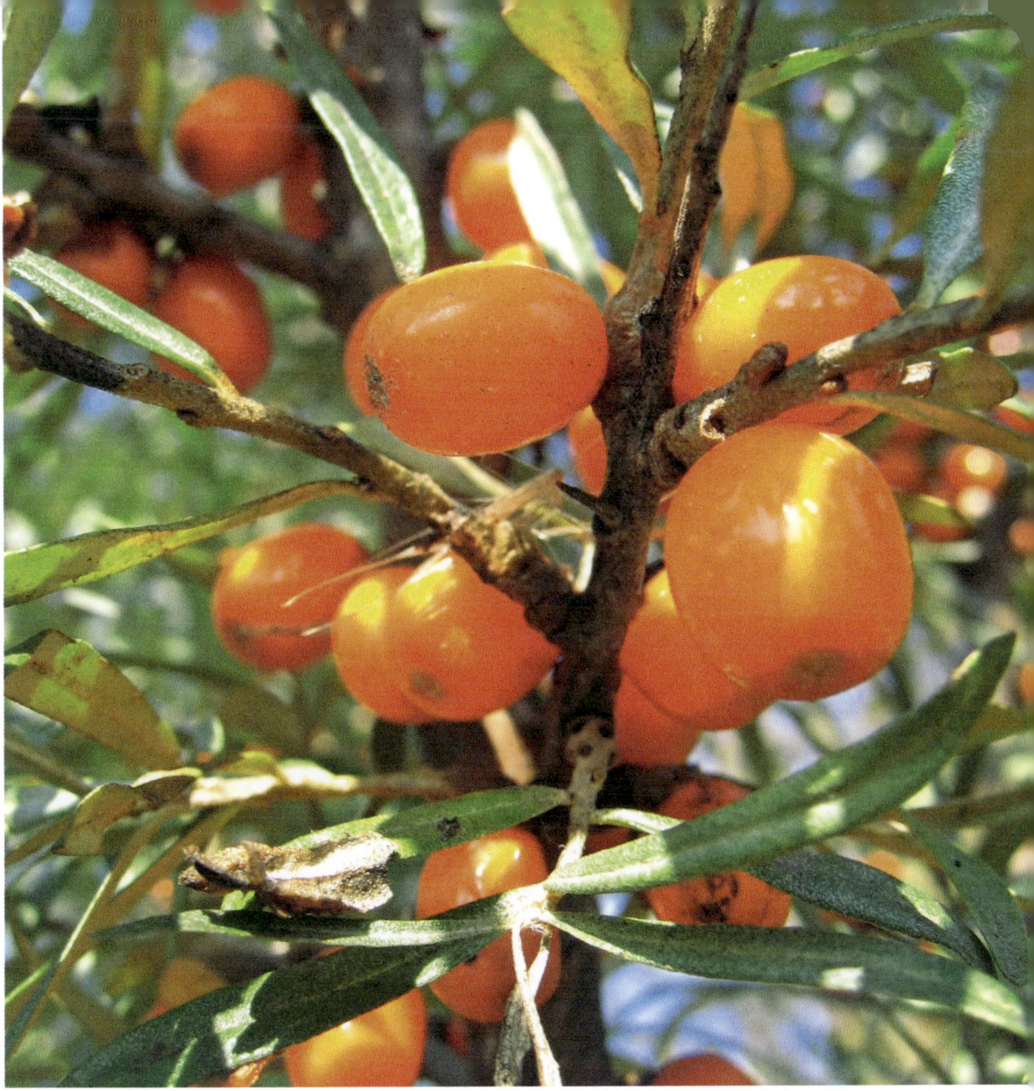

Sanddorn wanderte am Ende der Eiszeit bei uns ein und machte sich auf den kahlen Schotterflächen breit.

Sanddorn *(Hippophae rhamnoides)*

auch bekannt als Dünendorn, Korallenbeere, Stranddorn

Der botanische Gattungsname leitet sich von der Verwendung in Griechenland als Augenheilmittel bei Pferden ab: *hippos* bedeutet Pferd und *phaos* Licht. Der in der Regel klein bleibende Strauch ist leicht an seinen schmalen, lanzettlichen, unterseits silbergrau behaarten Blättern und mehrere Zentimeter langen Dornen zu erkennen. Er liebt sandige Böden und bevorzugt Standorte mit viel Sonne, vor allem an den Meeresküsten oder in Alpennähe entlang der Flüsse. Seine kleinen braunen Blüten sind unspektakulär, sodass man erst im Spätsommer auf ihn aufmerksam wird, wenn seine orangeroten Früchte hell aufleuchten.

Ab August beginnen die Früchte zu reifen. Je länger man die Ernte hinauszögert, desto höher wird der Vitamingehalt. Wenn man dann den ersten Frost noch abwarten kann, verliert sich sogar noch etwas von dem adstringierenden Geschmack auf der Zunge. Botanisch gesehen sind die knallorange leuchtenden Früchte gar keine richtigen Beeren. Die Kelchröhre schwillt bei der Reife fleischig an und umhüllt die aus dem Fruchtknoten entstehende Nuss. Somit handelt es sich nur um eine Scheinbeere. Weil man sie bei der Ernte mit den Fingern leicht zerquetscht, werden die saftigen Kügelchen besser mit einer Nagelschere am nur wenige Millimeter langen Stiel abgezwickt.

Sanddornsaft ist eine wahre Vitaminbombe: Er ist reich an Vitamin A, B, C und E sowie an Mineral- und Spurenelementen. Wegen seines extrem hohen Gehaltes an Vitamin C – in zehn zerquetschten Beeren befindet sich eine Tagesration – schmeckt er sehr sauer. Versüßt man ihn aber mit Honig, werden ihn auch Kinder lieben und freiwillig vor der kalten Jahreszeit jeden Morgen einen Löffel davon ins Müsli nehmen. Das hält fit und stärkt die Immunabwehr. Außerdem beugt er Frühjahrsmüdigkeit und Zahnfleischbluten vor. Rekonvaleszenten hilft er, wieder schneller auf die Beine zu kommen.

Das im Fruchtfleisch und in den Samenkernchen enthaltene Sanddornöl hemmt Entzündungen und wirkt innerlich bei Magenschleimhautreizungen. In Hautpflegeprodukten kommen der hohe Anteil an ungesättigten Fettsäuren, der Vitamin-E-Gehalt und die Carotinoide zur Geltung: Trockene und beanspruchte Haut fühlt die wohltuende Wirkung sofort, außerdem schützen die Inhaltsstoffe vor vorzeitiger Alterung. Das Öl kann bei verminderter Hautpigmentierung ebenso angewendet werden wie bei Leber- und Altersflecken.

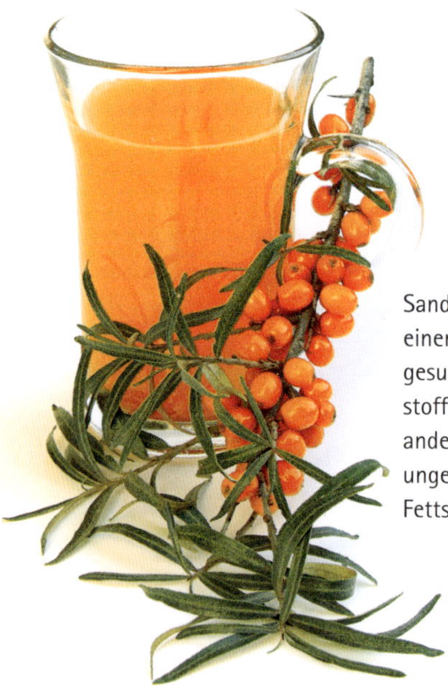

Sanddorn enthält einen Cocktail gesunder Inhaltsstoffe, unter anderen mehrfach ungesättigte Fettsäuren.

REZEPT

Sanddornsirup

1 kg frisch gepflückte und gewaschene Sanddornbeeren mit 1 EL Wasser erhitzen; nicht kochen, damit die Vitamine erhalten bleiben! Sobald ihre Farbe verblasst, die Beeren durch ein Plastiksieb streichen und 500 g Honig löffelweise mit dem Mixer unterrühren. Luftdicht verschlossen hält sich der Sirup etwa 5 Monate im Kühlschrank. Dosis zur Vorbeugung von Erkältungen: dreimal täglich 1 TL.

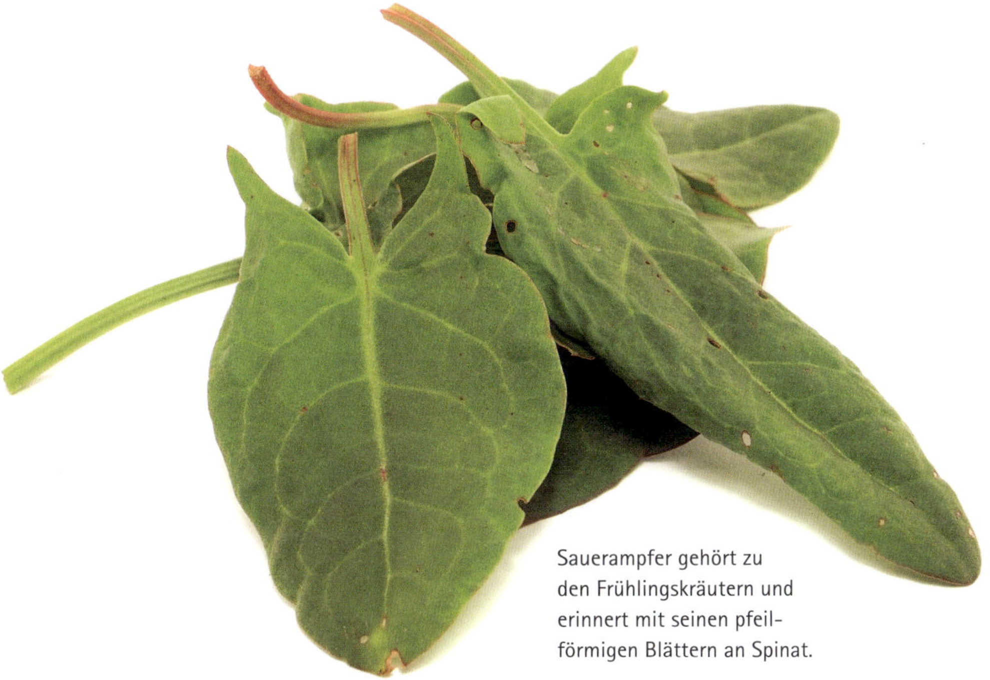

Sauerampfer gehört zu den Frühlingskräutern und erinnert mit seinen pfeilförmigen Blättern an Spinat.

Sauerampfer *(Rumex acetosa)*

auch bekannt als Großer Ampfer, Sauergras, Sauerknöterich

Angeblich hilft Sauerampfer gegen Skorpionstiche, so glaubte man zu Zeiten von Dioskurides. Dagegen gibt es inzwischen sinnvollere Mittel. Im Mittelalter ahnte man schon den hohen Vitamin-C-Gehalt und beugte damit Skorbut vor. Als Vitaminlieferant und allgemeines Stärkungs- und Blutreinigungsmittel zur Frühjahrskur ergänzt er heute noch unseren Speiseplan und unsere Hausapotheke.

Liebhaber von Wildgemüse wissen genau, dass Sauerampfer aus der Familie der Knöterichgewächse *(Polygonaceae)* kein Unkraut ist. Er ist neben Kulturwiesen, auf Weidegrund, an Gräben und Flussufern anzutreffen. Auf der ganzen Nordhalbkugel werden seine jungen, pfeilförmigen Blätter und Sprossspitzen als Suppen- oder Spinatgemüse genossen. Die ausdauernde Staude kann bis zu einen Meter Höhe erreichen und kommt zwischen Mai und Juli zur Blüte. Dunkelrot angehauchte, mehrere Zentimeter lange Blütenstände, zusammengesetzt aus winzigen, unscheinbaren Einzelblütchen, glühen dann auf kantigen Stängeln zwischen den lang gestielten, etwas fleischig werdenden, großflächigen Blättern. Diese übrigens lassen Wunden oder Insektenstiche schneller abheilen, wenn sie leicht zerdrückt wie ein Verband aufgelegt werden.

Aus den getrockneten Blättern des fälschlicherweise auch Sauergras genannten Krau-

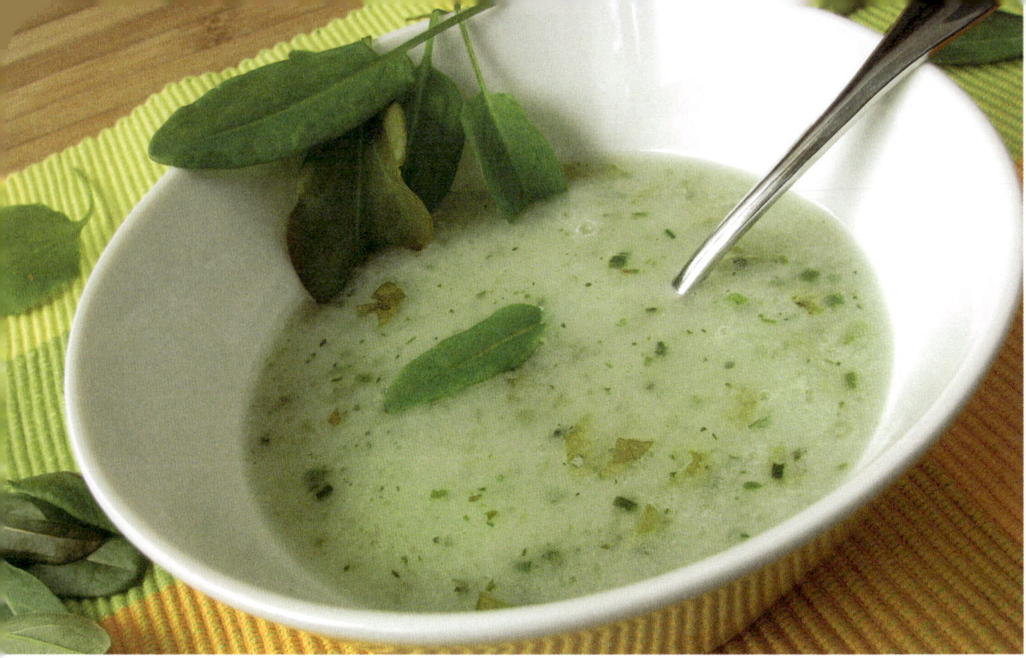

Nicht nur am Gründonnerstag gibt eine vitaminhaltige Kräutersuppe den Wintermüden wieder Schwung.

tes wird bei Verdauungsbeschwerden Tee zubereitet. Er wirkt abführend und harntreibend, erfrischt und beruhigt den Magen. Aber auch bei einem Infekt der oberen Atemwege löst er Schleim und hemmt Entzündungen.

Sein Name stammt von seinem sauren Geschmack, den wiederum verursacht die in größeren Mengen vorhandene Oxalsäure. Kinder im Allgemeinen und Patienten, die zu Blasen- und Nierensteinbildung, Rheuma und Gicht neigen, sollten daher auf größere Mengen Sauerampfer verzichten. Wenn dieses Gemüse auf dem Menüplan stehen soll, dann verwendet man am besten junge und frische Blätter von nicht zu stark gedüngten Wiesen.

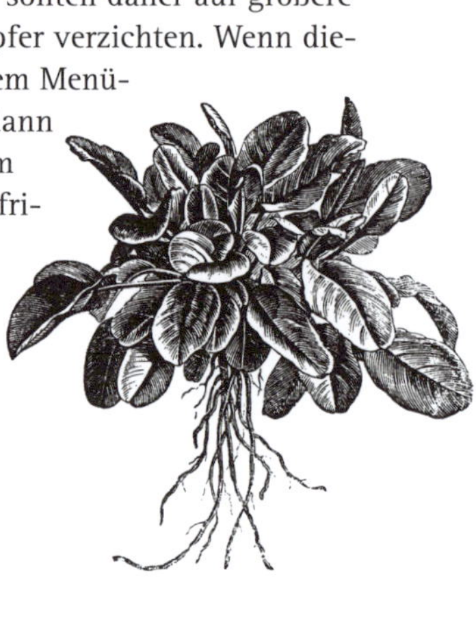

Wie alle Knöterich-Gewächse enthält Sauerampfer viel Oxalsäure.

REZEPT

Sauerampfersuppe (für 4 Personen)
200 g frischer Sauerampfer
1 Zwiebel, gewürfelt
40 g Butter
1 TL Zucker
1 l Gemüsebrühe
200 g Crème fraîche
Salz, Pfeffer

Sauerampfer waschen und in Streifen schneiden. Die Zwiebeln schälen und in feine Würfel schneiden. Zwiebelwürfel in der Butter bei geringer Hitze andünsten. Zucker dazugeben und karamellisieren lassen, dann mit der Brühe ablöschen. Den Sauerampfer dazugeben und ca. 10 Minuten bei geringer Hitze köcheln lassen. Die Crème fraîche hinzugeben und mit Salz und Pfeffer abschmecken.

Schlehe *(Prunus spinosus)*

auch bekannt als Haferpflaume, Hagedorn, Sauerpflaume, Schlehdorn, Schwarzdorn, Stechdorn

Selbst der Gletschermann Ötzi wusste schon die wohltuende, gesunderhaltende Wirkung der Vitaminbombe zu schätzen. In den Kräuterbüchern der Heilkundigen taucht die Sauerpflaume allerdings erst im Mittelalter als magenstärkendes Mittel auf. Sebastian Kneipp verschrieb die Schwarzdornfrüchte als mildes Abführmittel.

Scheinen im Frühlingssonnenlicht vor dem Laubaustrieb die ersten Heckenbüsche von der Last eines schneeweißen Blütenmeeres erdrückt zu werden und strecken die Zweigenden dem Betrachter ihre mehrere Zentimeter langen Dornen entgegen, so handelt es sich im Allgemeinen um eine Schlehe. Typisch für einen Rosenblütler *(Rosaceae)* sind die fünfzähligen Kronblätter, aus ihrem Zentrum ragen zahllose Staubfäden. Mit den Blättern entwickeln sich die kugeligen, murmelgroßen Früchte, die bis zum Herbst dunkellila und grau bereift werden. Zum einen eignen sich die Blüten für heilkundliche Anwendungen, dafür sammelt und trocknet man am besten unmittelbar nach dem Aufblühen. Zum anderen wartet man auf die Früchte, die wegen des weniger zusammenziehenden Geschmackes bis nach dem ersten Frost hängen bleiben dürfen. Falls Sie Angst haben, dass Ihnen die Vögel zuvorkommen könnten, pflücken Sie etwas früher und legen Sie die Steinfrüchte für ein paar Stunden ins Gefrierfach.

Die adstringierenden Gerbstoffe und Flavonoide des Hagedorns machen ihn zu einem geeigneten Wundheilmittel bei entzündeten Schleimhäuten im Mund- und Rachenraum. Dazu werden bei Halsschmerzen oder gerötetem Zahnfleisch einfach ein paar getrocknete Früchte pur gekaut wie Kaugummi oder mit dem Tee gegurgelt. Mus oder Sirup kann auch bei Appetitlosigkeit oder Magenbeschwerden angewendet werden. Ein Tee aus den leicht nach Mandel duftenden Blüten ist nicht nur ein Genuss, sondern auch ein hervorragendes Blutreinigungsmittel. Er regt die Entschlackung an, führt leicht ab und stärkt Magen und Wohlbefinden. Streuen Sie für eine Frühjahrskur morgens eine Handvoll frisch gepflückter Blüten in 1 l nicht mehr kochendes Wasser und trinken Sie den Aufguss über den Tag verteilt. Davon wird der Teint frischer und Knochen und Muskulatur kommen wieder in Schwung.

Eine Bauernweisheit sagt, dass viele Schlehenfrüchte einen strengen Winter zur Folge haben. Nutzen Sie das reiche Angebot und decken Sie sich schon einmal mit wärmendem Schlehenlikör mit einem Hauch von Vanille und Zimt ein!

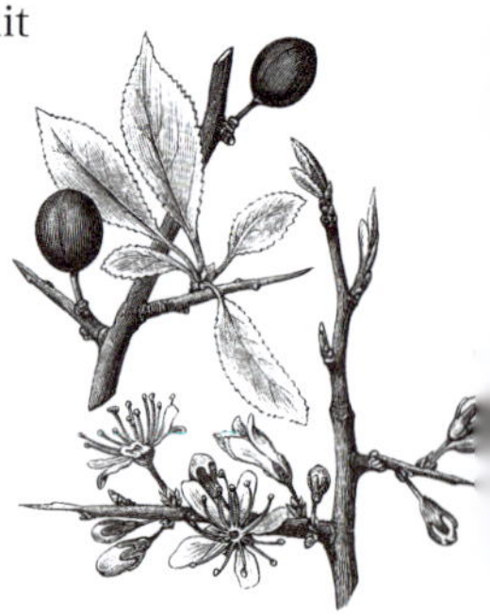

Schlehen sind ein typisches Rosengewächs mit einer fünfzähligen Krone und zahlreichen Staubblättern.

REZEPT

Schlehen-Lebenselixier

Zwei Handvoll Schlehenblüten mit 2 EL flüssigem Honig und 750 ml Weißwein ansetzen und für ein bis zwei Wochen an einem hellen, warmen Standort unter gelegentlichem Schütteln ziehen lassen. Danach abfiltrieren und täglich ein Likörgläschen genießen, bis die Lebensgeister wiederkommen.

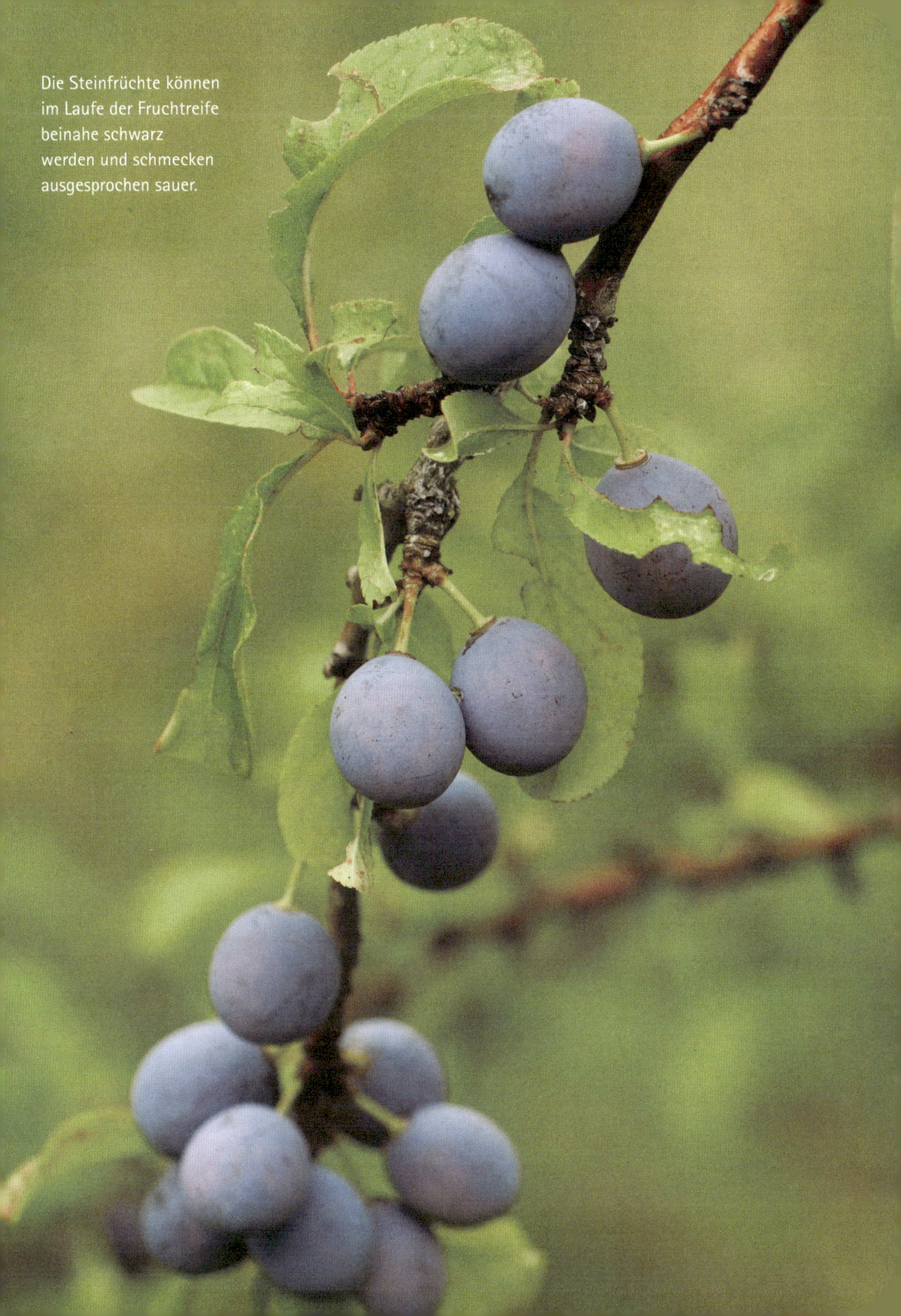

Die Steinfrüchte können im Laufe der Fruchtreife beinahe schwarz werden und schmecken ausgesprochen sauer.

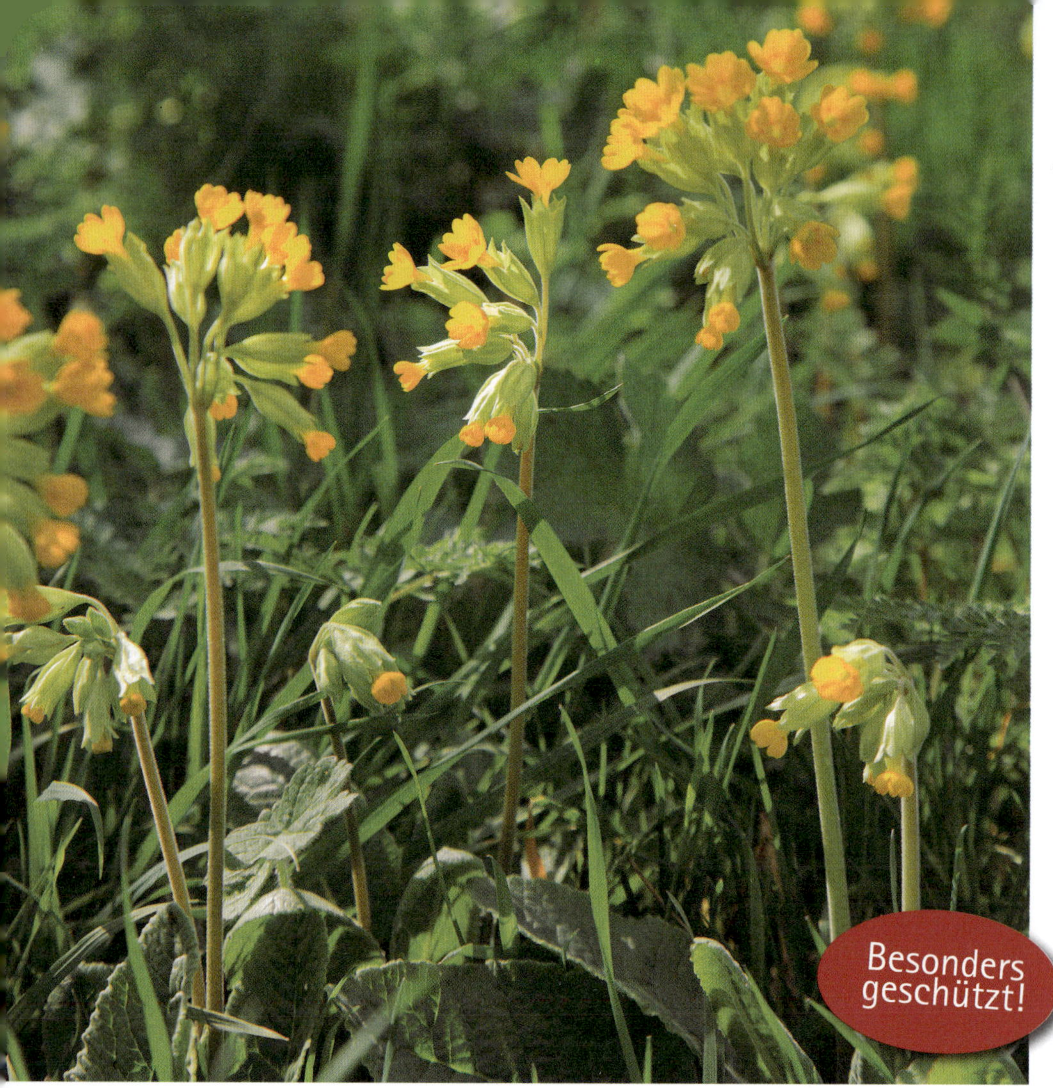

Die goldenen, schlüsselförmigen Blüten weisen in der nordischen Mythologie den Weg zum Schatz.

Schlüsselblume *(Primula veris* bzw. *Primula elatior)*

auch bekannt als Bärenohr, Eierkraut, Himmelsschlüssel, Petriblume, Schmalzschüsseli

Die Primel, namensgebend für die Familie der Primelgewächse *(Primulaceae)*, heißt nicht so, weil man sie prima erkennen kann – einfach fünf Herzchen im Kreis mit einem dunklen Saftmal im Zentrum –, sondern weil sie als Erste im Frühling aus dem Boden spitzt (lateinisch: *primus*, der Erste, *ver*, Frühling). Vermutlich mangels Vorkommens taucht das Eierkraut nicht in der Heilkunde des Mittelmeerraumes auf. Dafür ranken umso mehr Geschichten und Bräuche im nordischen Raum um sie: Die Kraftblume war die Begleitpflanze der Sagengestalt Brigid, die Anfang Februar neues Leben, Aufbruch und Fruchtbarkeit brachte.

Auch als Himmelsschlüssel ist die Pflanze bekannt. Mehrere güldene Blüten, zusammengefasst wie ein Schlüsselbund, werden von einem blattlosen Stängel aus der Blattrosette heraus dem blauen Frühlingshimmel entgegengestreckt. Petrus soll der verzauberte Schlüsselbund einst aus Schreck auf die Erde gefallen sein, als der unverfrorene Teufel sich erdreistete, persönlich an die Himmelspforte zu klopfen.

Die beiden bei uns heimischen Schlüsselblumen-Arten voneinander zu unterscheiden ist nicht schwierig. *Primula elatior* besitzt größere Blüten, dunkle Saftmale auf den Blütenblättern und duftet intensiv nach Honig. Für offizinelle Zwecke werden beide Arten gleichermaßen verwendet. Da beide aber »besonders geschützt« sind, dürfen Sie höchstens ein paar Blüten mit Kelchen von einer Wiese sammeln und keinesfalls den Wurzelstock ausgraben.

Die Schlüsselblumenblüten enthalten unter anderem Flavonoide, Saponine und ätherische Öle. Schlüsselblumenwurzeln aus der Apotheke enthalten die gleichen Wirkstoffe, lediglich die Zusammensetzung ist ein wenig anders, zum Beispiel sind die Blüten reicher an Flavonoiden. Die reinigenden Seifenstoffe finden Anwendungsmöglichkeit bei Erkältungen und Infekten der oberen Luftwege. Sie lösen das Sekret sowohl bei produktivem als auch bei länger andauerndem, hartnäckigem Husten ohne Auswurf. Der Blütentee erleichtert den Kopfschmerz und die zugeschwollene Nase bei Stirn- und Nebenhöhlenentzündung, er wirkt auch wohltuend bei Raucher- und Altershusten.

Möchten Sie Ihren Kindern mit Naturheilkunde helfen? Die beiden milden Apotheker-Primeln eignen sich wegen ihres angenehm süßlichen Geschmackes hervorragend bei Erkältungen unserer Kleinen. Zusätzlich bessert der harmonische Duft gleich die Laune aller Beteiligten. Auch bei Gicht, Rheuma und Migräne hat er sich bewährt. Machen Sie es ähnlich wie Hildegard von Bingen: »Und wenn ein Mensch traurig ist, so binde er sich das Kraut auf sein Herz!«

REZEPT

Nerventee

2 EL getrocknete Schlüsselblumenblüten,
2 EL getrocknete Hopfenzapfen,
1 EL getrocknetes Johanniskraut und
1 EL getrocknete Melissenblätter mischen.
Je Tasse 1 EL der Teemischung mit 250 ml Wasser aufkochen und etwa 3–5 Minuten ziehen lassen. Abseihen und nach Belieben mit Honig süßen.

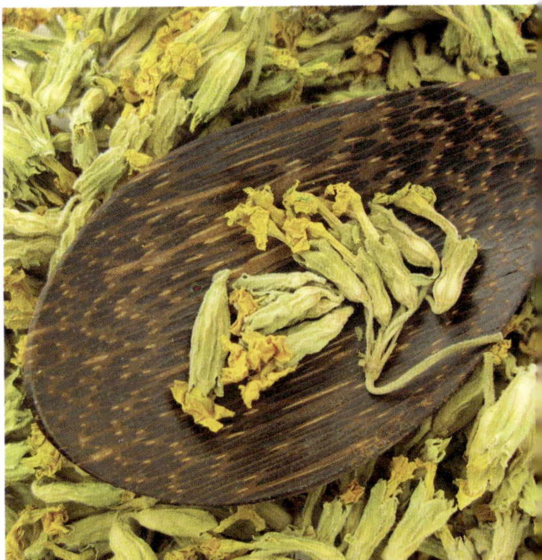

Himmelsschlüsselblüten schließen auch Herz und Gemüt auf und wärmen von innen.

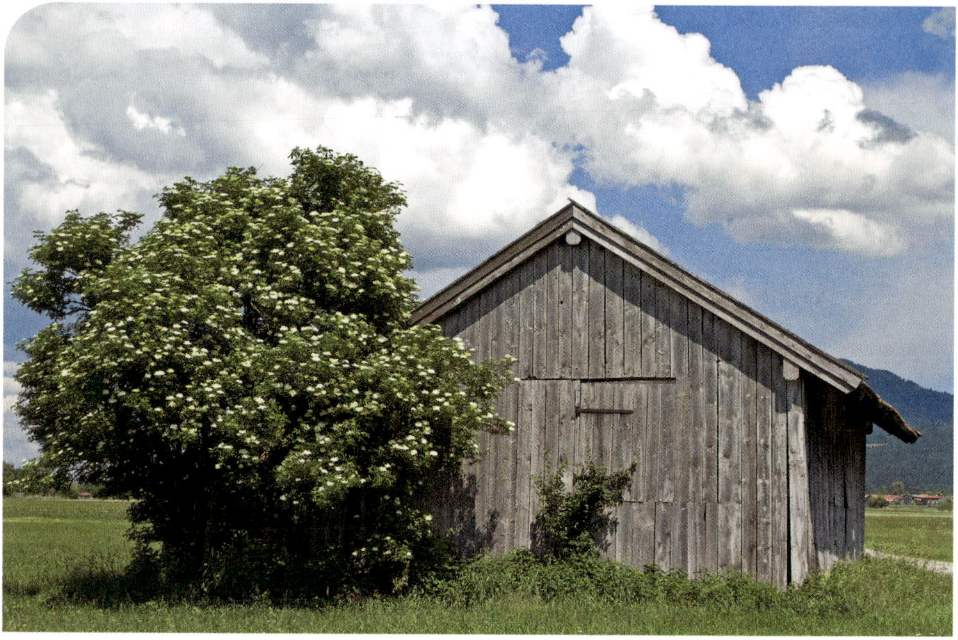

Holunder wird zum Schutz gegen böse Geister und gegen Blitzschlag vor Häuser gepflanzt.

Schwarzer Holunder *(Sambucus nigra)*

auch bekannt als Eiderbaum, Holderbusch, Hollerbusch, Kelkenbusch

»Vor einem Holler sollst du den Hut ziehen!«, so sagt es der Volksmund. Schließlich wohnt im hohlen Stamm die namensgebende, schutzspendende Unterweltgöttin Frau Holle, mit der man im Falle des Ablebens besser auf gutem Fuße steht. Zur Aufnahme von Krankheiten ist er ebenfalls bestens geeignet, mitunter soll es bereits genügen, bei Zahnschmerzen am Karfreitag in einen Ast zu beißen. Wer den Haussegen nicht schief hängen lassen möchte, fällt besser keinen Holunder. Vermutlich dürften alle Sagen und Legenden daher rühren, dass sowohl in den Blüten, den Blättern, der Rinde, der Wurzel, im Holz als auch in den Früchten eine große Portion Heilkraft steckt.

In Wäldern, an Flussufern und nahezu an jeder Eingangstür zu einem Bauernhof gedeiht der auch Deutscher Flieder genannte, 3 bis 7 m hoch werdende Strauch oder Baum. Die warzige und rissige Rinde des Vertreters der Familie der Geißblattgewächse *(Caprifoliaceae)* riecht unangenehm. Seine Blätter sind unpaarig gefiedert, wobei ein einzelnes Fiederchen 5 bis 10 cm lang werden kann und am Rand fein gezähnt ist. Bläst der Sommerwind durch die um den Johannistag (24. Juni) leuchtenden Blütendolden, fallen die kleinen cremeweißen, radförmigen Blütchen wie duftender Schnee herab. Die ab September glänzenden, schwarzen Steinfrüchte sind nur bis zu 8 mm im Durchmesser groß und werden allgemein als Holunder- oder auch Fliederbeeren bezeichnet. Im rohen Zustand und in größeren Mengen verzehrt können sie Bauchschmer-

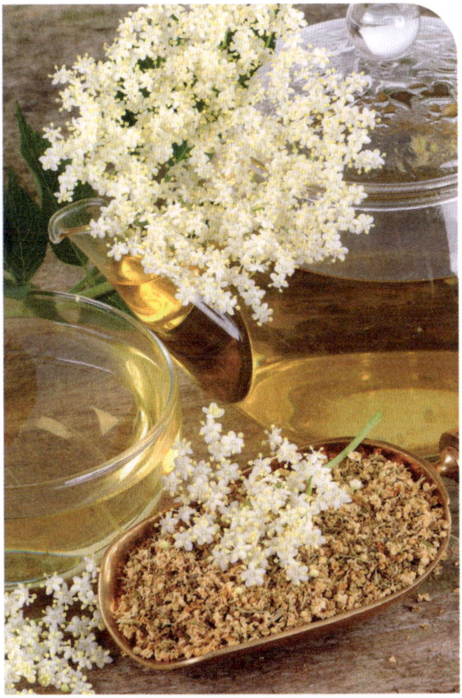

Holunderblüten aromatisieren mit ihrem intensiven Duft jeden Erkältungstee und sind schweißtreibend.

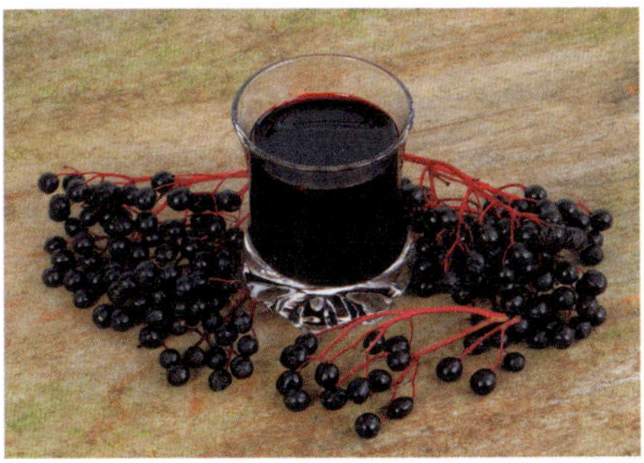

Der Holundersaft wird nur aus gekochten Beeren hergestellt, denn roh sind die Früchte schwach giftig.

zen und Durchfall verursachen. Daher muss der Saft immer erst abgekocht werden.

Aus jungen Sprossen und zarten Blättern lässt sich ein blutreinigender, entwässernder Tee zubereiten. Zum gleichen Zweck eignet

REZEPTE

Erkältungs- oder Schwitztee

1 EL Holunderblüten mit 150 ml heißem Wasser überbrühen. 10 Minuten abgedeckt ziehen lassen und anschließend möglichst heiß trinken. Täglich drei- bis viermal anwenden.

Kräutertee bei Gürtelrose

30 g getrocknete Holunderblüten, 20 g Weidenrinde, 20 g getrocknetes Goldrutenkraut, 20 g getrocknetes Johanniskraut, 10 g getrocknete Brennnesselblätter mischen. 1 TL der Mischung mit 250 ml kochendem Wasser überbrühen und zugedeckt 5 Minuten ziehen lassen. Dreimal täglich eine Tasse.

Holunderbeersaft

Die dunkelroten bis schwarzen Beerendolden mit der Schere abschneiden und kurz abschütteln. Damit der Saft nicht bitter schmeckt, mit einer Gabel die Beeren von den Stielen streifen. Die Früchte in einen Topf geben und mit so viel Wasser auffüllen, dass sie vollständig bedeckt sind. 15 Minuten köcheln lassen. Wer es süß mag, gibt auf 2 kg Holunderbeeren 1 kg Zucker und den Saft einer Zitrone zu. Nochmals alles aufkochen lassen. Anschließend werden die Beeren auf ein mit einem Geschirrtuch ausgelegtes Sieb geschüttet und ausgepresst. In kleine Fläschchen abgefüllt hält der Hollersaft ein Jahr.

Hollermus

1 kg entstielte Früchte mit 1 EL Wasser aufkochen lassen. Nach 15 Minuten die geplatzten Früchte durch ein Sieb passieren. Nochmals mit 500 g Zucker, etwas Vanille und nach Geschmack Zitrone oder Zimt aufkochen und heiß in Gläser füllen.

sich auch die Wurzel. Bekannter und angenehmer im Geschmack ist jedoch die Verwendung der Blüten, die reich an ätherischen Ölen und freien Fettsäuren sind. Die beste Sammelzeit der aromatischen Dolden beginnt Ende Mai. Zum Sammeln sollte der Strauch nicht zu nah an einer stark befahrenen Autostraße oder an einem stark gedüngten Feld stehen. Die Blütendolden werden mit der Schere abgeschnitten, vorsichtig ausgeschüttelt, damit die Insekten herausfallen, und zu Hause auf einem Küchentuch in einem luftigen Raum ausgebreitet. Wenn die Blüten beim Zerreiben leise knistern, sind sie gut getrocknet und lassen sich in einem dunklen Glas für die Wintersaison aufbewahren.
Der aus den getrockneten Blüten zubereitete Flieder- oder Fiebertee lässt den Patienten schwitzen, verdünnt den Schleim infizierter oberer Atemwege und erleichtert das Abhusten. Die Blüten in ein Taschentuch gewickelt und aufs Ohr gelegt bringen Linderung bei Ohrenschmerzen.

Die Beeren, die unter anderem Anthocyane, Folsäure und einen Vitamin-C-, -B- und Mineraliencocktail enthalten, werden mit Honig versüßt als Saft oder Sirup ebenfalls als schweißtreibendes und Grippeviren vertreibendes Fiebermittel eingesetzt. Dazu gesellt sich aber noch eine abführende Wirkung. Holundermus lindert Halsschmerzen, Erschöpfungszustände und stärkt unser Immunsystem.

Der Holder war aber nicht nur Lebensbaum, sondern auch Symbol des Todes. Um die Größe eines Sarges abzumessen, verwendete der Leichenbestatter ein Metermaß aus Holunderholz. Zudem wurde der legendenumwobene Strauch in christliche Überlieferungen aufgenommen: An einem Hollerstrauch erhängte sich der verräterische Judas.

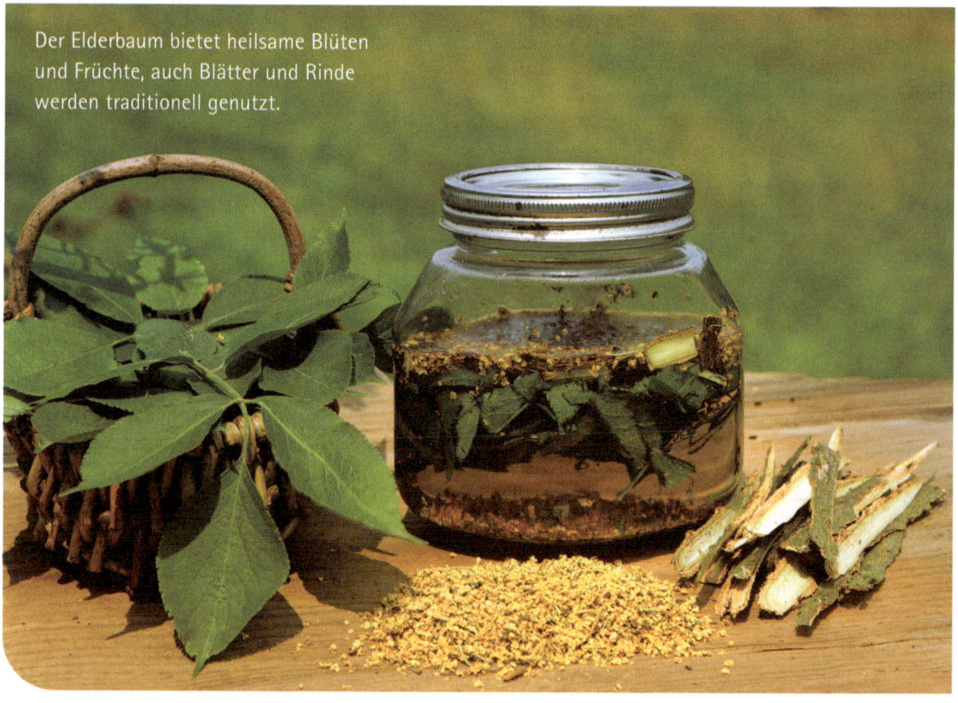
Der Elderbaum bietet heilsame Blüten und Früchte, auch Blätter und Rinde werden traditionell genutzt.

Seifenkraut *(Saponaria officinalis)*

auch bekannt als Hustenwurzel, Seifenwurzel, Waschlaugenkraut

Seit dem Altertum reinigt man mit dem Schaum der Wurzel Wolle und Wäsche. Ganz nebenbei entdeckte man auch die entspannende Wirkung bei Erkrankungen der Atemwege. In der heutigen Naturheilkunde erobert sich das fast vergessene Seifenkraut wieder seinen Platz als Expektorans neben Schlüsselblume und Veilchen zurück.

Zartrosa, fünfzählige, rund 2 cm messende Blütensterne, rispenartig in Büscheln vereint, leuchten an Wegesrändern und über Wiesen und Dämme. Zupft man vorsichtig ein Blütenblättchen heraus, erkennt man sofort die für Nelkengewächse *(Caryophyllaceae)* typische genagelte Kronblattform. Ihren Duft entfalten die Blumen erst ab dem späten Nachmittag, um Nachtfalter anzulocken. Ihr aufrechter, fein flaumig behaarter Stängel trägt gegenständige Blätter von lanzettlichem Umriss mit rauem Rand. Der Wurzelstock bildet lange Ausläufer, sodass das Seifenkraut meist gleich in größeren Beständen auftritt. Diese Wurzel mitsamt ihren Ausbreitungen wird im August für die Naturhausapotheke gesammelt, gereinigt und getrocknet.

Die wirksamkeitsbestimmenden Substanzen der Seifenkrautwurzel sind Saponine, die mit ihrer die Oberflächenspannung reduzierenden Eigenschaft das Sekret der Bronchien verdünnen, Entzündungen hemmen und den Auswurf fördern. Deshalb wird die Droge bei Infekten der oberen Atemwege wie Katarhen und Bronchitis eingesetzt. Sie wird wegen des wassertreibenden Effektes auch Blutreinigungstees beigemischt und bei Rheuma, Gicht und daraus resultierenden Hautproblemen angewendet. Bei Hauterkrankungen wie Schuppenflechte oder leichten Entzündungen eignen sich auch Umschläge aus dem schaumbildenden Waschkraut.

REZEPT

Seifenkraut-Tee

½ TL getrocknete Seifenwurzel mit einer Tasse Wasser kalt ansetzen, aufkochen und abgießen. Eine Tasse täglich hilft gegen festsitzenden Husten.

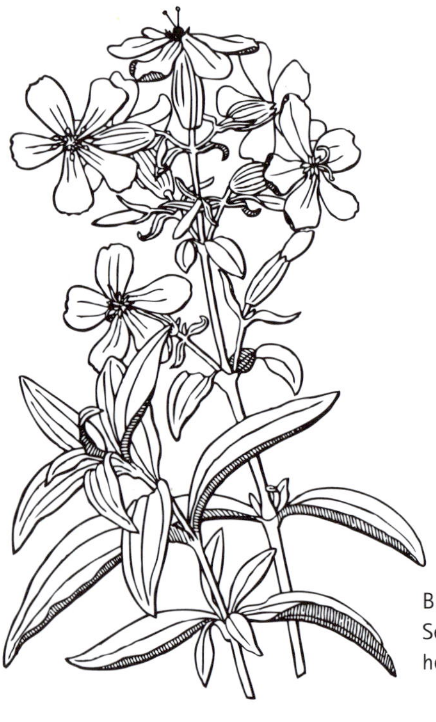

Blätter und Wurzeln des rosa blühenden Seifenkrauts bieten eine Alternative zu herkömmlichen Shampoos.

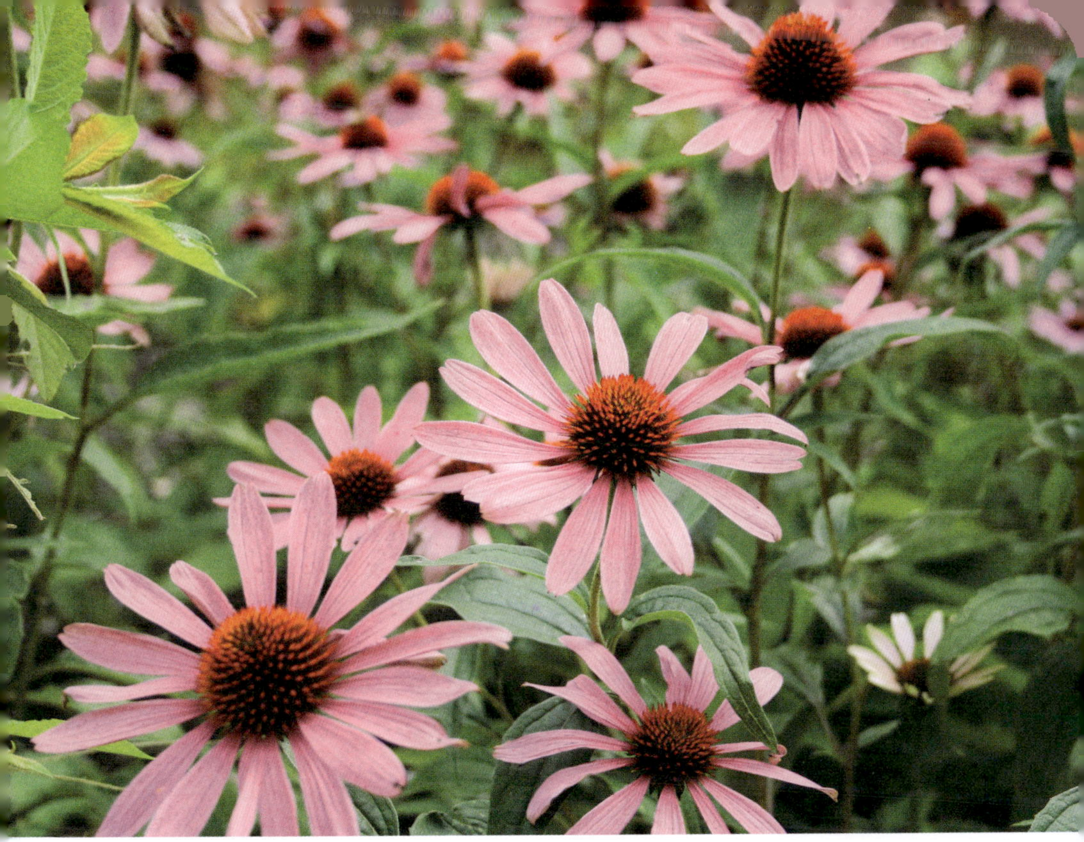

Die Zungenblüten des Sonnenhut-Körbchens neigen sich erst beim vollständigen Aufblühen nach unten.

Sonnenhut *(Echinacea purpurea)*

auch bekannt als Igelkopf, Kegelblume, Rudbeckie

Bei den Ureinwohnern Nordamerikas heilte der Igelkopf Schlangenbisse, Atemwegserkrankungen und Hautentzündungen. Die europäischen Siedler wurden erst relativ spät auf die Heilpflanze aufmerksam und brachten sie vermutlich im 18. Jahrhundert in unsere Breiten.

Gartenliebhabern ist der Purpur-Sonnenhut als dankbarer Farbtupfer an sonnigen Ecken wohlbekannt. In freier Natur allerdings ist der Amerikaner bei uns nicht zu sammeln. Die purpurfarbenen Zungenblüten des Körbchenblütlers *(Asteraceae)* strahlen von Juni bis August um den gewölbten Blütenboden. Er ist mit zahllosen gelborangefarbenen kurzen Röhrenblüten besetzt, dazwischen ragen stachelspitze Spreublätter namensgebenderweise heraus (griechisch *echinos*, Seeigel). Die dunkelgrünen Blätter der bis zu einem Meter hohen Staudenpflanze sind rau behaart. Wer die Möglichkeit hat, die Kegelblume selbst zu kultivieren, sammelt das Kraut während der Blütezeit und die Wurzel ab September.

Wegen der überzeugenden positiven Wirkungen in der Erfahrungsmedizin wurde *Echinacea* intensiv erforscht. Zu den wichtigsten Inhaltsstoffen zählen unter anderem

Kaffeesäurederivate, Polysaccharide und ätherische Öle. Der gesamte Komplex an Verbindungen steigert die Immunglobulinbildung und regt die Fresszellen in Blut und Gewebe an. Besonders bei Patienten mit häufig wiederkehrenden Infekten bewährt sich Sonnenhut-Extrakt in Form von Tee, Tinktur oder Frischpflanzensaft, vorausgesetzt, er wird sofort bei den ersten Anzeichen eingenommen. Zudem lässt sich eine antivirale und antibakterielle Wirkung nachweisen. *Echinacea* unterstützt bei Erkältungskrankheiten, entzündeten Nasennebenhöhlen, Herpes, Beschwerden im Mund- und Rachenraum und bei Infekten der ableitenden Harnwege.

Zur äußeren Anwendung kommt der Igelkopf durch feuchte Umschläge und Salben bei schlecht heilenden Wunden und oberflächlichen entzündlichen Hauterkrankungen.

Widersprüchliche Studienergebnisse haben in den letzten Jahren den Einsatz von Echinacin anzweifelbar gemacht. Eindeutig messbar war jedoch, dass die Heilpflanze – gleich zu Beginn angewendet – das Ausbrechen eines Infektes verhindern und/oder seine Dauer herabsetzen kann. Die beiden nächsten Artverwandten, *E. angustifolia* und *E. pallida*, erhielten bei wissenschaftlichen Untersuchungen der medizinischen Kommission E eine negative Monografie. Das Risiko, das die toxischen Stoffe für Schwangere und Allergiker mit sich bringen, erscheint zu groß.

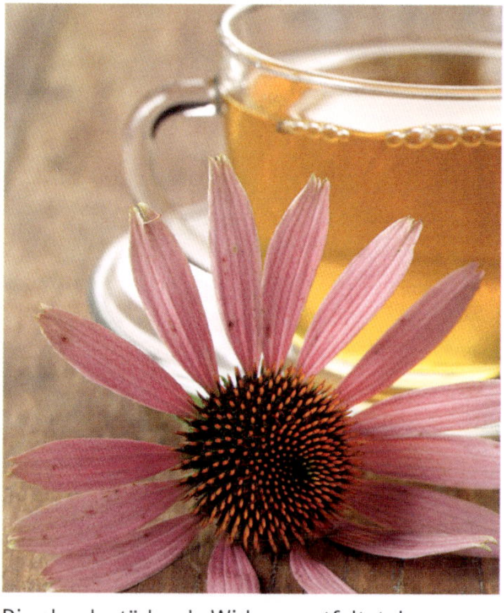

Die abwehrstärkende Wirkung entfaltet der Sonnenhut am besten, wenn man ihn rechtzeitig einnimmt.

REZEPTE

Tinktur

Ein Einmachglas wird bis dreiviertel voll gefüllt mit allen Pflanzenteilen, die zuvor zerkleinert worden sind. Anschließend mit neutralem Alkohol (z. B. Korn oder Wodka; 50 Vol-%) auffüllen, bedecken und für 4 bis 6 Wochen im Warmen stehen lassen. Dabei gelegentlich schütteln. Durch einen Kaffeefilter filtrieren, zum Aufbewahren in eine dunkle Flasche abfüllen und beschriften. Zur Immunsteigerung drei- bis fünfmal täglich 20 Tropfen in Wasser verdünnt vor dem Essen einnehmen.

Honigauszug

Blüten vorsichtig zupfen, Blütenboden in Scheibchen schneiden, Stängel halbieren und in Stücke schneiden. Ein Marmeladenglas dreiviertel voll mit zerkleinertem Pflanzenmaterial füllen und mit flüssigem Honig auffüllen. Verschließen und im warmen Halbschatten 4 bis 6 Wochen unter gelegentlichem Umdrehen ziehen lassen. Danach absieben, in kleinere Gläschen umfüllen und beschriften. Hält mindestens 1 Jahr, wenn er nicht schon vorher aufgebraucht ist. Für erkältete Kinder dreimal täglich etwa 1/2 Teelöffel in den Tee geben. Gut für Kinder geeignet!

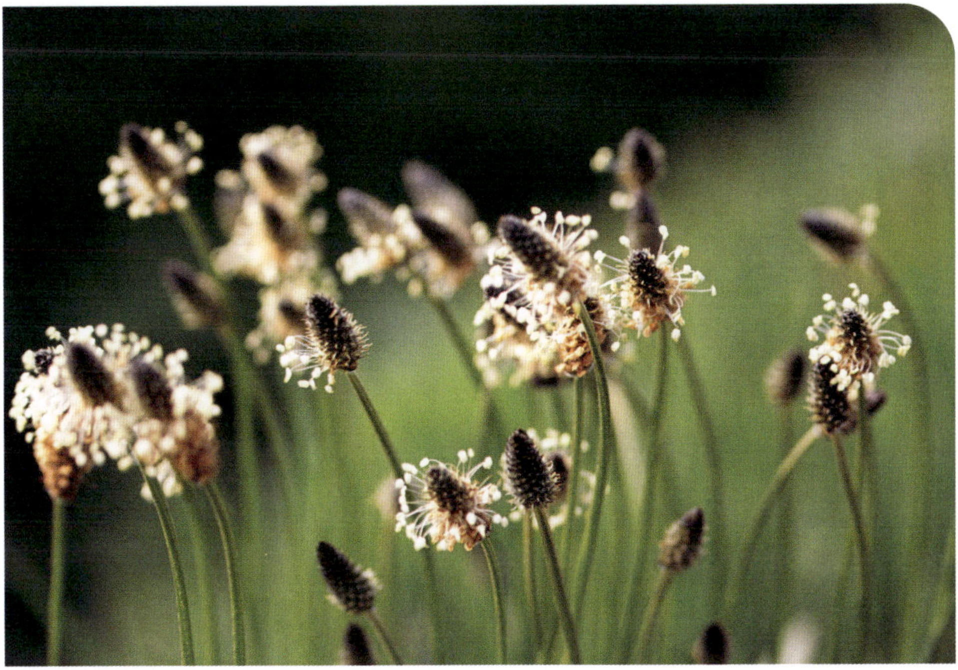

Junge Blätter schmecken nach Wiesenchampignon und enthalten viel Vitamin C.

Spitzwegerich *(Plantago lanceolata)*

auch bekannt als Heilwegerich, Hundsrippen, Lämmerzunge, Lungenblatt, Spießkraut, Wegtritt

»Fußabdruck der Weißen«, so wird der Wegerich aus der Familie der Wegerichgewächse *(Plantaginaceae)* bei den Indianern genannt. Die schleimig-klebrigen Samen hefteten sich an alle Schuhsohlen und Wagenränder, fielen mit der Zeit ab und markierten so den Marschweg der Europäer durch den Kontinent.

In der Antike war es üblich, die Samen mit Wein gegen Blutspeien zu trinken oder die Wurzel gegen Zahnschmerzen zu kochen. Die sittlich streng orientierte Hildegard von Bingen verordnete einen Spitzwegerich-Einlauf gegen unerwünschten Liebeszauber.

Die Blattrosette aus lanzettlichen, langsam in einen wollig behaarten Stiel übergehenden Blättern ist sehr trittfest und widerstandsfähig. Kinder machen sich gern ein Spiel daraus und versuchen, ein frisches Blatt quer so vorsichtig einzureißen, dass die drei bis sieben Nerven möglichst weit aus der Bruchstelle herausragen. Von Mai bis September wachsen aus dem Herzen der Rosette fünffurchige, behaarte Blütenschäfte mit einem ovalen, ährenförmigen Blütenstand dem Himmel entgegen. Die unscheinbaren, winzigen Blüten öffnen sich schubweise von unten nach oben, wobei sie die weißen Staubfäden besonders weit in den Wind strecken. Für die Hausapotheke werden die jungen Blätter vor der Blüte gesammelt und grob von den zähen Nerven befreit. Der verwandte Breitwegerich mit – wie der Name schon sagt – etwas breiteren Blättern kommt vorwiegend frisch zur äußerlichen Anwendung.

Spitzwegerich ist die bekannteste Heildroge gegen Husten, Reizhusten, Bronchitis und Asthma. Vor allem Kinder nehmen gern ein Löffelchen Spitzwegerich-Sirup in ihren Tee. Die Inhaltsstoffe – Schleime, Gerbstoffe, Iridoidglykosid, Kieselsäure, Vitamin C und Mineralstoffe – mildern den Reiz, lassen Entzündungen abheilen und festigen das Gewebe durch Zusammenziehen. Gerade bei besonders lang andauerndem Husten, der sich der herkömmlichen Medizin hartnäckig widersetzt, ist das Lungenblatt angesagt. Es wird auch gegen fiebrige Lungen- und Bronchialleiden und Entzündungen im Mund- und Rachenraum verwendet.

Besonders frische Blätter wirken erwiesenermaßen antibiotisch und blutstillend. Wer sich auf einer Wanderung das Knie aufschürft, an einer Brennnessel juckt oder gestochen wird, bedient sich einfach der Naturapotheke und legt sich ein zerquetschtes Wegerichblatt auf die Wunde. Es hilft überraschend schnell! Und wenn der Weg zu weit wird, beugt ein Blatt im Schuh einer Blase vor.

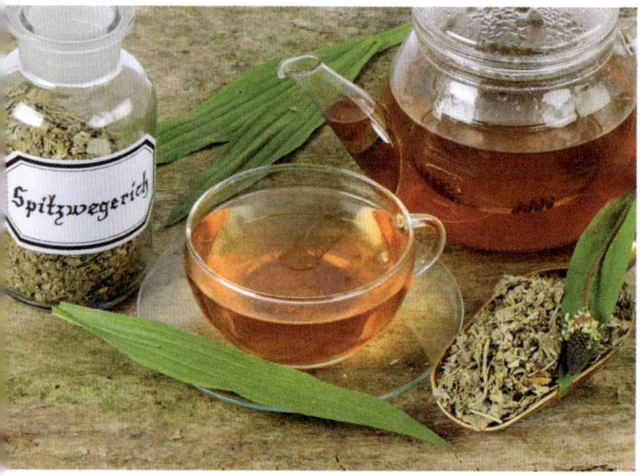

Die reizlindernde Wirkung eines warmen Wegerichtees erlöst Alt und Jung.

Die Endung »-rich« bedeutet »reich, König«, somit ist der Wegerich der König des Weges.

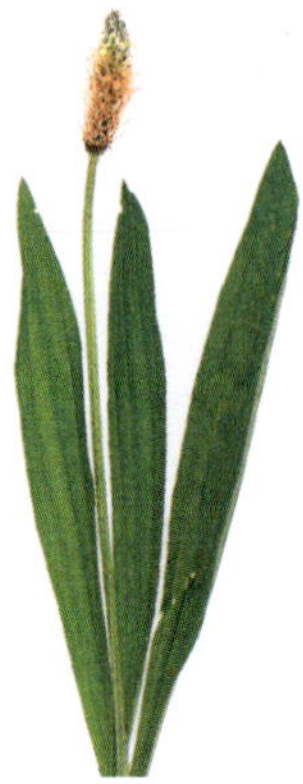

REZEPTE

Spitzwegerich-Sirup

Frische, zerkleinerte Blätter mit wenig Wasser zum Kochen bringen und 30 Minuten siedend ziehen lassen, danach abseihen. In den Absud die gleiche Menge flüssigen Honig einrühren und für 10 Minuten bei handwarmer Temperatur eindicken lassen. Hält bei kühler Lagerung für ein paar Monate über den Winter. Bei Husten dreimal täglich ein Löffelchen voll.

Hustenpastillen

15 g Thymian, 15 g Fenchel, 15 g Spitzwegerich mit 3 Tassen kochendem Wasser übergießen und abgedeckt über Nacht ziehen lassen, abseihen und eine Tasse Honig oder Ahornsirup zugeben, köcheln lassen, bis die Mixtur eindickt. Auf ein eingefettetes Backblech ausgießen und nach dem Auskühlen in kleine Quadrate schneiden. Bis zu 5 Pastillen täglich 10 Tage lang.

Hustentee

Jeweils 20 g Thymian und Kamillenblüten mit je 30 g Spitzwegerichkraut und Huflattichblättern vermischen. 2 TL der Mischung mit 200 ml kochendem Wasser übergießen, 10 Minuten zugedeckt ziehen lassen, durch ein Sieb gießen. Den Tee am besten heiß und schluckweise trinken, 2 bis 3 Tassen am Tag.

»Die nächste Grippe kommt bestimmt, doch nicht zu dem, der Thymian nimmt.«

Volksweisheit

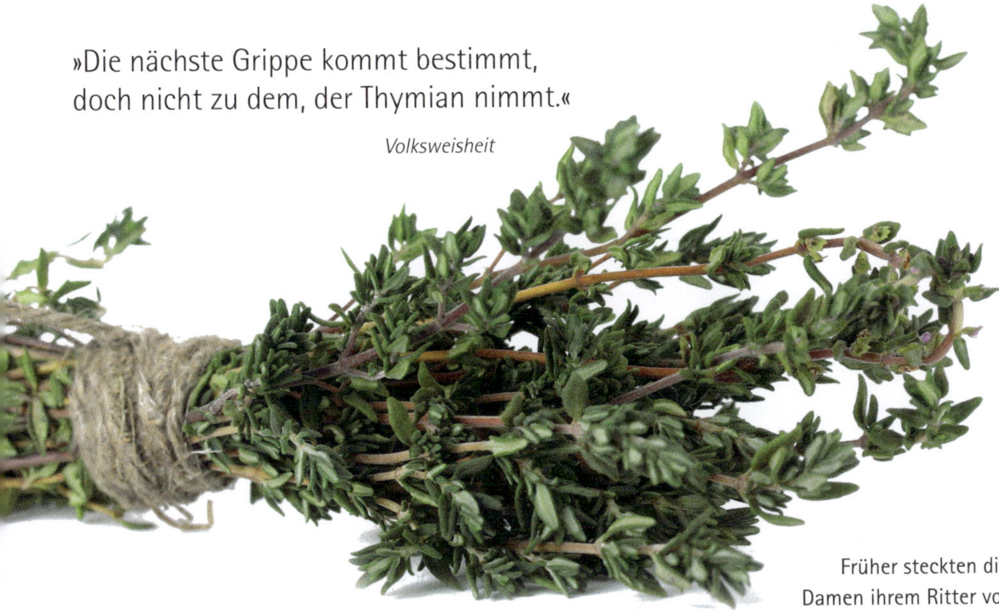

Früher steckten die Damen ihrem Ritter vor dem Turnier ein Sträußchen Thymian an die Rüstung.

Thymian *(Thymus vulgaris)*

auch bekannt als Demut, Immenkraut, Quendel

Ägyptische Ausgrabungen belegen, dass zu damaligen Zeiten eine Thymian-Art nicht nur zu Heilzwecken, sondern auch zu rituellen Räucherungen und Leichenwaschungen verwendet wurde. Des Immenkrauts antimikrobielle Wirkung war also schon lange bekannt. Erst im 11. Jahrhundert jedoch zog der Thymian aus dem Mittelmeerraum und den Balkanländern seinen Siegeszug nach Mitteleuropa an. Er überzeugte sofort zahlreiche Kräuterkundige, unter ihnen Hildegard von Bingen. Die Zäune der Klostergärten waren schnell überwunden, heute wächst Quendel an vielen Orten wild.

Dieser kleine, an seiner Basis verholzte Bodendecker kriecht für sein Leben gern über steinige Hänge. Im Durchschnitt nur rund 10 cm hoch über den Boden reckt er seine rosaroten bis rotvioletten Blüten, die wie kugelige Köpfchen in der Sommerbrise schwanken. Am bekanntesten ist der Thymian aus der Familie der Lippenblütler *(Lamiaceae)* wegen seiner kleinen, länglichspitzen, flachen, unterseits weiß filzig behaarten Blättchen mit eingerolltem Rand, die Pizza, Spaghettisaucen und Kartoffelgerichten ihr typisch mediterran-würziges Aroma und gleichzeitig eine Prise Gesundheit verleihen. Die beste Erntezeit für das Kraut liegt zwischen Juni und August. Die Stängel werden Sträußchenweise gebunden und an einem luftigen, dunklen Ort zum Trocknen aufgehängt. Nach ein bis zwei Wochen lassen sich die Blättchen zwischen zwei Blättern Papier einfach von ihren Stielen rebeln.

Die ätherischen Öle wie Thymol, Pinene, Gerbstoffe und Flavone machen den Thymian zu einem mild auswurffördernden und krampflösenden Mittel bei Husten, Katarhen, Keuchhusten und anderen Erkrankungen der oberen Luftwege. Sogar für Asthmatiker kann die spasmolytische Eigenschaft hilfreich sein. Entweder wird der Thymian als Tee pur genossen oder – was Kindern besser schmeckt – ein Löffelchen Thymian-Honig in den Lieblingstee gegeben. Thymian hat nachgewiesenermaßen antimikrobielle und antivirale Wirkung, sogar auf *Helicobacter Pylori*, der so manchen Magenkranken plagt. Thymianöl stärkt den Magen und fördert die Sekretion von Verdauungsenzymen, es beugt Sodbrennen, Völlegefühl und Blähungen vor. Die krampflösende Wirkung kommt auch in der Frauenheilkunde zum Tragen. Thymian mindert Menstruationsbeschwerden und regelt wegen östrogenhaltiger Verbindungen den Zyklus und Wechseljahrbeschwerden.

Äußerlich angewendet fördert die Heilpflanze in Form von Einreibungen die Durchblutung, was bei rheumatischen Beschwerden sehr angenehm ist. Ein Thymian-Bad unterstützt die Rekonvaleszenz von erkälteten Patienten, vor allem von Kindern.

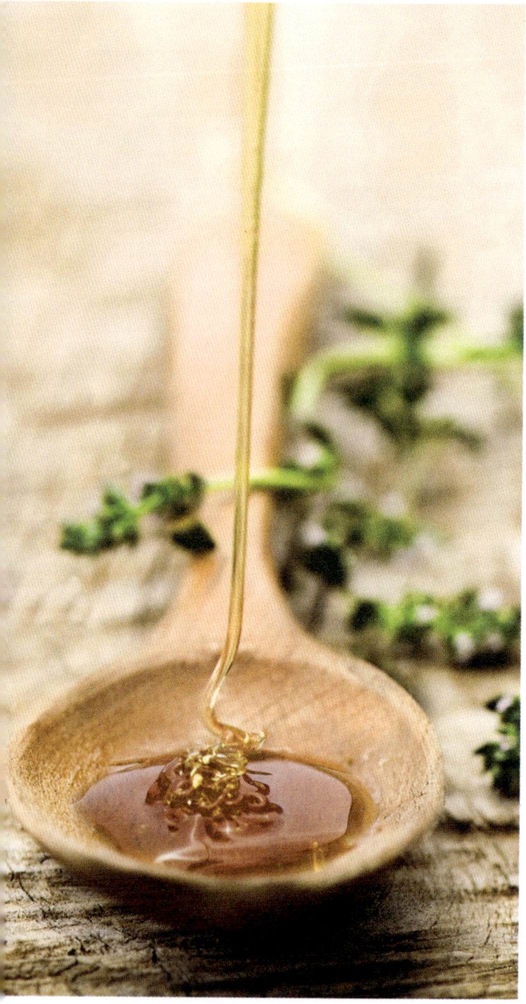

Thymian-Honig nimmt jedes Kind freiwillig – nicht nur gegen Husten.

REZEPTE

Thymian-Honig

Thymiankraut von den holzigen Stielen befreien und in kurze Stückchen zupfen. In ein Glas geben und mit flüssigem Honig auffüllen. Zugedeckt an einem dunklen Ort für mindestens 1 Woche ziehen lassen. Wenn man den Honig abfiltern möchte, kurz erwärmen, dann wird er flüssiger.

Thymian-Bad

Geben Sie 60 g Thymiankraut in 1 l kaltes Wasser und lassen Sie es aufkochen. Gießen Sie den Aufguss durch ein Sieb ins Badewasser. Die ätherischen Dämpfe genießt man für rund 15 Minuten, anschließend ausruhen.

MEINE REZEPTE

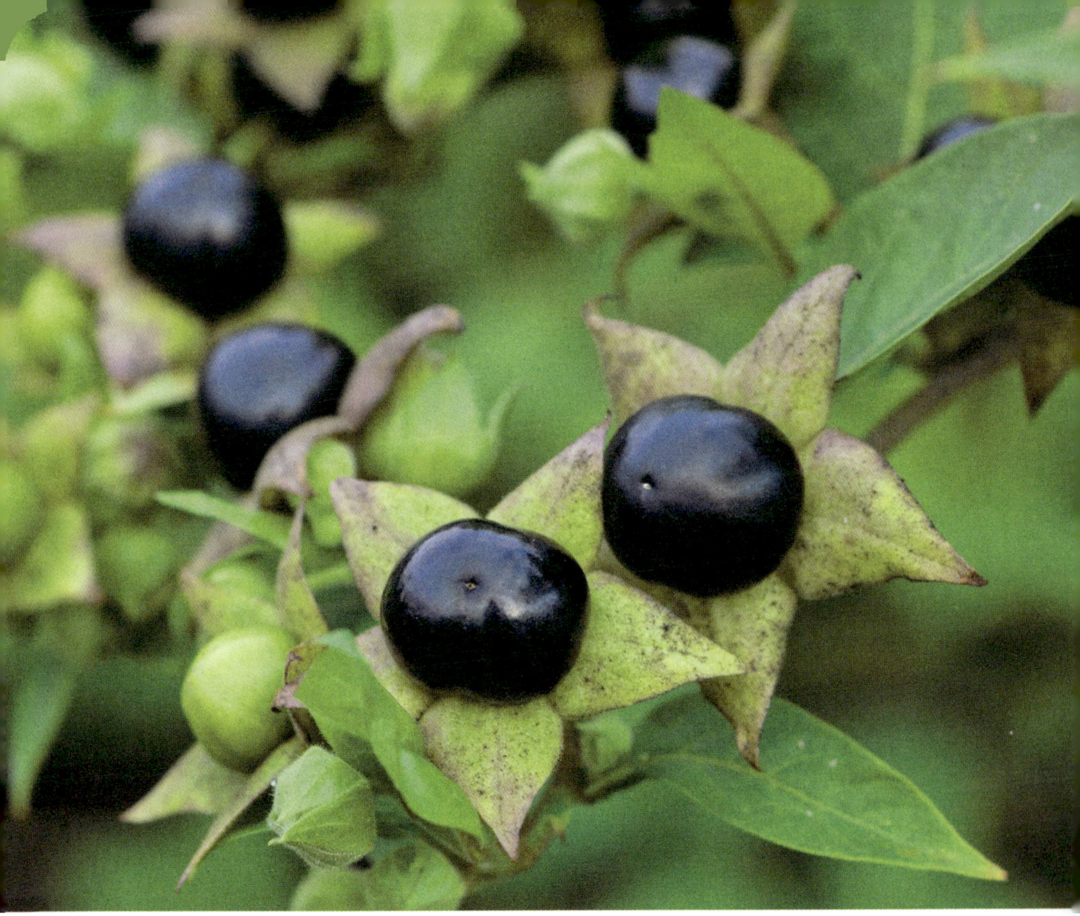

Der fünfstrahlige Kelchstern unter der glänzenden Frucht ist ein einprägsames Merkmal der Tollkirsche.

Tollkirsche *(Atropa belladonna)*

auch bekannt als Schlafbeere, Teufelsbeere

Der Frauen verschönernde (italienisch *bella donna* = schöne Dame) und erotisierende Effekt aus dem Saft der Tollkirsche blickt auf eine lange Tradition zurück: Ganz wenige Tropfen in Wasser verdünnt und in die Augen geträufelt weitet die Pupillen und lässt somit die Augen dunkler und anziehender erscheinen, das wussten schon die Ägypterinnen. Dass sie dabei nicht mehr ganz scharf sehen konnten, war vielleicht in dem einen oder anderen Fall ganz nützlich? Viele kennen diese Prozedur heute vom Augenarzt, der zur Untersuchung Atropin ins Auge träufelt.

Der bis zu zwei Meter hoch wachsende, ausdauernde Strauch fällt im Frühsommer durch seine zartpurpur gefärbten, einige Zentimeter langen Glockenblüten auf. Bis zum Herbst entwickeln sich aus den Fruchtknoten kugelige Beerenfrüchte, die im reifen Zustand nahezu schwarz sind und verlockend glänzen. Als eindeutiges Erkennungsmerkmal dient der Kelch, der mit seinen fünf Zähnen sternenförmig unterhalb der

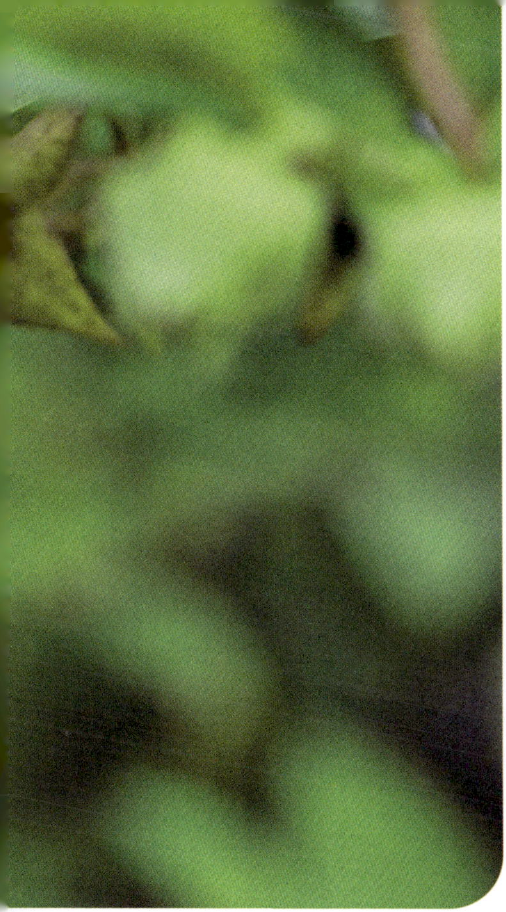

kirschenähnlichen Frucht erhalten bleibt. In der Stadt oder in Parkanlagen findet man die Teufelsbeere kaum mehr, aber auf Spaziergängen durch schattige Wälder ist sie immer wieder auch am Wegesrand anzutreffen.

Nicht nur als Hexen- und Zauberpflanze ist das Nachtschattengewächs *(Solanaceae)* bekannt, in der richtigen Dosis wird seine narkotisierende und schmerzstillende Wirkung seit dem Altertum genutzt. Die Berserker, ein besonders kampfesfreudiges Volk aus dem Norden Europas, sollen vor dem Krieg ein, zwei Beeren verzehrt haben, um sich besonders angriffslustig und schmerzunempfindlich zu machen. Zurückzuführen ist diese Wirkung auf die Alkaloide, die über das Nervensystem zunächst erregen und euphorisieren, bald darauf aber zu einer Erschlaffung der Muskulatur und letztendlich zum Herzstillstand führen können. Heutzutage findet die Schlafkirsche nur noch extrem verdünnt in Form von homöopathischen Präparaten Anwendung. Sie sind das Mittel der Wahl bei fiebrigen Erkältungskrankheiten, die plötzlich und sehr heftig auftreten, oder bei kolikartigen Schmerzen, hämmernden Kopfschmerzen und akuter Mandelentzündung. Insbesondere Kinder reagieren auf Belladonna-Globuli sehr positiv.

Die Tollkirsche ist so giftig, dass keinesfalls eine Selbstmedikation mit der Frischpflanze durchgeführt werden darf! Gerade für Kinder besteht die Gefahr des Verzehrs, denn die Früchte sehen nicht nur der Kirsche zum Verwechseln ähnlich, sie schmecken angeblich auch noch gut. Aber bereits drei, vier Beeren können für unsere Kleinen eine tödliche Wirkung haben!

Nur durch höchste Verdünnungen wird aus der tödlichen Gift- eine bewährte Heilpflanze.

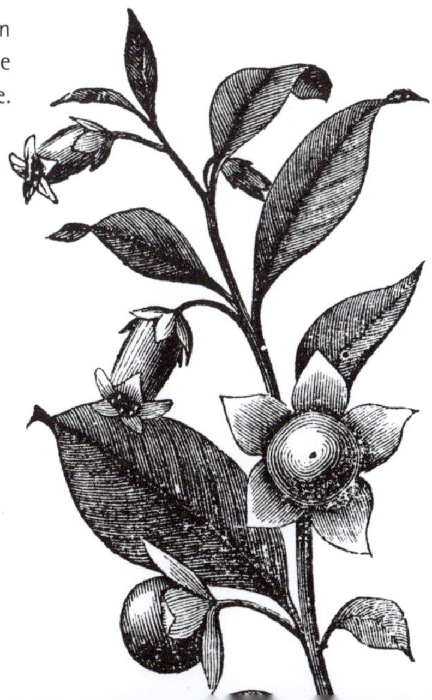

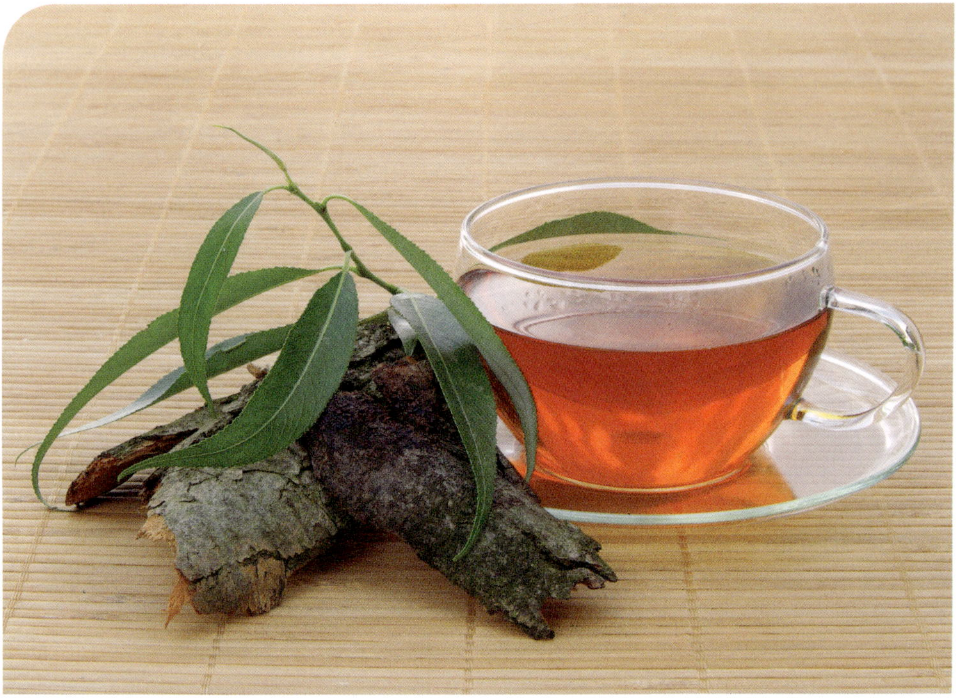

Die schmerzstillende Wirkung der Weidenrinde tritt nicht so schnell ein, hält dafür aber länger an.

Weide *(Salix sp.)*

auch bekannt als Felbern, Korbweide, Weihbuschen

Würde man alten Volkslegenden Glauben schenken, so träfe man in den Weiden die Hexen bei einem Rendezvous mit dem Teufel – natürlich nur nachts und bei Nebel. Tatsächlich haben gerade Kopf- oder Trauerweiden am Flussufer im Dämmerlicht etwas Schauriges an sich. Wer Mut hatte und sich einem dieser unheimlichen Gewächse näherte, konnte mittels eines Zauberspruches sein persönliches Unheil oder eine Krankheit in die hohlen Stämme verbannen und damit Glück und Gesundheit erlangen. Für die keltischen Druiden waren blühende Weidenkätzchen das lang ersehnte Zeichen des wiederkehrenden Frühlings und damit der Fruchtbarkeit.

Von besonderem medizinischem Interesse ist die Rinde der Weide. Bereits seit Tausenden von Jahren ist die schmerzstillende und fiebersenkende Eigenschaft eines Weidenrindentees bekannt. Durch biochemische Analysen im vorletzten Jahrhundert wurde der Wirkstoff isoliert und nach dem botanischen Namen der Weide benannt: Salicin bzw. Salicylsäure. Durch eine Aufbereitung wird die Säure für den menschlichen Körper verträglicher gemacht und nun in großen Mengen in Tablettenform verkauft.

Lässt man die Weide (Familie der Weidengewächse, *Salicaceae*) in Ruhe wachsen, wird sie ein stattlicher Baum mit einer Höhe von 20 Metern. Die schmalen lanzettlichen

Blätter rascheln im Wind und schimmern wegen ihrer unterseitigen, je nach Art mehr oder weniger dichten Seidenbehaarung unverkennbar durch die Landschaft. Dort, wo die Weide wächst, gibt es Wasser, denn am wohlsten fühlt sie sich, wenn ihre Füße im Nassen stehen: an Fluss- und Seeufern, in Auwäldern und an feuchten Wiesenrändern. Im zeitigen Frühjahr schiebt sie ihre zweihäusigen Blüten in Form von sogenannten Kätzchen der Sonne entgegen und bietet damit den ersten Insekten im Jahr ein reiches Angebot an Nahrung. Die weiblichen Kätzchen stehen schlank und aufrecht von den Zweigen ab, die männlichen dagegen bleiben eiförmig und verlocken aufgrund ihrer weichen, silbrig glänzenden Haare nicht nur Kinder zum Streicheln. Sie sind mittlerweile nicht nur im Palmbuschen zu einem nicht mehr wegzudenkenden Symbol des Frühlings geworden. Zwischen diesen wuschligen Schutzhaaren schieben sich zur Blütezeit die Staubbeutel gelb strahlend heraus.

Der Weidenrindenextrakt hat nicht den genau gleichen Effekt wie die Medizin aus der Apotheke. In der Pflanze befinden sich noch mehr Inhaltsstoffe, die sich im Cocktail anders verhalten als einzeln isoliert. Weidenrinde wirkt verzögert, hält in ihrer Wirkung aber länger an. Außerdem wurde in Tierversuchen belegt, dass sie im Magen-Darm-Trakt wesentlich besser verträglich ist. Sie hemmt nicht wie die reine Acetylsalicylsäure (ASS) die Blutgerinnung und senkt damit nicht die Thrombosegefahr.

Je früher im Jahr die Rinde gesammelt wird, desto heilkräftiger ist sie. Besonders salicinreiche Arten sind die Purpurweide und die Bruchweide. Daraus hergestellte Aufgussgetränke sollten nur kurz ziehen, denn bei längerem Stehenlassen lösen sich auch unerwünschte Gerbstoffe. Mediziner bescheinigen Erfolge einer Weidenrindenbehandlung bei fieberhaften Erkrankungen, rheumatischen Beschwerden und Kopfschmerzen. In der Volksheilkunde wird sie noch viel breiter angewendet: bei Arthrose, Gicht, Zahn- und Rückenschmerzen und Magen-Darm-Problemen. Äußerlich kann bei schlecht heilenden Wunden ein Weidenrindenaufguss helfen oder in Form eines Fußbades sogar Schweißfüße oder Pilzerkrankungen vertreiben.

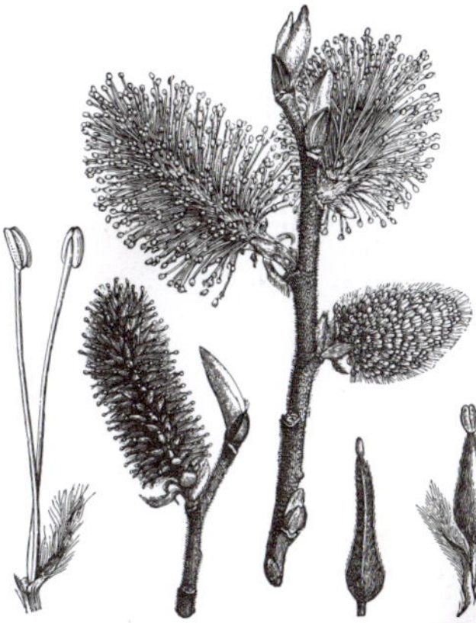

Die Blüten der Weide, auch als Palmkätzchen bekannt, bieten im Frühjahr den Bienen viel Nahrung.

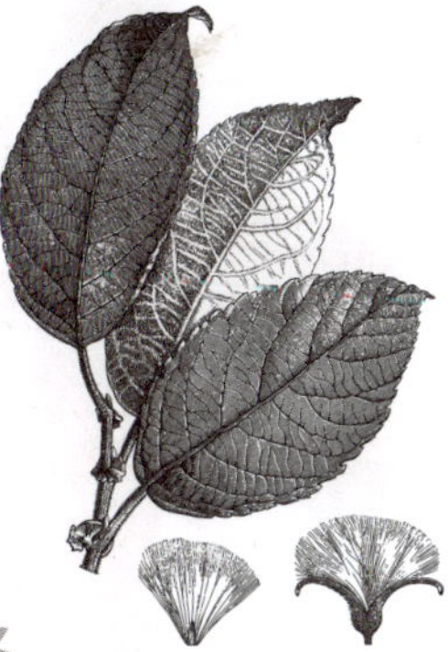

REZEPTE

Weidenrindentee

2 EL geschnittene Weidenrinde mit kaltem Wasser ansetzen und zum Kochen bringen, anschließend abseihen. Bei fiebriger Grippe 3 bis 4 Tassen über den Tag verteilt trinken. Den bitteren, adstringierenden Geschmack nach Belieben mit Honig versüßen.

Fußbad

1 Tasse Tee ins warme Fußbad geben.

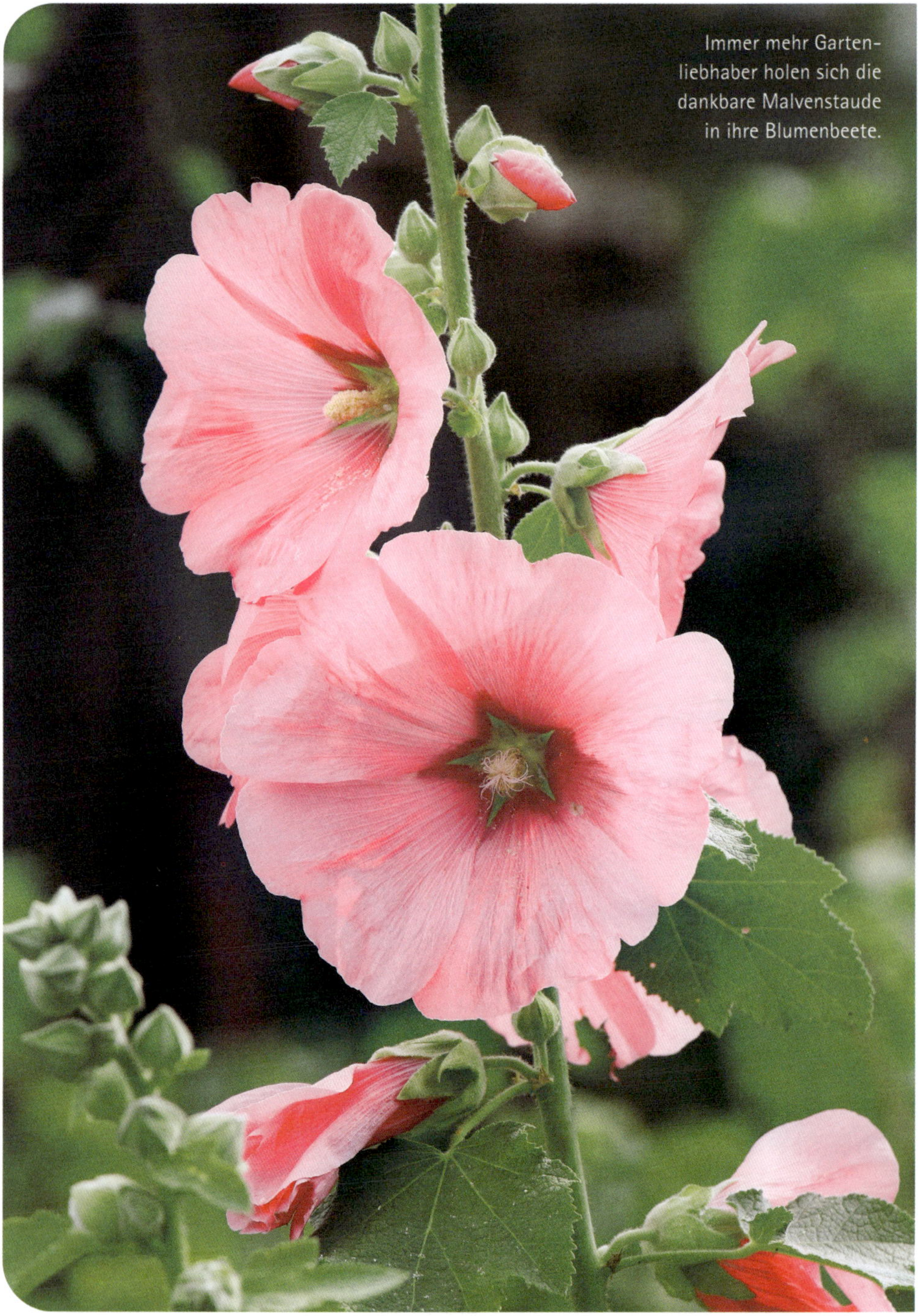

Immer mehr Gartenliebhaber holen sich die dankbare Malvenstaude in ihre Blumenbeete.

Wilde Malve *(Malva silvestris)*

auch bekannt als Käsepappel, Gänsepappel, Schwellkraut

Der Gattungsname *Malva* leitet sich vom griechischen »malakos« ab, was weich bedeutet und schon auf eine erweichende, schleimlösende Wirkung hinweist. Der weitere gebräuchliche Name »Käsepappel« soll auf die wie kleine Käselaibe aussehenden runden Früchte zurückzuführen sein. Einst verräucherten Zauberkundige verschiedene Malvenarten für aphrodisierende Zwecke, den Samen wird ebenfalls eine luststeigernde Wirkung nachgesagt. Heute trinkt jedes Kind bei einer anstehenden Erkältung mehr oder weniger gern Malvenblütentee.

Das Malvengewächs *(Malvaceae)* liebt nährstoffreiche, lockere Böden und sonnt sich gerne auf Schuttplätzen und Bahndämmen. Die bis 1,5 m hohen Stängel der niederliegenden, nur zur Triebspitze hin aufsteigenden, Wilden Malve sind rauhaarig und tragen drei- bis siebenlappige, beiderseits behaarte, am Rand gekerbte Blätter. Auf ebenfalls behaarten Blütenstielen sitzen rosa bis rotviolette, bis fünf Zentimeter im Durchmesser erreichende, geruchslose Blüten, deren fünf Kronblätter charakteristisch dunkel geadert sind. Die beste Erntezeit für Malvenblüten und -blätter liegt zwischen Juni und August. Die Blüten sammelt man direkt nach dem Aufblühen, die Blätter ohne Stängel. Beides lagert man nach dem Trocknen an einem lichtgeschützten Ort.

Die Gänsepappel enthält insbesondere Schleim- und Gerbstoffe, die sie für die Behandlung von Katarhen und trockenem Reizhusten wertvoll machen und die das Abhusten erleichtern. Ihre schleimhautschützende Wirkung lindert Reizungen im Mund- und Rachenraum sowie im Magen-Darm-Trakt. In der traditionellen Volksheilkunde werden auch äußerlich feuchte Umschläge bei Hautausschlägen und leichten Entzündungen empfohlen.

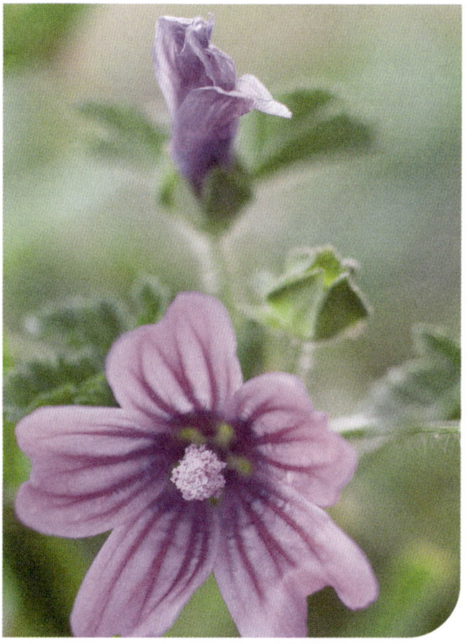

Hustentee aus Malvenblüten ist besonders wirkungsvoll, wenn die Ursache in den oberen Luftwegen liegt.

REZEPT

Erfrischungsbad

2 Handvoll frische Malvenblüten mit 1 l kochendem Wasser überbrühen. Blüten abseihen und das Wasser dem Badewasser zugeben. Neben der pflegenden und erfrischenden Wirkung der Malven erhält man außerdem ein zartlila gefärbtes Badewasser.

Wegen ihrer herzförmigen Blätter war die Linde der Liebesgöttin Freya geweiht.

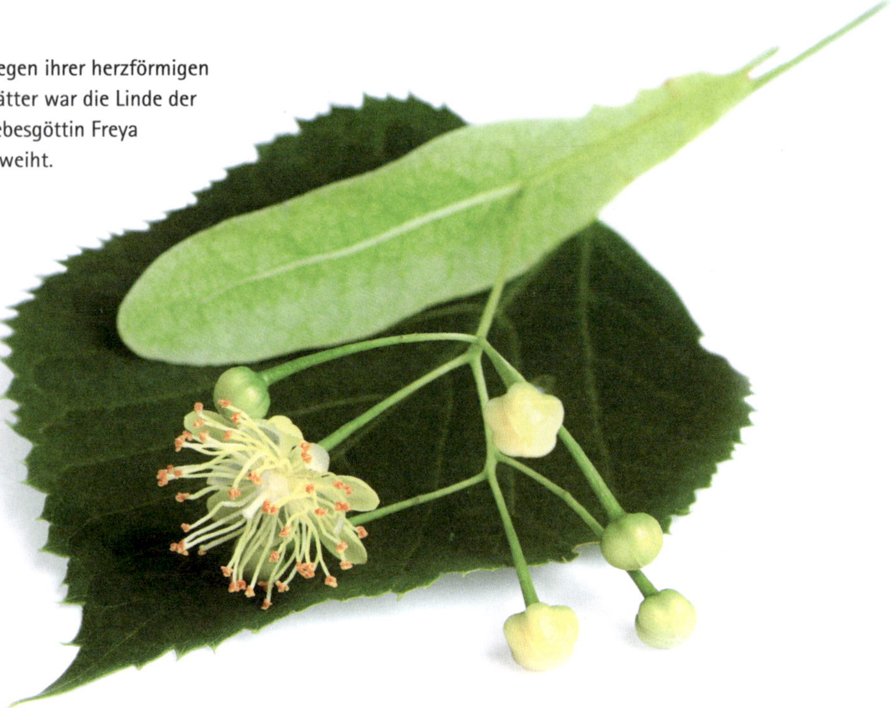

Winterlinde *(Tilia cordata)*

Freund des Menschen, Methusalembaum, Glücksbringer, heiliger Schutzbaum: Das sind nur einige Beispiele der zahllosen Attribute der Linde. Seit Jahrtausenden steht sie im Mittelpunkt des dörflichen Lebens, unter ihrem duftenden Dach wird Gericht gehalten, gefeiert oder einfach nur nach einem anstrengenden Arbeitstag der wohlverdiente Feierabend im Kreis der Freunde genossen.

Ihre herzförmigen Blätter mit gesägtem Rand sind jedem Kind als Symbol der Liebe bekannt. Auf der Blattunterseite findet man in den Achseln der Nervatur winzige Haarbüschelchen, die Botaniker zur genaueren Bestimmung der Art heranziehen. Sind sie weiß, steht man vor einer Sommerlinde, sind sie dagegen braun, vor einer Winterlinde. Offizinell verwendet werden beide gleichermaßen. Spätestens im Juni, wenn es in der Baumkrone nur so summt und brummt, wird man auch auf die Blüten des Lindengewächses *(Tiliaceae)* aufmerksam. Der Stiel, der an der Basis mit einem Flugblatt verwachsen ist, trägt eine Trugdolde mit kleinen, zartgelben, nektarreichen Blüten. Sie werden zur Zeit der Vollblüte gesammelt, getrocknet und im Dunkeln aufbewahrt. Wenn die Tage kürzer werden und Erkältungen uns die Kraft rauben, packen wir die Sonnenenergie wieder aus und inhalieren den Dampf oder wärmen uns an einer Tasse Lindenblütentee.

Lindenblüten wirken schweißtreibend, schmerzlindernd – im wahrsten Sinne des Wortes – und unterstützen die Rekonvaleszenz bei grippalen und fiebrigen Infekten. Steht eine Erkältungswelle vor der Tür, eignet sich der Tee als wohlschmeckende Prophylaxe. Ihre Fähigkeit, die körpereigenen Abwehrkräfte zu steigern, ist inzwischen wissenschaftlich nachgewiesen. Die Schleim-

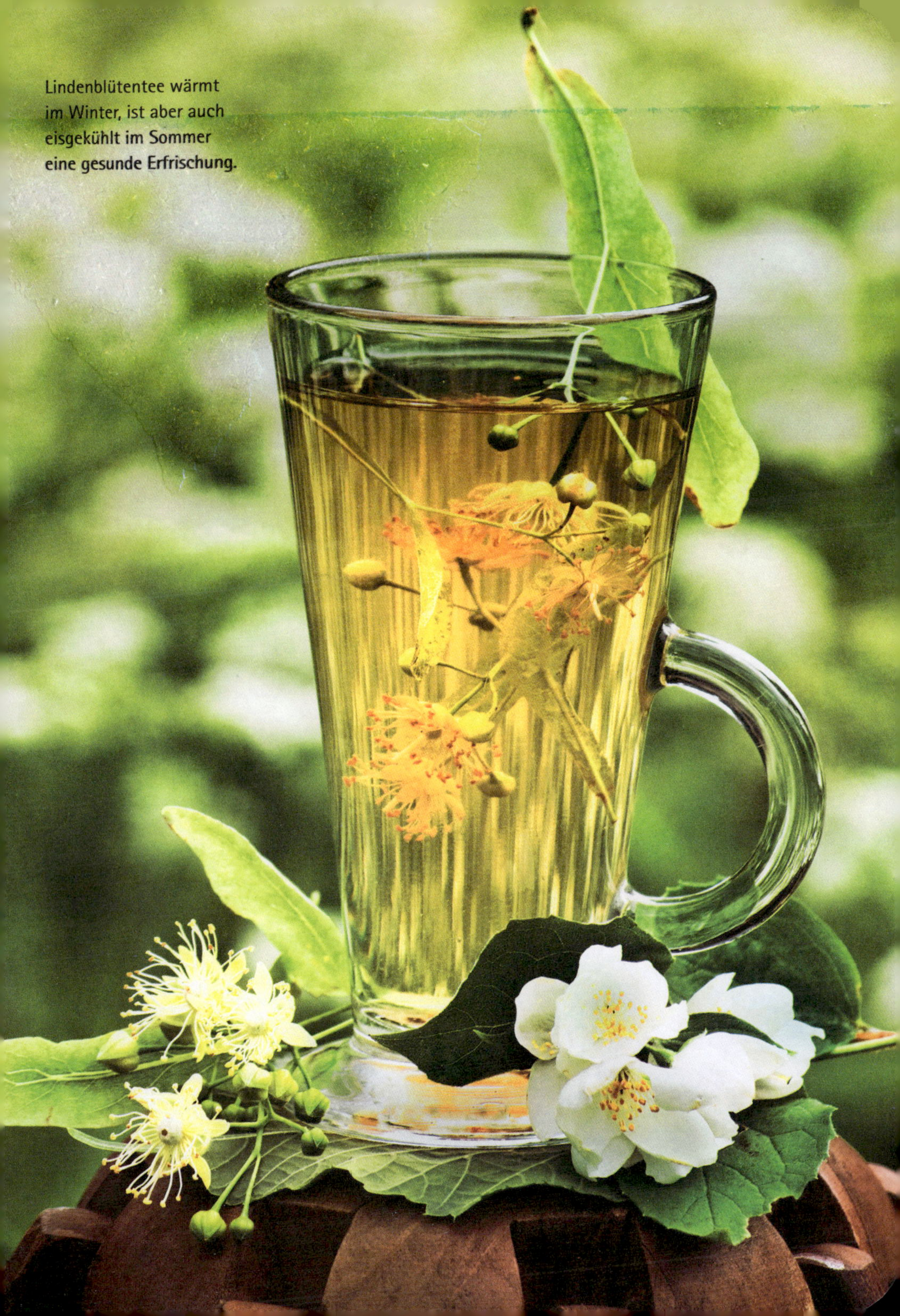

Lindenblütentee wärmt im Winter, ist aber auch eisgekühlt im Sommer eine gesunde Erfrischung.

stoffe lösen den Reiz bei trockenem Husten und erleichtern das Abhusten. Nervöse Magen- und Darmbeschwerden werden durch die Gerbstoffe gemildert, der Tee wirkt leicht abführend. Die ätherischen Öle beruhigen und fördern den Schlaf, insbesondere bei Kindern und älteren Personen. Dazu hängt man einfach ein Sträußchen Lindenblüten neben das Bett oder legt einen mit Blüten gefüllten Beutel unter das Kissen.

Ob an Johanni geschnittene Zweige über der Haustüre tatsächlich Einbrecher fernhalten und ob mit Lindenbast angebundene Tiere von Hexen verschont bleiben, sei dahingestellt. Aber eines ist sicher: Die nächste Grippe kommt bestimmt, und dafür gehören Lindenblüten in jede Hausapotheke.

Als Siegfried einst in Drachenblut badete, bedeckte ein Lindenblatt seine Schulter.

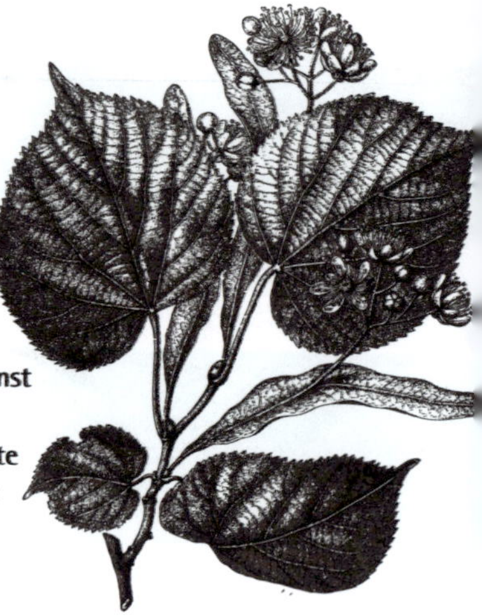

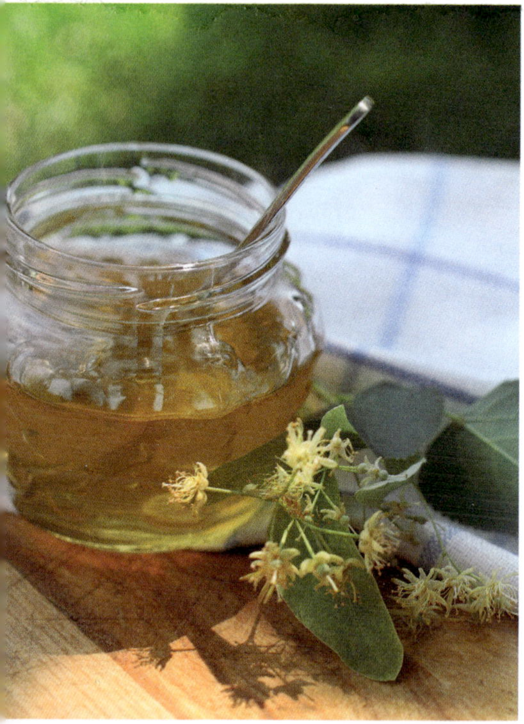

Lindenblütenhonig sollte man wegen seiner reizlindernden und beruhigenden Wirkung immer im Haus haben.

REZEPTE

Kaltauszug

Dieser empfiehlt sich zur erhöhten Schleimdrogengewinnung bei der Behandlung von trockenem Reizhusten. 1 TL getrocknete Lindenblüten mit 1 Tasse kaltem Wasser ansetzen und zugedeckt 30 Minuten ziehen lassen. Am besten 2 bis 3 Tassen täglich trinken.

Schlafförderndes Lindenblütenbad

2 Handvoll Lindenblüten mit kochendem Wasser übergießen, nach 5 Minuten abseihen und dem Badewasser zufügen. Nach 10 Minuten ab unter die Bettdecke.

Erkältungstee

15 g Lindenblüten und 10 g Kamillenblüten mit 250 ml kochendem Wasser überbrühen und 5 Minuten ziehen lassen. Blüten abseihen und den Tee nach Belieben mit Honig süßen.

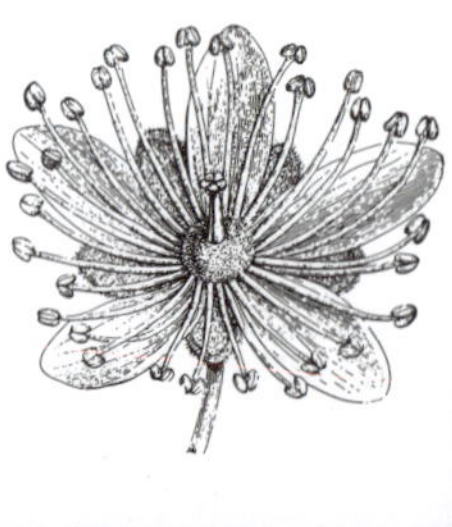

MEINE REZEPTE

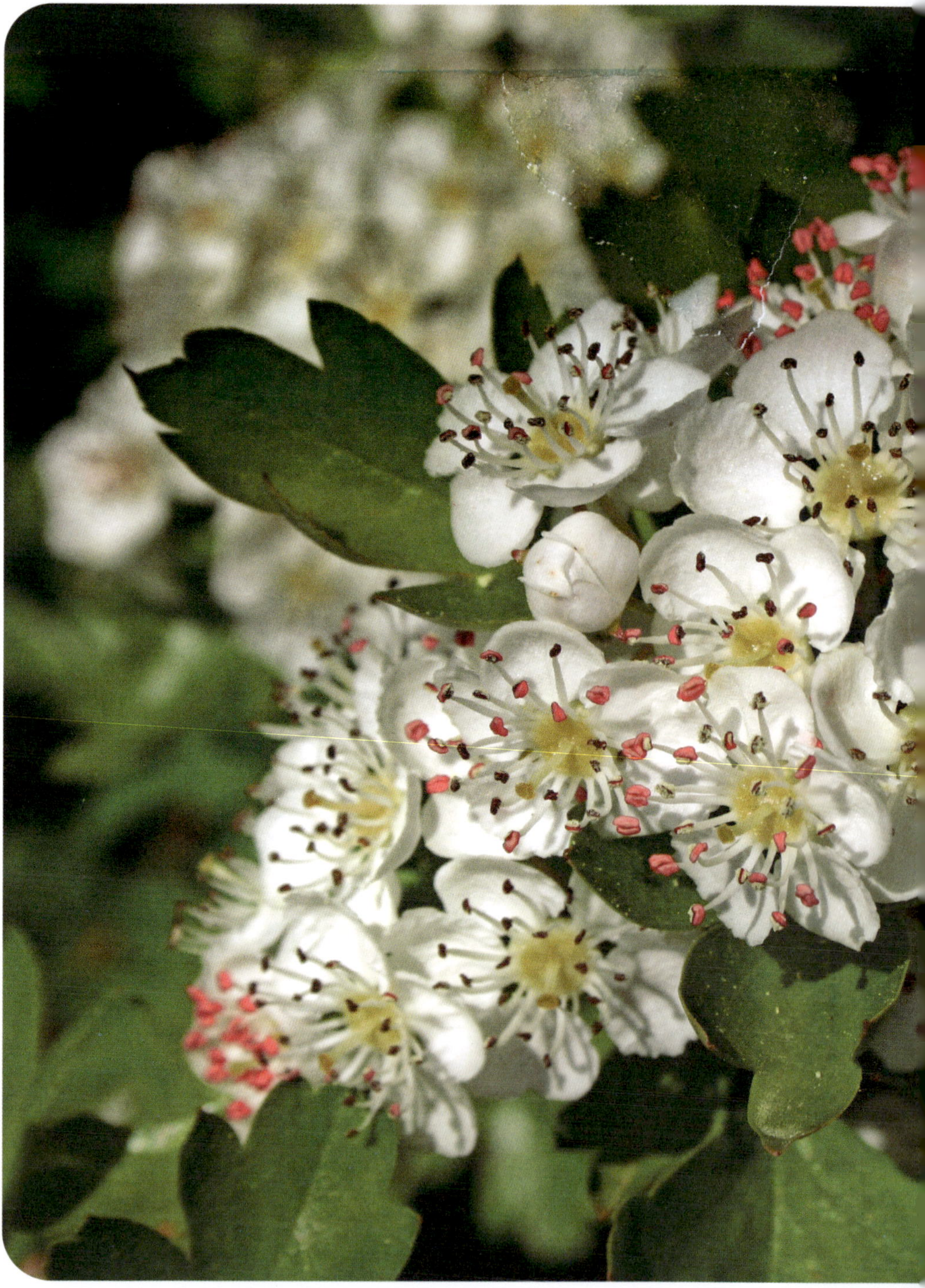

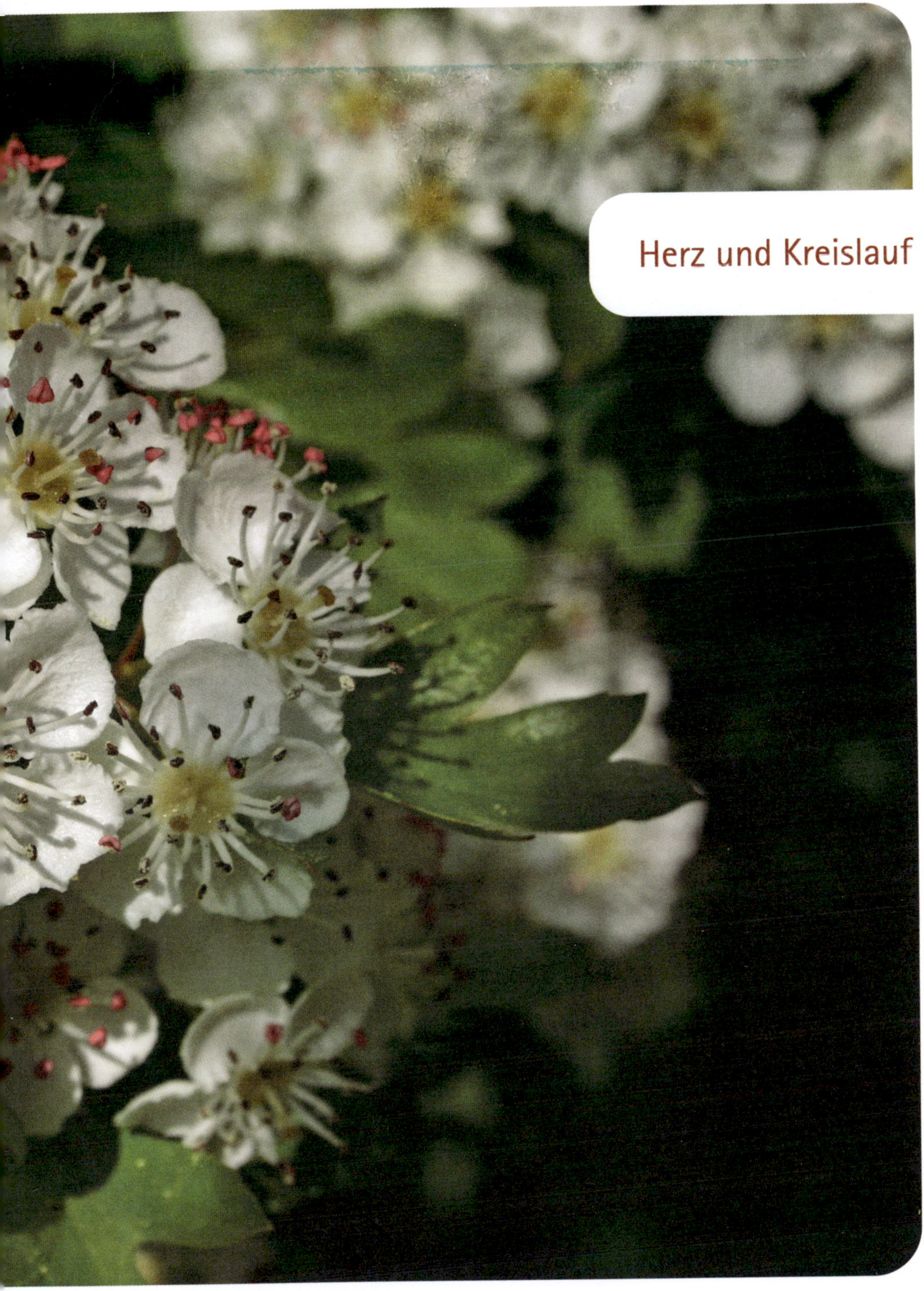

Herz und Kreislauf

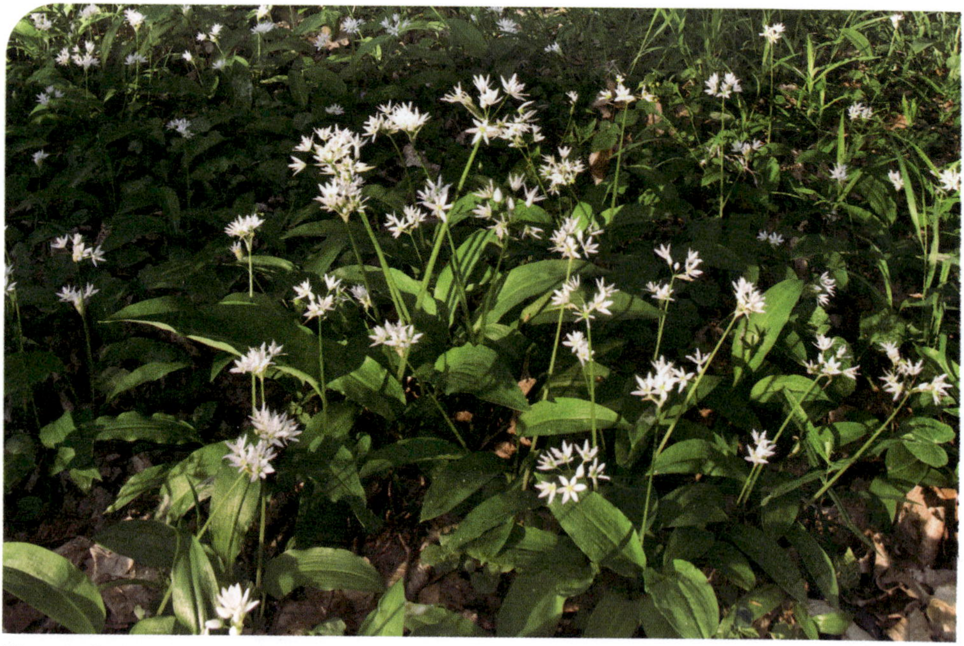

Wenn der Bärlauch bereits blüht, bekommen die Blätter ein unangenehmes Aroma.

Bärlauch *(Allium ursinum)*

auch bekannt als Hexenzwiebel, Waldknoblauch, wilder Knofel

Der Bär war bei den Germanen ein kraftstrotzendes, den Winter austreibendes Seelentier. Seine nach dem langen Schlaf erwachende Lebensenergie zeigte sich gemäß der Mythologie im Bärlauch, der ebenfalls im Frühjahr voll neuer Entschlossenheit aus dem Boden schießt und dem Menschen magische Bärenkräfte verleihen soll. Einmal mehr geben sich volkstümliche Tradition und moderne Naturheilkunde die Hand: Der alte Kult um den Waldknoblauch ist wieder da, kein Kraut vertreibt die Frühjahrsmüdigkeit besser als er.

Sobald im Frühjahr die erste warme Sonne zu Spaziergängen aus dem Haus lockt, sprießen die lanzettlichen, weichen Blätter mit dem typischen Knoblauch-Kräuter-Aroma, das besonders beim Zerreiben so richtig zur Geltung kommt, aus dem Boden. Oft findet man große Bestände an schattigen Waldplätzchen, Auen oder an Bachläufen entlang. Jeweils mehrere zarte hellgrüne Blätter entspringen einer Zwiebel (Familie der Zwiebelgewächse, *Alliaceae*), aus ihrer Mitte strecken sich ab Mai Stängel mit weißen Blütensternen dem Licht entgegen. Bis dahin sollte die Ernte der Blätter abgeschlossen sein, denn der Geschmack wird dann zu penetrant.

Die Hexenzwiebel fördert die Gesundheit genauso wie ihr Verwandter, der Knoblauch, jedoch liegt eine andere Zusammensetzung an schwefelhaltigen Verbindungen und ätherischen Ölen vor. Darin liegt ein großer Vorteil: Beim Genuss von frischem Waldknoblauch muss man weniger Sorge wegen unangenehmen Mund- oder Körpergeruchs am Tage danach haben. Die schwefelhaltigen Substanzen entgiften den Körper zum Beispiel auch von Quecksilber. Scheuen Sie nicht den Knoblauchduft vor und während einer Amalgamentfernung.

Die Inhaltsstoffe steigern die Zirkulation von Blut und Lymphe. Organe und Gewebe werden einerseits besser versorgt, andererseits werden Stoffwechselabfallprodukte oder Körpergifte schneller abtransportiert. Wie praktisch, dass Bärlauch gerade dann, wenn wir ihn am dringendsten brauchen, auch massenhaft zur Verfügung steht. Eine kulinarische Bärlauchkur im Frühling entschlackt, bringt nach einem langen Winter den müden Kreislauf wieder in Gang und beugt zudem Arteriosklerose vor. Die Thrombozytenaggregation wird gehemmt, was wiederum zur Vorbeugung und Therapie von altersbedingten Gefäßerkrankungen oder Herzinfarkt von großem Nutzen ist. Das Allicin bremst Keime und wirkt antibakteriell, insbesondere im Darm, ohne dabei die gesunde Darmflora zu zerstören. Nach einer Antibiotikabehandlung, Problemen mit Darmpilzen oder einer vitaminarmen Winterernährung eignet es sich hervorragend für eine Darmsanierung.

Vorsicht, Verwechslungsgefahr!

Bärlauch kann beim Sammeln im Wald mit den Blättern giftiger Pflanzen verwechselt werden. Vor allem das Maiglöckchen teilt sich mit ihm den gleichen Standort und mischt sich gerne unter die Bestände. Herbstzeitlose und der gefleckte Aronstab haben ebenfalls längliche, etwa gleich große Blätter. Am eindeutigsten ist zwar der Knoblauchduft, dennoch sollte man sich als Neuling erst auf einer Führung von Erfahrenen beraten lassen. Wer unsicher ist, kann Bärlauch in der Saison auch frisch im Handel kaufen. Dann ist man auch wegen des zu Recht gefürchteten Fuchsbandwurmes auf der sicheren Seite.

»Die Natur ist das einzige Buch, das auf allen Blättern großen Gehalt bietet.«

Johann Wolfgang von Goethe (1749–1832)

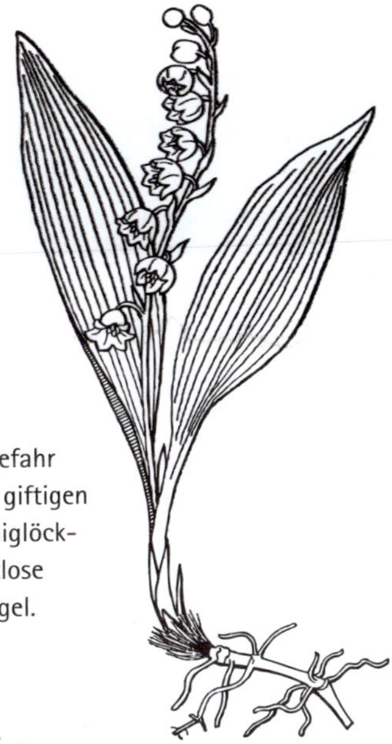

Verwechslungsgefahr besteht mit den giftigen Blättern von Maiglöckchen, Herbstzeitlose und Salomonsiegel.

REZEPT

Bärlauchtinktur

Die Blätter werden am besten frisch mit Rezepten aus der Wildkräuterküche verzehrt. Zur Konservierung eignet sich aus frischen Blättern zubereitetes Pesto oder Bärlauchtinktur. Saubere Blätter klein schneiden, in ein Schraubglas füllen und mit Alkohol (45 Vol.-%) auffüllen. 3 Wochen lang unter gelegentlichem Schütteln ziehen lassen. Nach dem Abgießen in dunkle Flaschen umfüllen. Dreimal täglich 20 Tropfen in Wasser gelöst vor den Mahlzeiten halten den Kreislauf in Schwung.

Eingriffliger Weißdorn *(Crataegus monogyna)*

auch bekannt als Hagedorn, Heckendorn, Rotdorn, Wibelken, Zaundorn

Dornenbewehrte Sträucher halten nicht nur reale unliebsame Eindringlinge wie Wölfe und Füchse fern, sie schützen auch vor bösen Geistern und Dämonen. Der Ruhe und Frieden verleihende *Crataegus* verfügt über ein schützendes und starkes Holz (griechisch *krataios* bedeutet *stark*) und überträgt seine Kraft und Energie dem menschlichen Herzen, das am Tag immerhin bis zu 100.000-mal schlägt. In aktuellen Studien wurde beobachtet, dass bei längerer Weißdorn-Therapie den Patienten nicht nur die Herzbeschwerden erleichtert, sondern auch die Angst genommen wurde.

Manchmal bleibt der Weißdorn aus der Familie der Rosengewächse *(Rosaceae)* ein durchschnittlicher Strauch, an anderen Standorten wiederum erreicht er eine stattliche Höhe von bis zu zwölf Metern und ein enormes Alter von 500 Jahren. Seine mehrere Zentimeter langen Dornen machen seinem Namen alle Ehre. Die relativ kleinen, oberseits dunkel- und unterseits hellgrünen Blätter sind verkehrt eiförmig, dreilappig und am Rand unregelmäßig gesägt. Im April schmückt sich der Strauch mit cremefarbenen, doldenförmigen Blütensträußchen, die sich im Laufe des Sommers zu Büscheln mit

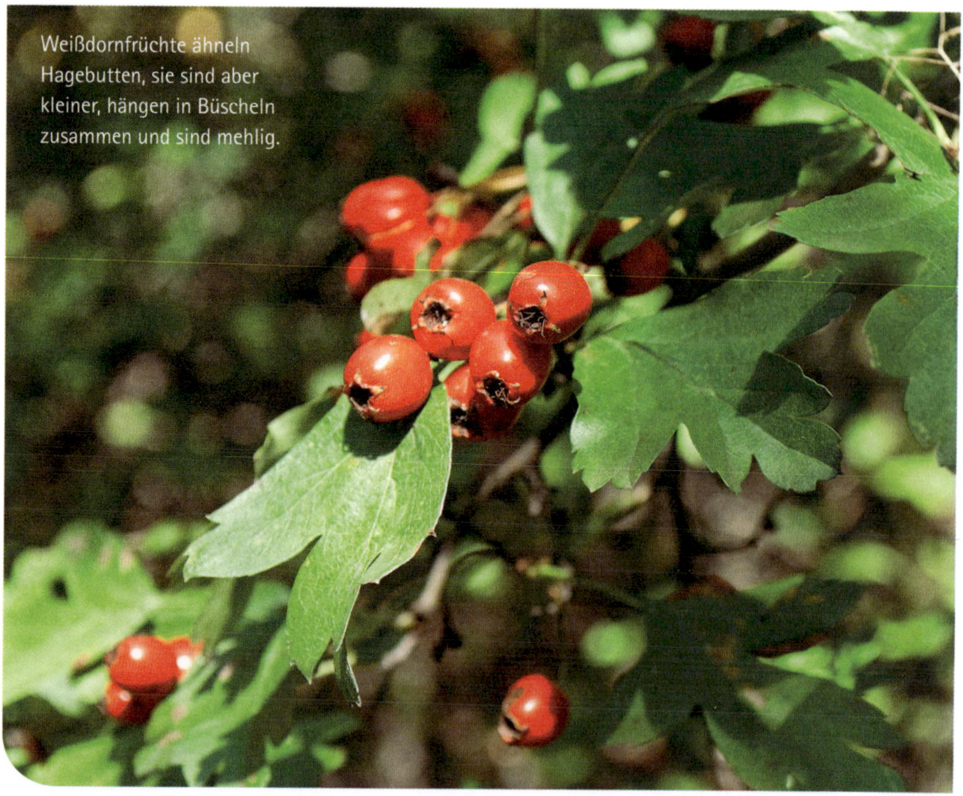

Weißdornfrüchte ähneln Hagebutten, sie sind aber kleiner, hängen in Büscheln zusammen und sind mehlig.

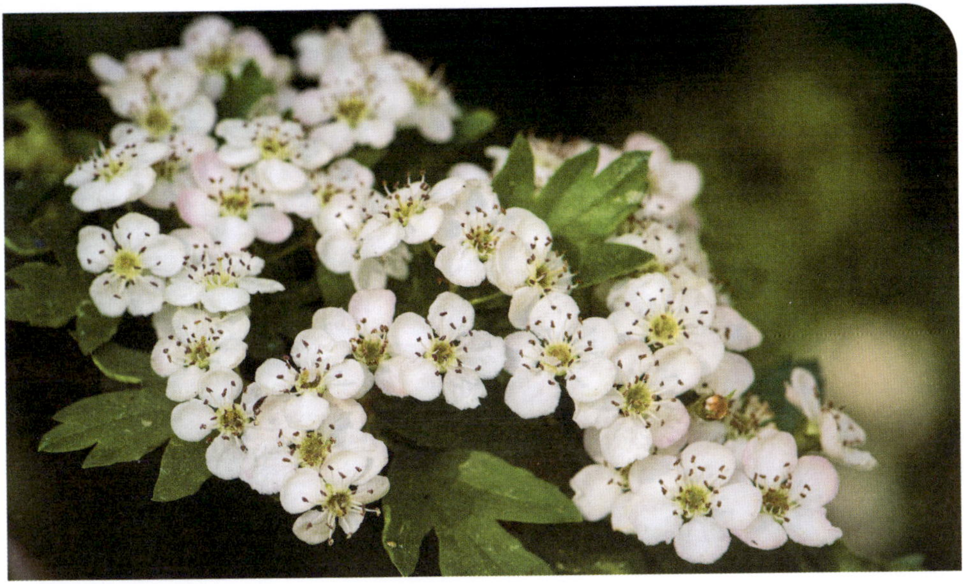

Zur botanischen Bestimmung der Weißdorn-Arten werden die Griffel gezählt.

gestielten, kugelig bis eiförmig dunkelroten Früchten verwandeln. Sie erinnern an Miniatur-Hagebutten, sind aber weicher, mehlig und besitzen nur einen Steinkern. Für naturheilkundliche Zwecke werden Blüten und Blätter während der Vollblüte von Mai bis Juni gesammelt. Ob sich je nach Art ein, zwei, drei oder gar fünf Griffel im Blütenzentrum befinden, spielt keine Rolle.

Ein Flavonoidgemisch bestimmt die Wirkungsweise des Hagedorns. Einerseits verbessert es die Fähigkeit des Herzmuskels, sich zusammenzuziehen, der Blutdruck wird reguliert, und schließlich stabilisiert es den Herzrhythmus. Es lindert die bei Herzinsuffizienz auftretenden Beschwerden erfolgreich. Bei Herzdruck, Beklemmungsgefühlen oder wenn das Herz Anfälle von Herzrasen zeigt, bei Herzrhythmusstörungen, bei beginnender Angina Pectoris oder altersschwachem Herzen ist Weißdorn das Mittel der Wahl für eine begleitende Therapie. Damit nach einer anstrengenden Grippe oder Infektion der lebensspendende Muskel wieder besser in Schwung kommt, werden häufig Weißdornblätter in den Rekonvaleszenz-Tee gemischt. Der Weißdorn ist bestens verträglich und zeigt keine Neben- oder Wechselwirkungen. Einer lang andauernden Verwendung zur Herz- und Kreislaufstärkung steht nichts entgegen, zudem kann somit einer Arteriosklerose bestens vorgebeugt werden.

REZEPT

Tee zur Unterstützung für das Herz im Alter

50 g Weißdornblüten, -früchte und -blätter, 25 g Herzgespannkraut, 20 g Mistelkraut, 10 g Baldrianwurzel, 5 g Arnikablüten. Je Tasse 1 EL der Mischung mit 250 ml Wasser aufkochen und etwa 5 Minuten ziehen lassen. Abseihen und nach Belieben mit Honig süßen.

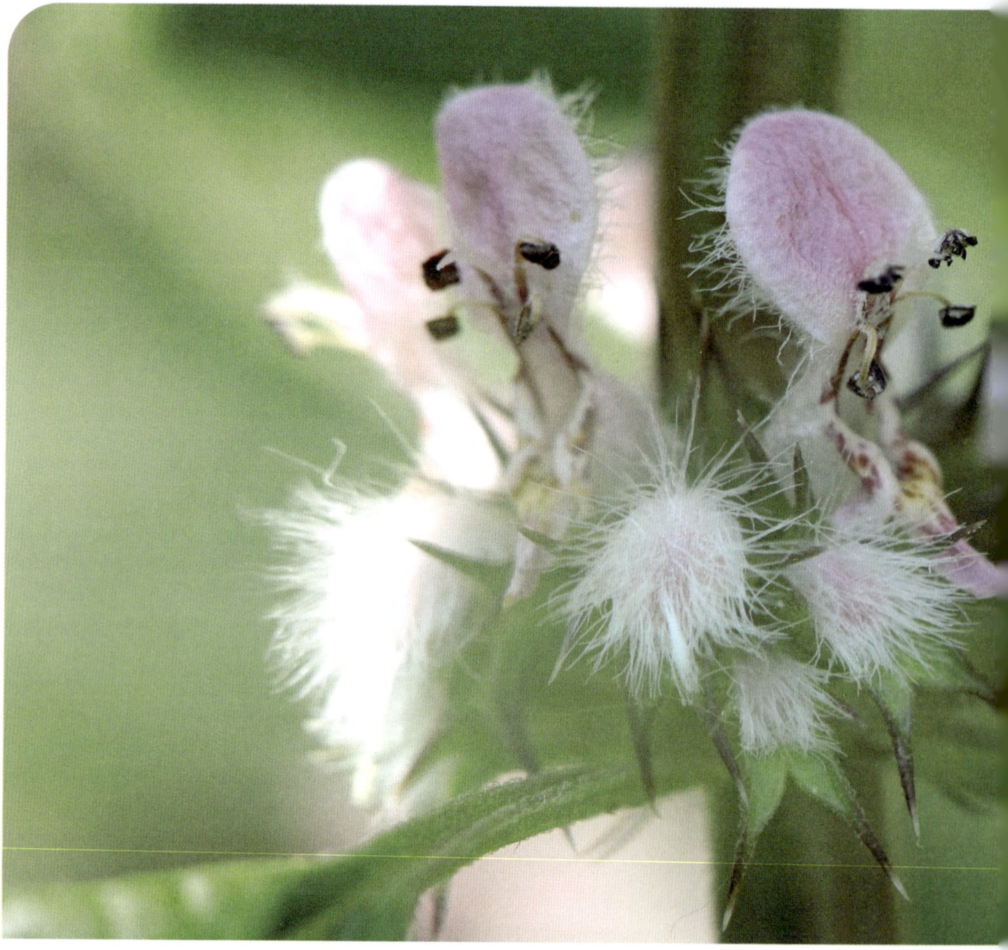

Früher war das zarte Herzkräutel als Zierpflanze in Bauerngärten sehr beliebt.

Herzgespann *(Leonurus cardiaca)*

auch bekannt als Herzkräutel, Herzgold, Löwenschwanz

Schon im 15. Jahrhundert wurde das bei uns heimische Herzgold gegen lahme Glieder, Fallsucht und Melancholie verordnet. Es wurde gerühmt bei Herzschmerzen aller Arten und sorgte für frohen Mut. Die gesundheitsfördernden Eigenschaften wurden in unserer Zeit wissenschaftlich erprobt und bestätigt.

Das Herzgespann vertritt die Familie der Lippenblütler *(Lamiaceae)* würdig: Der aufrechte, bis über einen Meter hoch werdende Stängel ist vierkantig, Blätter und Blüten stehen in Scheinquirlen stockwerkartig übereinander und die zartrosa gefärbten Blüten sind helmförmig. Auffällig sind besonders die oberen Stängelblätter, die tief

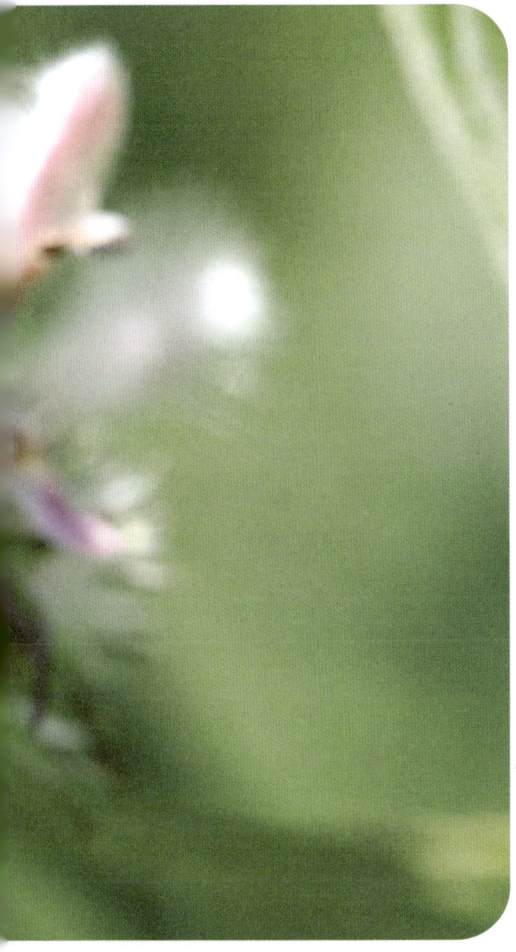

REZEPT

Medizinischer Wein

25 g Herzgespannkraut, 50 g Weißdornblüten, -früchte und -blätter, 10 g Mistelkraut, 10 g Baldrianwurzel, 5 g Arnikablüten mischen und 1 Woche lang in 1 l Ansatzwein aus der Apotheke ziehen lassen, dabei täglich umrühren. Anschließend durch ein Leintuch abgießen und gut ausdrücken. Morgens und mittags 1 Likörglas voll nach den Mahlzeiten trinken.

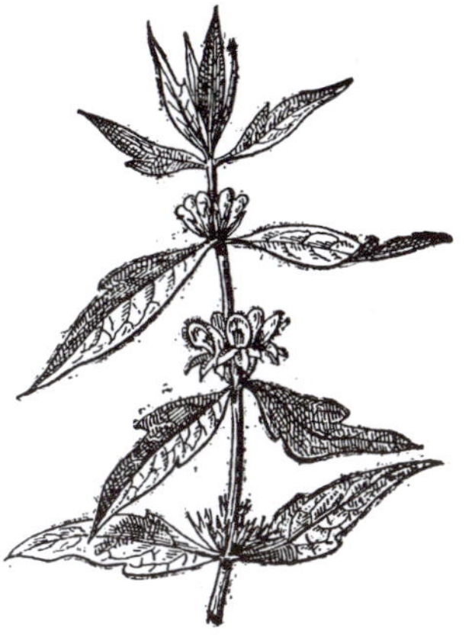

Gegenständige Blätter und Blüten in Stockwerken sind typische Merkmale für Lippenblütler.

dreilappig eingeschnitten sind und an das Ende eines Löwenschwanzes erinnern. Das unter Hecken und am Wegesrand wachsende Kraut riecht etwas unangenehm. Gesammelt wird es ganz, aber ohne die verholzten Bereiche der Stängel, während der Blütezeit zwischen Juli und August.

Die Mischung der Inhaltsstoffe enthält Iridoide, Bitter- und Gerbstoffe und ätherische Öle, die in ihrer Gesamtheit nervöse Herzbeschwerden und Angstgefühle beruhigen. Sie verlangsamen die Herzfrequenz, sedieren bei Nerven- und Herzstörungen und senken den Blutdruck, wirken jedoch erst langfristig. Eine Herzkraut-Tee-Kur darf ruhig acht bis zehn Wochen dauern.

In der Volksheilkunde setzen Frauen mit klimakterischen Beschwerden wie Hitzewallungen oder nervösen Unruhezuständen mit Erfolg auf das Herzkräutel. Die Bitterstoffe beruhigen den Magen-Darm-Trakt etwa bei Blähungen, während der Schwangerschaft sollte auf das Herzkräutel allerdings verzichtet werden.

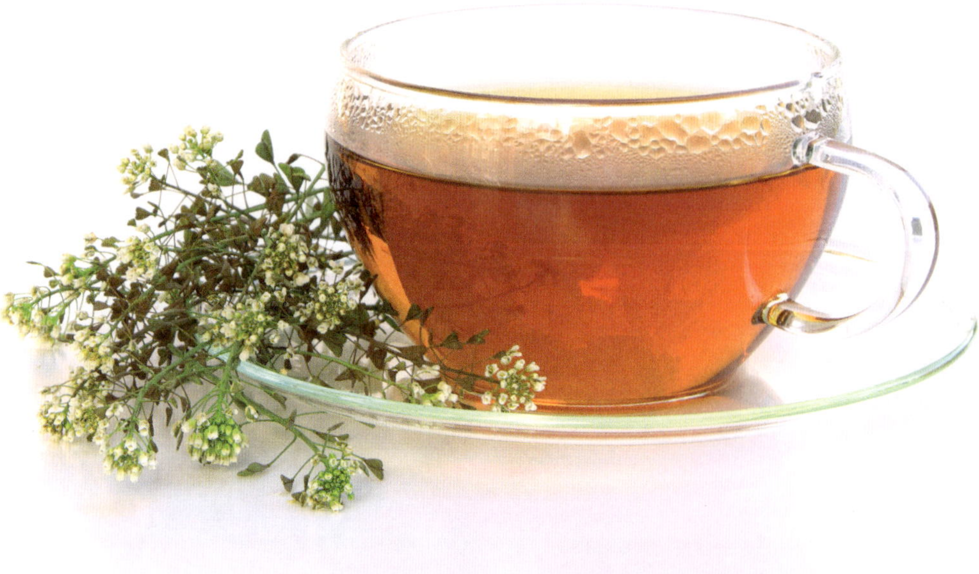

Hirtentäschel ist wegen seiner kleinen, herzförmigen Schötchen gut zu erkennen.

Hirtentäschel *(Capsella bursa-pastoris)*

auch bekannt als Bauernsenf, Beutelschneiderkraut, Herzelkraut, Löffeldieb, Schneiderbeutel, Täschelkraut

Erst während der beiden Weltkriege, als die Einfuhr ausländischer Heildrogen nur noch eingeschränkt möglich war, erinnerte man sich wieder an die bereits Anfang des 16. Jahrhunderts von Hieronymus Bock gerühmte Anwendung des Hirtentäschelkrautes als hochwirksames Blutgerinnungsmittel, auch bei schweren Verwundungen.

Wer das zierliche Hirtentäschel aus der Familie der Kreuzblütler *(Brassicaceae)* nicht sofort bestimmen kann, muss nur ein wenig auf die unverkennbaren Früchte warten. Ab dem zeitigen Frühjahr stehen die typisch kreuzförmigen, weißen Blütensterne auf langen Stielen in Scheindolden zusammen, bis in den Herbst hinein verwandeln sie sich nach und nach von unten nach oben in die Samen enthaltenden, herzförmigen Schötchen. Sie erinnern an die früher gebräuchlichen, ledernen Provianttäschchen der Hirten, daher auch der Name. Das Heilkraut kann während der gesamten Vegetationsperiode gesammelt werden.

Besonders bei älteren Menschen mit schwachem Herzen wirkt ein Tee aus Herzkraut kreislaufausgleichend und herzberuhigend. In geringer Dosis senkt das Kraut den Blutdruck, durch eine hohe Dosis steigt er.

Die Inhaltsstoffe des Schneiderbeutels stillen Blutungen, indem sie die Muskulatur der Gefäße zusammenziehen. In der Frauenheilkunde bewirken sie eine Uteruskontraktion und unterstützen gebärende Mütter, deren Wehen zu schwach sind. Ein möglicher Wochenflussstau wird gelöst, zu starke oder zu lange Menstruationsblutungen werden normalisiert. Tropft es rot aus der Nase, kann das Bluten mit dem äußerlich angewendeten Kraut zum Stoppen gebracht werden. Es versiegelt kleinere Verletzungen oder auch Zahnfleischbluten.

Die dem Rucola ähnlichen Blätter schmecken leicht scharf und verleihen frischem Salat eine pikante Note und reichlich Vitamin C. Und noch ein volkstümliches Wohlfühl-Rezept: Wer im Frühjahr die ersten drei pfeffrigen Schötchen, die er sieht, gleich vernascht, bleibt das ganze Jahr über gesund. Schaden kann's auf keinen Fall!

REZEPT

Aufguss für Umschläge
3 TL getrocknetes Kraut mit 150 ml heißem Wasser überbrühen, 15 Minuten ziehen lassen und abseihen. Im leicht abgekühlten Aufguss ein Baumwolltuch tränken und auf die Wunde legen. Für Nasenbluten eine Tamponade herstellen. Den Tee immer frisch zubereiten.

Steinklee *(Melilotus officinalis)*

auch bekannt als Goldklee, Honigklee, Malottenkraut, Mottenklee

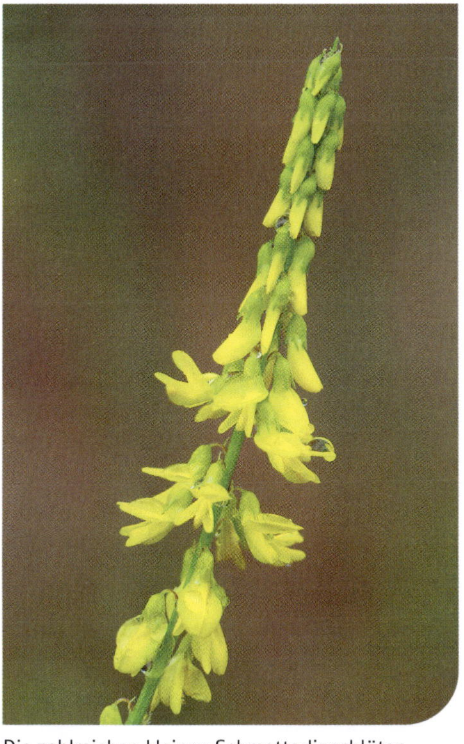

Die zahlreichen kleinen Schmetterlingsblüten des Steinklees duften herrlich süß nach Honig.

In der Antike war der filigrane Steinklee ein Symbol weiblicher Schönheit. In Griechenland weihte man ihn den neun Musen, die den Menschen Vergessen und ein Ende der Leiden brachten. Schöne Frauen ehrte man mit einem Kranz aus nach Honig duftenden Blütentrieben. Wer allerdings mit Kopfschmerzen auf das waldmeisterähnliche Cumarin-Aroma reagiert, schnuppert besser nicht zu intensiv am getrockneten Kraut.

Wie der Name schon sagt, findet man Steinklee vorwiegend an trockenen Standorten, auf Schutthalden und Steinbrüchen. Seine dreizählig gefiederten, am Rand gesägten Blättchen sehen aus wie typische Kleeblätter. Das zweijährige, strauchige Kraut wird über einen Meter hoch und trägt während der Blütezeit mehrere lange Trauben aus unzähligen feingliedrigen, gelben Schmetterlingsblüten *(Fabaceae)*. Nektar suchende Bienen schätzen den Reichtum in den Steinkleeblüten sehr (Gattungsname: »mel« bedeutet »Honig«). Dem verwandten weißen Steinklee fehlen die Flavone, er ist daher als Heilpflanze nicht ganz so perfekt geeignet.

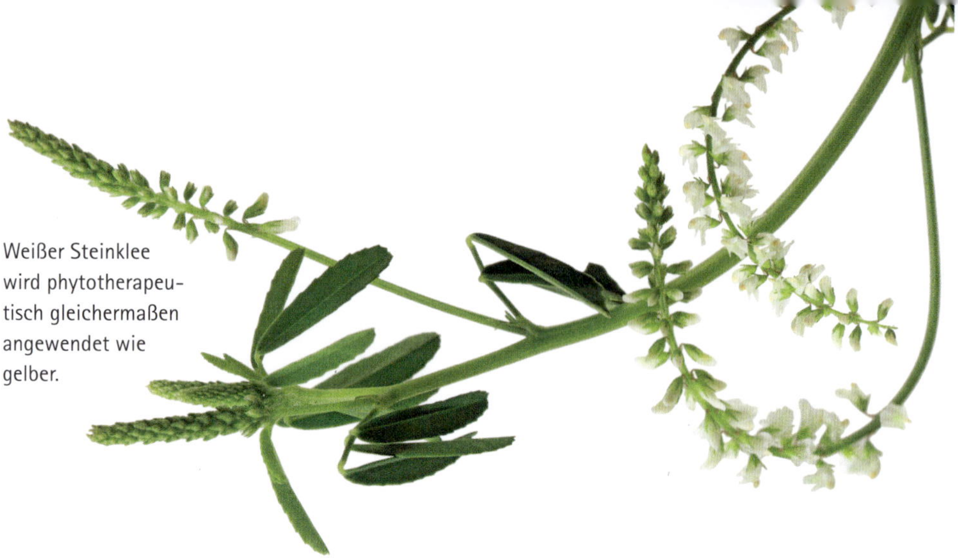

Weißer Steinklee wird phytotherapeutisch gleichermaßen angewendet wie gelber.

Ein wichtiger Inhaltsstoff des medizinisch verwendeten Steinklees ist das blutverdünnende Cumarin, das beim Welken für den charakteristischen Geruch nach Heu verantwortlich ist. Zusammen mit den Flavonoiden und Saponinen regt es den Blut- und Lymphfluss an. Bei Venenleiden ist das Malottenkraut das Mittel der Wahl. Typische Indikationen sind Prellungen, Verstauchungen, Blutergüsse oder Venenstauungen, Lymphödeme und verhärtete Lymphknoten. Bei nächtlichen Wadenkrämpfen und geschwollenen, schweren Beinen und Krampfadern unterstützt Steinklee den venösen Rückfluss. Entzündungen an Gelenken, Mandelinfektionen oder Insektenstiche heilen schneller ab.

Steinklee-Tee hilft innerlich und äußerlich angewendet. Entweder empfiehlt es sich, zwei bis drei Tassen täglich zu trinken oder eine frische Mullkompresse im abgekühlten Aufguss zu tränken und aufzulegen. Außerdem eignet sich der Honigklee zur Herstellung von Kräuterkissen für einen erholsamen Schlaf oder für schmerzlindernde Kataplasmen.

Traditionelle Verwendung findet der adstringierende und harntreibende Tee zum einen bei Infekten der Luftwege. Andererseits lindert er Schmerzen bei Nieren- und Gallenkoliken. Ein angewelktes Sträußchen von stark duftendem Mottenklee hält im Kleiderschrank das Ungeziefer fern oder aromatisiert und färbt typischen Schweizer Kräuterkäse.

REZEPTE

Breiumschlag gegen Schmerzen

3 EL Kraut zerkleinern, mit einer kleinen Tasse heißem Wasser durchfeuchten, abkühlen lassen und den Brei auf die betroffenen Stellen auftragen.

Venentee

30 g Buchweizenkraut, 10 g Steinkleekraut und je 20 g Schafgarbenkraut, Weißdornblüten und -blätter und Hohlzahnkraut mischen. Je Tasse 1 TL der Mischung mit 250 ml kochendem Wasser übergießen, 10 Minuten ziehen lassen, abseihen. Dreimal täglich eine Tasse.

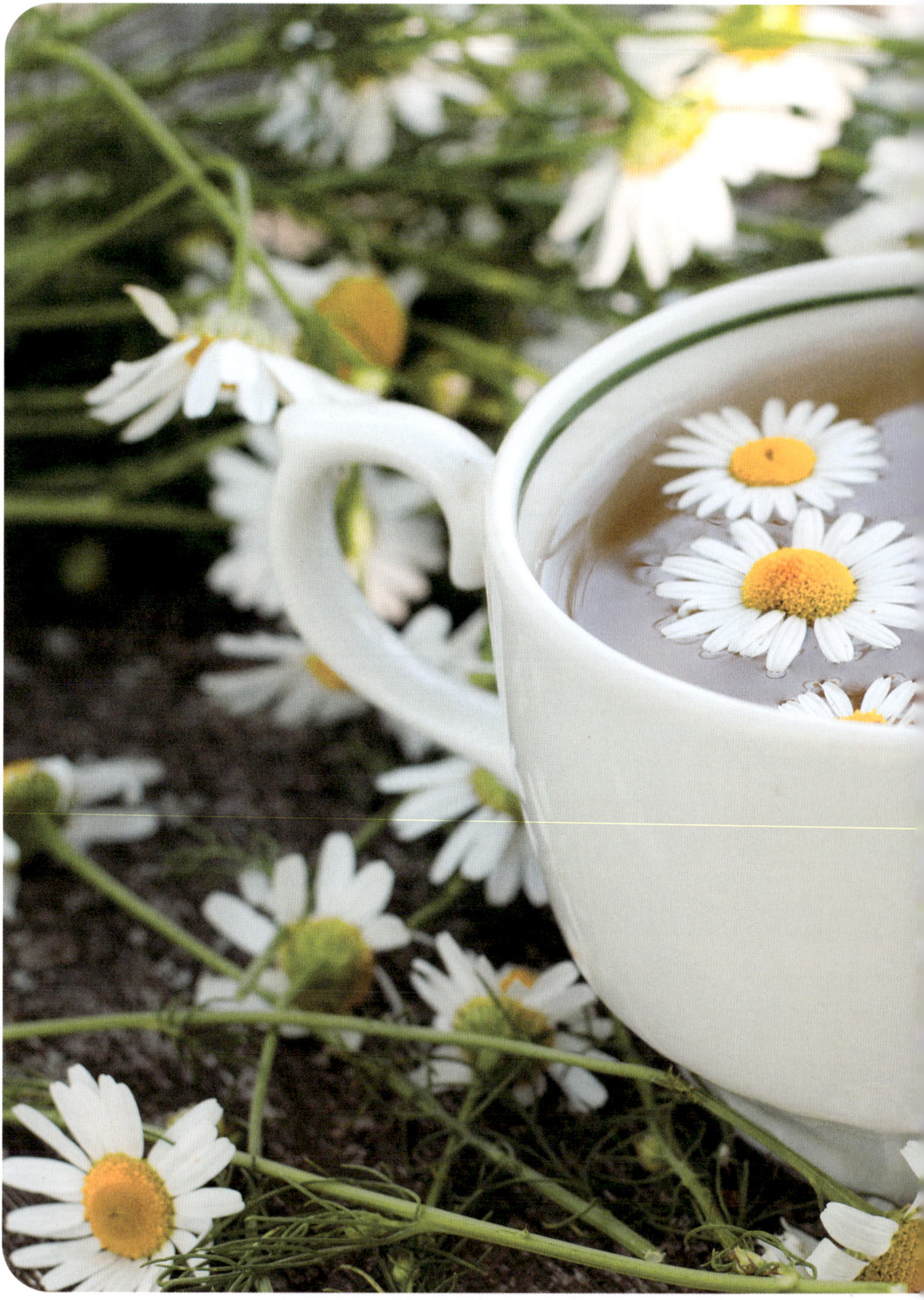

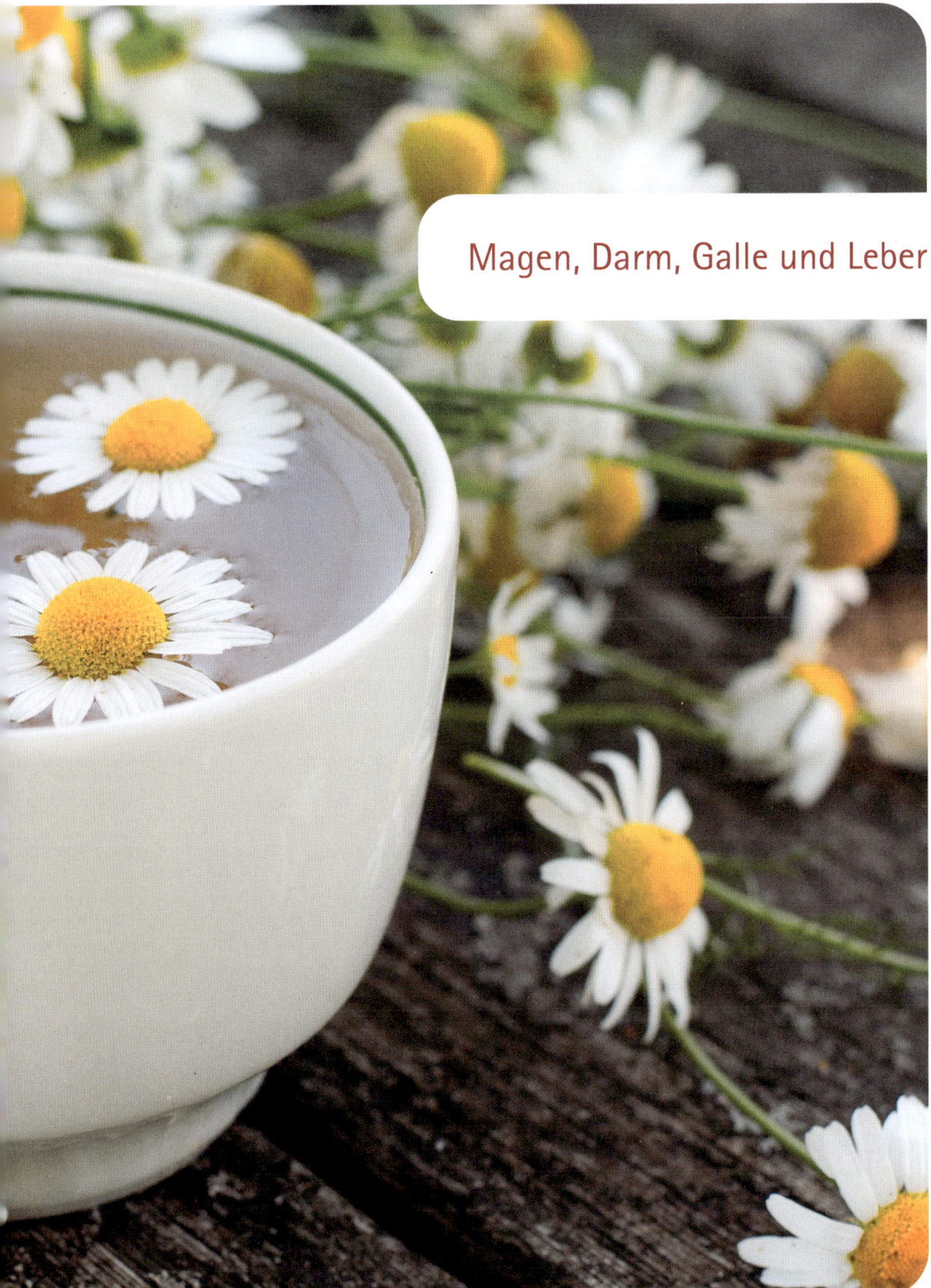

Magen, Darm, Galle und Leber

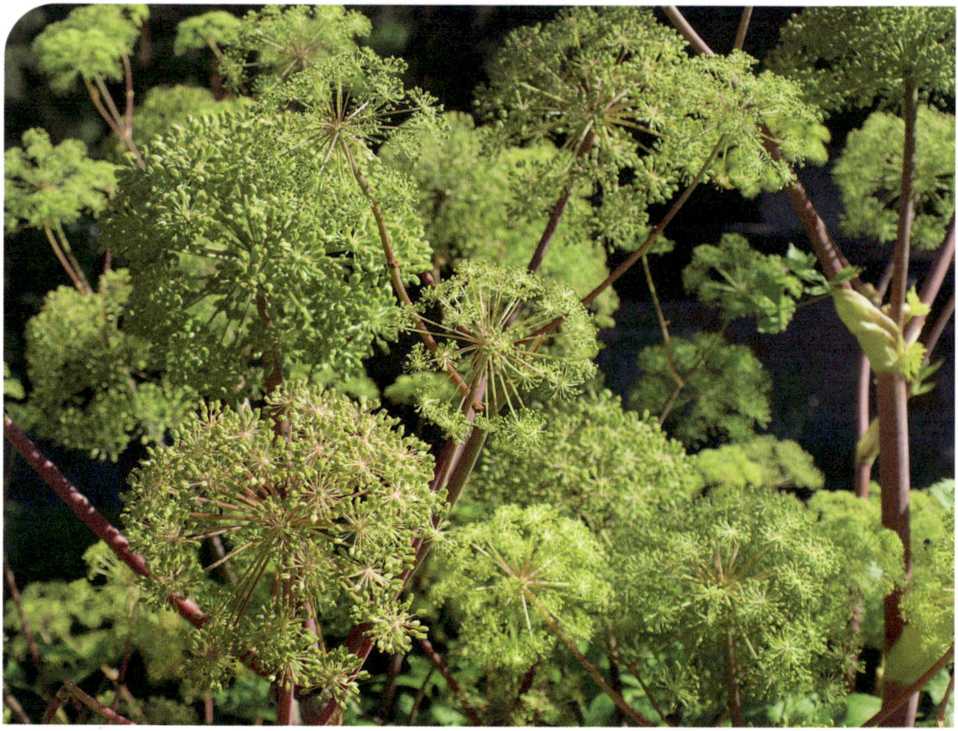

Bei einer Dolde sitzen alle Blütchen auf gleich langen Stielen und enden auf gleicher Höhe.

Angelika *(Angelica archangelica)*

auch bekannt als Dreieinigkeitswurzel, Engelwurz, Heiligenbitter, Theriakwurz, Zahnwurzel

Aus den mittelalterlichen Klostergärten war die Engelwurz nicht wegzudenken gewesen. »Vom Erzengel Raphael überbracht«, kultivierten Nonnen und Mönche die süßlich nach Sellerie duftende Heilpflanze zunächst gegen die Pest. Der Bedarf war sogar so groß, dass zeitweilig der Bestand kurz vom Aussterben bedroht war.

Die Engelwurz aus der Familie der Doldenblütler *(Apiaceae)* bevorzugt feuchte Standorte an Wiesen und entlang von Flussufern in ganz Europa. Der aufrechte, hohle und gerillte Stängel der über zwei Meter hohen Staude kann im unteren Bereich durchaus armdick werden. An ihm entspringen jeweils zwei sich gegenüberstehende, zwei- bis dreifach gefiederte Blätter, die mit ihrem aufgeblasenen Blattgrund die Sprossachse umfassen. Insekten fliegen die nektarreichen kugeligen, grün weißlichen Dolden, die ihrerseits wieder aus kleineren Dolden zusammengesetzt sind, besonders gern an. In lichten Wäldern wächst hauptsächlich die etwas kleinere und weniger stark duftende Waldengelwurz, die genauso gut gesammelt werden kann. Naturheilkundlich verwendet wird der aromatische Wurzelstock, dazu wird er im Frühjahr oder Spätherbst ausgegraben.

Wegen möglicher lichttoxischer Hautreaktionen empfiehlt es sich, mit Handschuhen zu arbeiten.

Die Engelwurz enthält reichlich ätherische Öle, Cumarine, Furanocumarine und Gerbstoffe, die die Produktion des Magen-, Gallen- und Pankreassaftes anregen. Sie helfen nicht nur gegen Verdauungsstörungen, sie fördern auch durch Entspannung das allgemeine Wohlbefinden und stärken das Abwehrsystem. Bei Schwächezuständen und Herzklopfen verleihen sie wieder neue Kraft und Ruhe. Werden Blähungen und Völlegefühl durch Stresssituationen verursacht, ist Engelwurz das Mittel der Wahl. Entweder bereitet man aus der Wurzel einen Teeaufguss zu oder setzt sie mit Alkohol zu einem Kräuterlikör an. Oder man serviert nach einem üppigen Mahl kandierte Angelika zum Dessert.

REZEPTE

Tee bei Blasenentzündung

20 g Mädesüßkraut, 20 g Weidenrinde, 20 g Beinwellwurzel, 10 g Hauhechelwurzel, 10 g Angelikawurzel, 10 g Goldrutenkraut und 10 g Schafgarbenkraut mischen. 1 EL Teemischung pro Tasse mit heißem Wasser überbrühen, zugedeckt 10–15 Minuten ziehen lassen, abseihen. 3 bis 4 Tassen täglich zwischen den Mahlzeiten.

Entspannungsbad

200 g Angelikablüten und -blätter in 2 l Wasser einige Minuten aufkochen. Pflanzenteile abseihen und das Angelikawasser dem Badewasser zugeben.

Brombeere *(Rubus fruticosus)*

auch bekannt als Bramel, Bromelbeeren, Hirschbollen, Kratzbeere

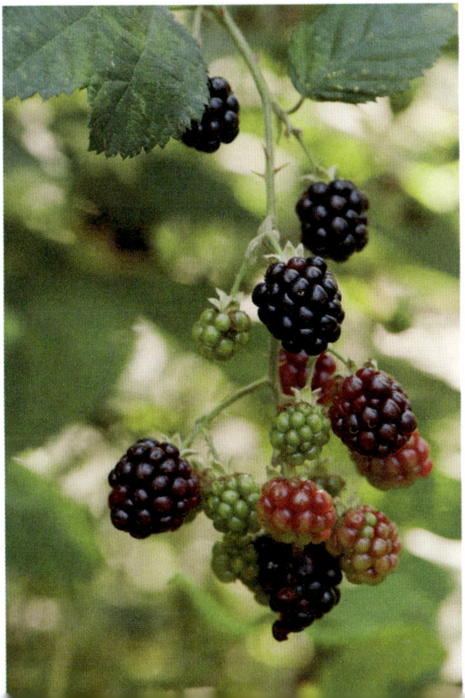

Von einem lästigen Hautausschlag geplagte Kinder laufen am besten an neun aufeinanderfolgenden Tagen vor Sonnenaufgang unter einer Brombeerranke durch, dann wird die Haut wieder rein sein, so besagt zumindest der Volksglaube. Von Dioskurides wird überliefert, dass das Kauen von Brombeerblättern das Zahnfleisch stärkt. Hildegard von Bingen nutzte die adstringierende und blutstillende Wirkung und legte frisches Kraut auf offene oder eitrige Wunden.

Die stacheligen, böse Geister abweisenden Stängel der Brombeere kriechen in Wäldern, sonnigen Gebüschen oder Kahlschlägen am Boden, klettern an Sträuchern empor oder hängen bogenförmig von oben

Für Naschkatzen bieten die Früchte Calcium, Kalium, Magnesium und Kupfer.

herab und tragen ungleich groß gefiederte Blätter. Ihre fünfzähligen weißen Blüten sind typisch für Rosengewächse *(Rosaceae)* und wachsen zu einer vitaminreichen, schwarz glänzenden Sammelfrucht, zusammengesetzt aus saftigen Steinfrüchtchen, heran. Wenn Sie sie auf einem Spaziergang durch den Wald frisch naschen möchten, sollten Sie wegen des Fuchsbandwurmes darauf achten, dass sie ab Kniehöhe aufwärts wachsen und nicht mit Fuchskot in Berührung gekommen sein können.

Sowohl die Blätter als auch die Früchte werden naturheilkundlich genutzt. Die geeignete Zeit, Blätter zu sammeln, liegt im Frühsommer, wenn sie noch frisch, aber bereits voll entfaltet sind. Beeren erreichen im August ihr süßes Aroma, nach dem Michaelistag (29. September) munden die überreifen Früchte nicht mehr.

Der in den Blätter gebildete Gerbstoff reguliert Magen- und Darmprobleme und bringt Durchfall zum Stoppen. Vor allem die Salicylsäure und der hohe Vitamin-C-Gehalt machen die Früchte und deren Saft zu einem wohlschmeckenden Begleiter bei Erkältungen, Halsschmerzen, Heiserkeit und Mandelentzündungen.

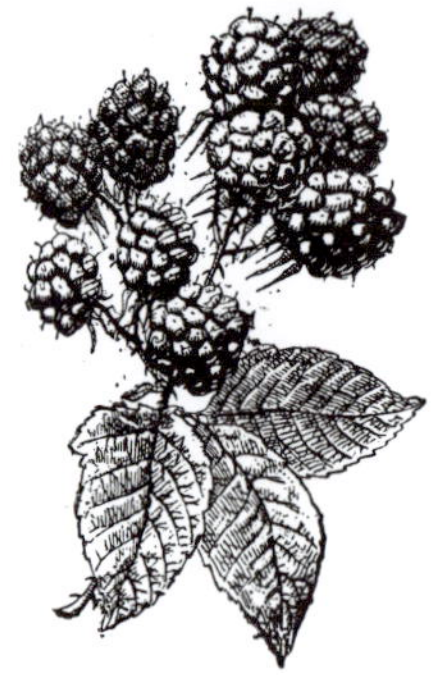

Die Brombeere ist eine Sammelfrucht, die aus bis zu 50 kleinen Steinfrüchtchen besteht.

REZEPTE

Brombeertinktur zur Magenstärkung
1 gute Handvoll Beeren auf 1 l Branntwein geben, 2 bis 6 Wochen stehen lassen, mit Zucker oder Honig etwas abschmecken (nach Geschmack). Davon täglich 1 EL voll einnehmen.

Brombeertee
Als Schwarztee-Ersatz 60 g frische, junge Brombeerblätter und 40 g frische, junge Himbeerblätter sammeln und mischen. Wenn sie etwas angewelkt sind, mit einem Nudelholz zerdrücken und danach mit etwas Wasser bespritzen. Die Mischung in ein Leinentuch knoten und 2 bis 3 Tage an einem warmen Ort aufhängen. Danach schnell trocknen (unter 40 °C) und in einem dicht schließenden Gefäß aufbewahren.

Erdrauch *(Fumaria officinalis)*

auch bekannt als Blausporn, Ackerrutenkraut, Grindkraut, Rauchkraut, Taubenkerbel

Bereits in der arabischen Heilkunde wird Erdrauch zur Blutreinigung und Verbesserung der Hautfarbe empfohlen. Durch die ganze pflanzenheilkundliche Geschichte hindurch taucht er immer wieder bei Gallenbeschwerden, Gelbsucht, Wassersucht und Steinleiden auf. Heute ist leider wieder einmal mehr ein wertvolles Heilgewächs zu Unrecht den meisten nur als Unkraut bekannt.

Das zarte Mohngewächs *(Papaveraceae)* gedeiht an Acker- und Wegesrändern, Schuttplätzen und Bahndämmen. Der Blausporn wird 20 bis 40 cm hoch und trägt doppelt gefiederte, blaugrüne Blätter. Rosafarbene, an der Spitze dunkelrote Blüten mit grünem Kiel stehen an der Sprossspitze zu zehnt oder zwanzigst in lockeren Trauben zusammen. Die Ernte für medizinische Zwecke erfolgt zur Zeit der Blüte von Juni bis Juli.

Wie alle Mohngewächse ist auch Erdrauch reich an Alkaloiden. Sie wirken im Gallenbereich krampflösend und entzün-

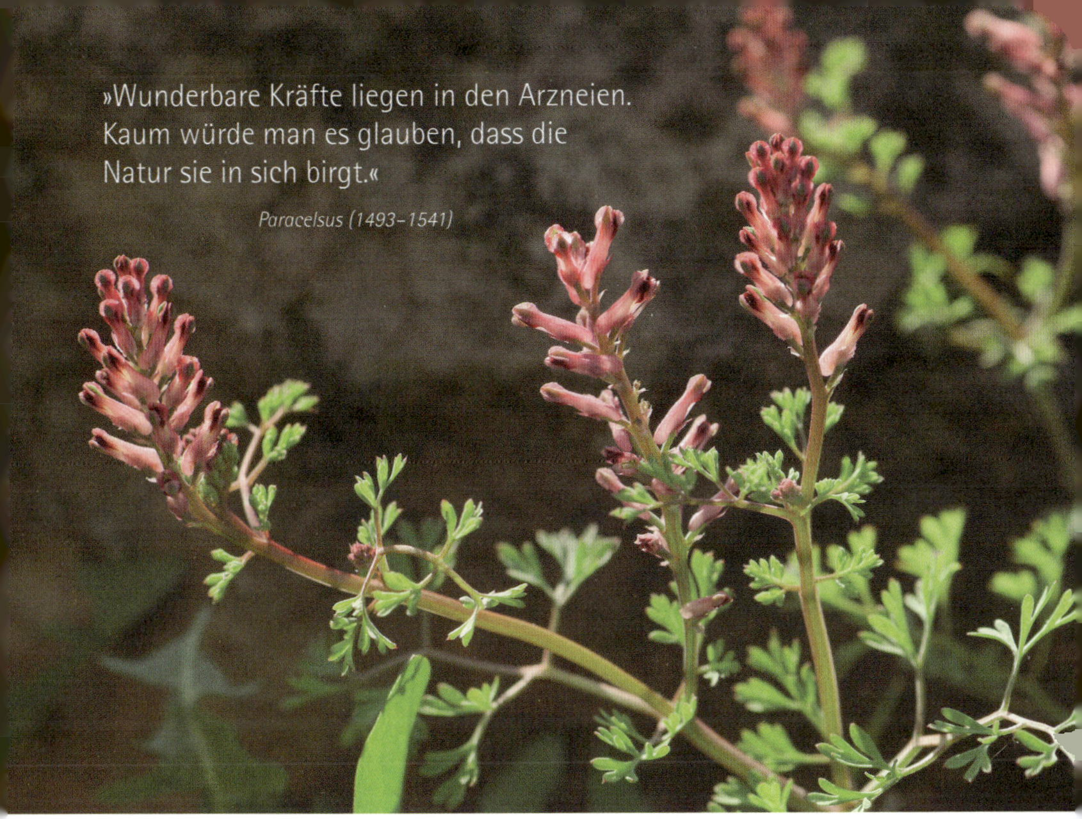
»Wunderbare Kräfte liegen in den Arzneien. Kaum würde man es glauben, dass die Natur sie in sich birgt.«
Paracelsus (1493–1541)

Das obere Kronblatt des Erdrauches ist nach hinten verlängert, sodass ein Sporn entsteht.

dungshemmend und regulieren die Gallensekretion. In ihrer Kombination senken die Heilstoffe den erhöhten Cholesterinspiegel und fördern den Stoffwechsel. Diese Eigenschaften kommen Patienten mit krampfartigen Gallenbeschwerden, chronischen Gallenblasen- und Gallenwegsproblemen zugute und unterstützen die Rekonvaleszenz nach einer Gallenblasenentfernung. Zwei bis drei Tassen Tee täglich verbessern zudem Hautleiden und erfrischen den Teint.

Traditionell zählt der Tee des Ackerrutenkrauts schon lange zu den Blutreinigungsmitteln und findet Anwendung bei rheumatischen Erkrankungen und Gelenkablagerungen. Juckreizlindernde und schorflösende Umschläge und Teeauflagen liegen dem Namen Grindkraut zugrunde.

REZEPTE

Erdrauchwein

50 g Erdrauchblüten in 1 l Weißwein geben und etwa 1 Stunde ziehen lassen. Pflanzenteile abseihen und den Wein in eine verschließbare Flasche abfüllen. Trinken Sie vor jeder Hauptmahlzeit 1 Glas, das erleichtert die Verdauung.

Erdrauchtee

10 g Erdrauchblüten in 250 ml Wasser aufkochen und etwa 10 Minuten ziehen lassen. Pflanzenteile abseihen und Tee nach Geschmack mit Honig süßen. Täglich 1 Tasse hilft bei Leberbeschwerden.

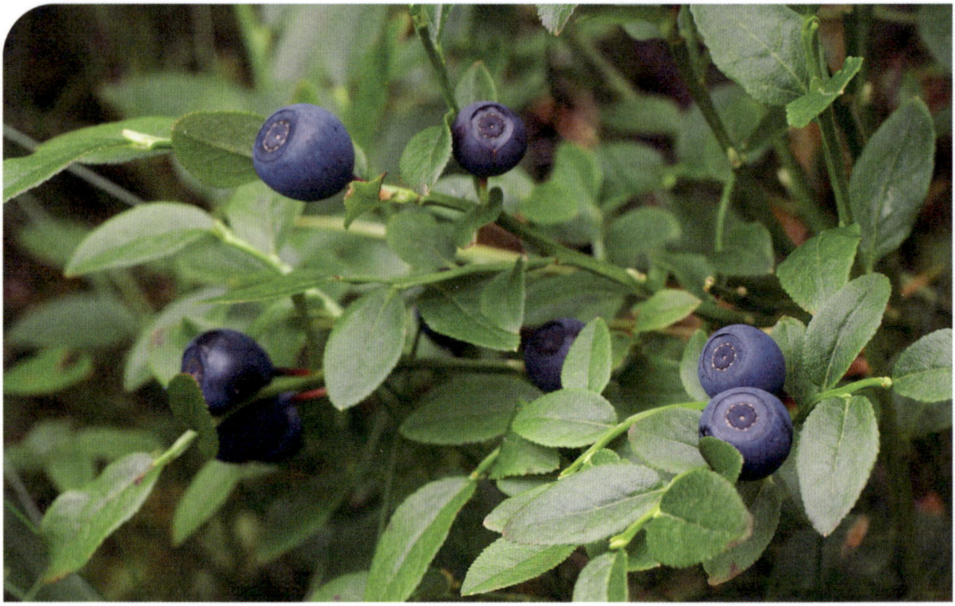

Die Heidelbeere wurde in vielen Geschichten von Gott geschenkt, um große Hungersnot zu überstehen.

Heidelbeere *(Vaccinium myrtillus)*

auch bekannt als Blaubeere, Bickbeere, Krähenauge, Mostbeere, Schwarzbeere

Die Heidelbeere ist ein rundum leckeres, bekömmliches Früchtchen! Genauso wie ihre Geschwister Preisel- und Moosbeere wird sie gern zu Marmeladen, Kompott, Mus oder Saft verkocht. Das schmeckt nicht nur fruchtig, es ist auch noch gesund.

Im Juli und August verlocken die dunkelblauen, bereiften, kugeligen Bickbeeren große und kleine Waldspaziergänger zum Naschen. Sind die Bestände größer, darf gerne für den Wintervorrat gesammelt werden. Allerdings wird der meist nur kniehoch werdende Strauch mit scharfkantigen grünen Zweigen und kleinen, zugespitzten, am Rand fein gesägten Blättern oft übersehen, weil er sich unscheinbar im Halbschatten mit anderen Bodendeckern vermischt. In den Blattachseln stehen einzeln oder zu zweien glockige bis kugelige, grün-rot überhauchte Blüten. Die Heidelbeere gehört zur Familie der Heidekrautgewächse *(Ericaceae)* und braucht somit einen etwas sauren Boden, wie er stellenweise in lichten Laub- und Nadelwäldern, in Mooren und auf Heiden zu finden ist.

Wilde Heidelbeerfrüchte enthalten unter anderem bis zu zwölf Prozent Gerbstoffe und sind reich an dunklen Pflanzenfarbstoffen, den antioxidativen Anthocyanen. Die Aufstellung ihrer guten Eigenschaften ist lang: adstringierend, antiseptisch und somit wundheilend, antibakteriell, sie vermindern den Schweiß, schützen die Gefäße und hemmen die Blutkörperchen-Aggregation, zudem wurde eine cholesterinsenkende Wirkung nachgewiesen. Heidelbeeren stehen auf der Liste der gesunden Lebensmittel gleich neben Trauben und dem in Maßen genossenen Rotwein. Generell gilt für die Anwendung als Heilmittel, dass die frischen wilden Beeren abführen und die getrockneten zur gegenteiligen Wirkung bei Durchfallerkrankungen eingesetzt werden.

Die zarten Krähenaugen-Blättchen sind vor allem im Frühjahr reich an Gerbstoffen, sie erreichen immerhin bis zu sieben Prozent Gehalt. Ob, wie in der Volksheilkunde berichtet, eine positive Anwendung bei Diabetes gerechtfertigt ist, scheint noch nicht völlig geklärt. Aber der Einsatz eines Heidelbeerblättertees bei Verstimmungen des Magen-Darm-Traktes, bei Rheuma und zur Anregung des Stoffwechsels ist mittlerweile üblich.

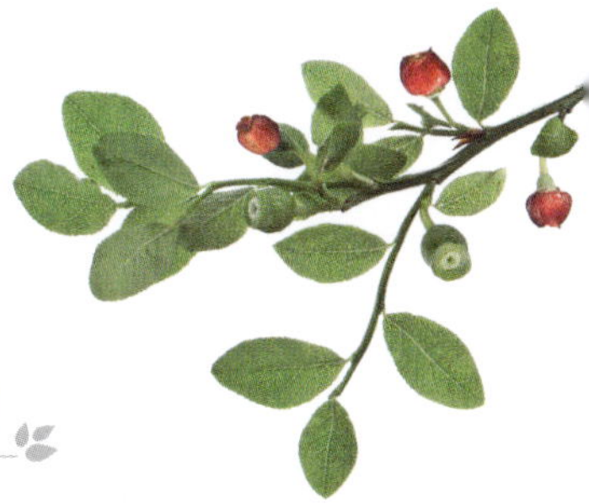

REZEPT

Kaltansatz

1–2 TL getrocknete und zerkleinerte Heidelbeeren in kaltem Wasser ansetzen, aufkochen und 10 Minuten sieden lassen. Bei Durchfall können aber auch täglich 10 g der Beeren gekaut werden.

Kamille *(Matricaria recutita)*

auch bekannt als Apfelkraut, Feldkamille, Kleine Kamille, Kummerblume

Ehrfurcht und Respekt gebühren der Kamille, sie dürfte die älteste und bekannteste Heilpflanze überhaupt sein. »Sonnenbraut« der Germanen, bei den Ägyptern mit dem Sonnengott verbunden, all diese Attribute sind dem Körbchenblütler wegen seines gelb-weißen, strahligen Blütenaufbaus und seiner allumfassenden Heilwirkung zu verdanken. »Die bescheidene, gewöhnliche Kamille ist das wichtigste Arzneimittel des Arztes, sie helfe bei fast allen Beschwerden, und ohne sie gehe gar nichts«, so sah es Hieronymus Bock im Jahre 1530. Einzig Karl Heinrich Waggerl ist da anderer Meinung:

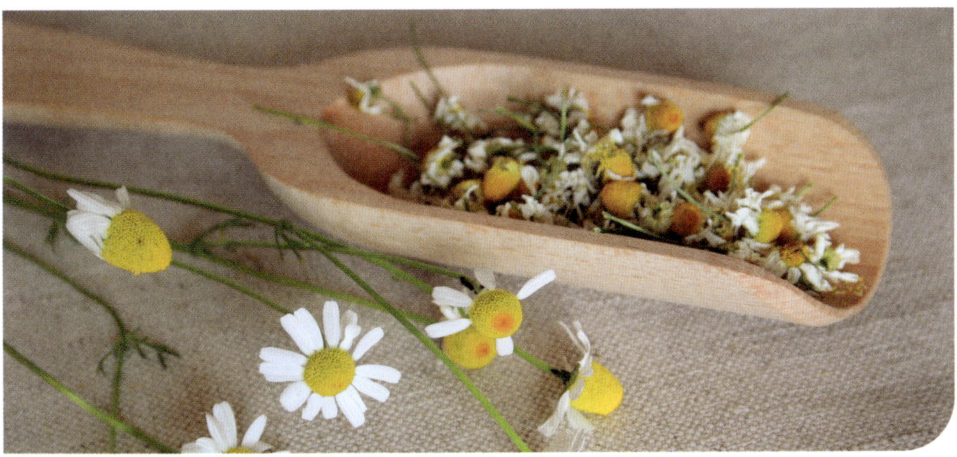

Bei der Echten Kamille ist der gewölbte Blütenboden hohl.

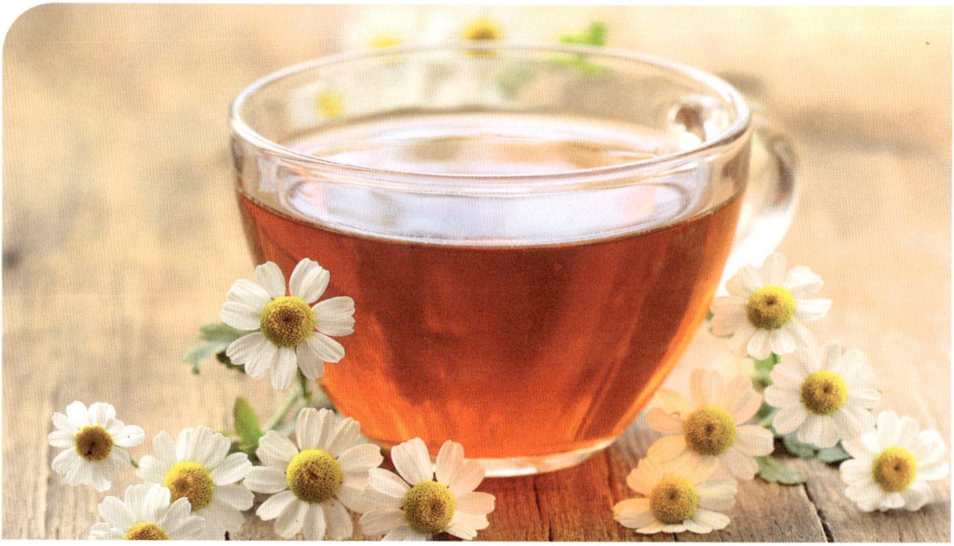
Die ätherischen Öle der Kamille hemmen Entzündungen, töten Bakterien und Pilze und lösen Krämpfe.

»Verschon mich mit Kamillen – um Gottes willen!«

Auf Ödland, an Wegesrändern oder an Getreidefeldern strömt der starke Kamillenduft dem Wanderer an einem sonnigen Tag schon meterweit entgegen. Ein Beweis dafür, dass es die richtige Heilpflanze ist, zeigt sich spätestens, wenn man den kegelförmigen Blütenboden, der von herabgeschlagenen weißen Zungenblüten umkränzt wird, vorsichtig mit dem Daumennagel aufbricht. Ist er innen hohl, handelt es tatsächlich um eine Echte Kamille. Die nächste Magenverstimmung oder Erkältung kommt bestimmt, deshalb werden jetzt zwischen Mai und Juni die Blüten vom 50 cm hohen Strauch vorsichtig abgezupft, zu Hause an einem schattigen, warmen Ort getrocknet und in einem dunklen Glas bis in die Wintersaison aufbewahrt.

Die Kamille ist wegen ihrer ätherischen Öle, Schleim- und Bitterstoffe ein wichtiges krampflösendes und entzündungshemmendes Mittel bei Magenschleimhaut- und Darmentzündungen, Darmkrämpfen und Blähungen. Kamillezubereitungen wirken antimikrobiell, antibakteriell und reizlindernd, sie hemmen das Wachstum von *Candida albicans* und sind somit auch fungizid. Sie beruhigen ganz allgemein und können auch nach einem anstrengenden Arbeitstag zu einer entspannenden Durchschnaufpause verhelfen. Die aus einem Topf oder einer heißen Tasse Tee aufsteigenden Dämpfe lösen Schleim in den Atemwegen, erleichtern das Atmen und lassen geplagte Nasenhöhlen abschwellen. Alternativ kann man sich auch gleich mit einem Säckchen Kamillenblüten in die Badewanne begeben und über Nase und Haut die entkrampfende Wirkung spüren. Infektionen der Haut oder kleinere Wunden heilen schneller mit einer Kamillenspülung.

Zum Mutterkraut wurde die Kamille durch ihre Heilerfolge bei Frauenleiden. Es reguliert Menstruationsbeschwerden, lindert Bauchkrämpfe und Regelschmerz. Kamillentee beruhigt während Schwangerschaft und Stillzeit, lässt äußerlich angewendet entzündete Brustwarzen abheilen und tut dem Babybäuchlein gut.

REZEPTE

Inhalation

2 TL getrocknete Kamillenblüten in einem Topf mit heißem Wasser übergießen und abdecken. Nach kurzer Abkühlzeit beugt man den Kopf in den heißen Dampf und bedeckt Kopf und Topf mit einem Handtuch, sodass kein Dampf entweichen kann. Nicht länger als 10 Minuten, sonst wird es zu anstrengend.

Kaltauszug

Zur Erhöhung der Schleimstoffe zur Behandlung von Magenleiden wird aus den Blüten ein Kaltauszug hergestellt: 2 TL Blüten mit kaltem Wasser ansetzen, 1 bis 5 Stunden unter gelegentlichem Umrühren ziehen lassen. Zum Trinken kann der Tee im Wasserbad erwärmt werden.

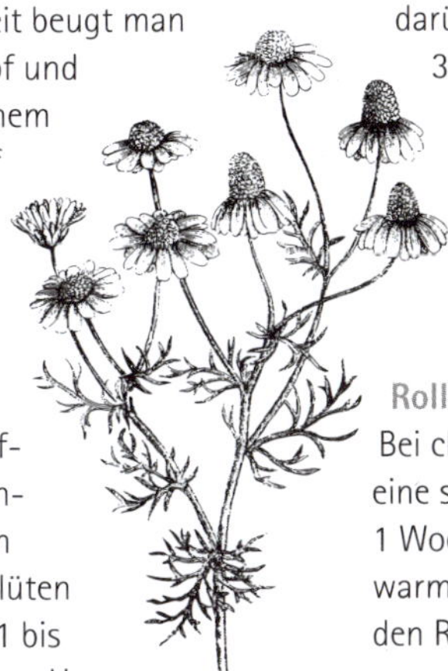

Kamillenöl

Kamillenblütenköpfchen locker in ein Schraubglas füllen, ein gutes Pflanzenöl darübergießen und gut verschließen. Dann 3 Wochen an einem sonnigen Platz ziehen lassen. Nach dem Abseihen in ein dunkles Glas abfüllen. Kamillenöl hilft bei Neuralgien, Muskelschmerzen und ist ein tolles Wundöl bei Windeldermatitis.

Rollkur

Bei chronischem Sodbrennen empfiehlt sich eine sogenannte Rollkur, täglich mindestens 1 Woche lang: Trinken Sie einige Schlucke warmen Kamillentee und legen Sie sich auf den Rücken. Nach 5 Minuten trinken Sie erneut und drehen sich auf die rechte Seite, nach jeweils weiteren 5 Minuten drehen Sie sich auf den Bauch und Ihre linke Seite.

Kümmel *(Carum carvi)*

auch bekannt als Feldkümmel, Wiesenkümmel

Kümmel blickt auf eine uralte Tradition als Gewürz- und Heilpflanze zurück. Vermutlich besserten bereits die Steinzeitmenschen den Geschmack ihrer nicht gerade abwechslungsreichen Gerichte mit Kümmel auf. Bei ägyptischen Ausgrabungen wurde er an historischen Stätten als Grabbeigabe gefunden. Die römische Küche brachte das etwas harzige Aroma auf den Speiseplan der transalpinen Bewohner. Spätestens ab dem frühen Mittelalter begann man hier, seine wohltuende Wirkung bei blähender und schwerer (Kohl-)Kost zu schätzen.

Der Wiesenkümmel sieht zunächst aus wie alle Doldenblütler *(Apiaceae)*. Seine zar-

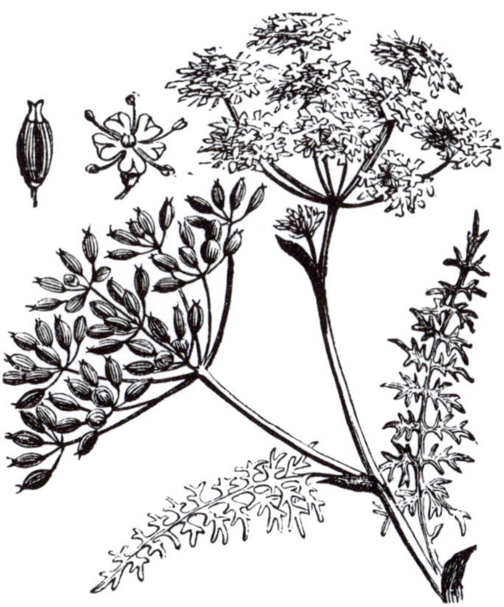

In den Längsrillen der Früchte befinden sich die Drüsenzellen, die die ätherischen Öle produzieren.

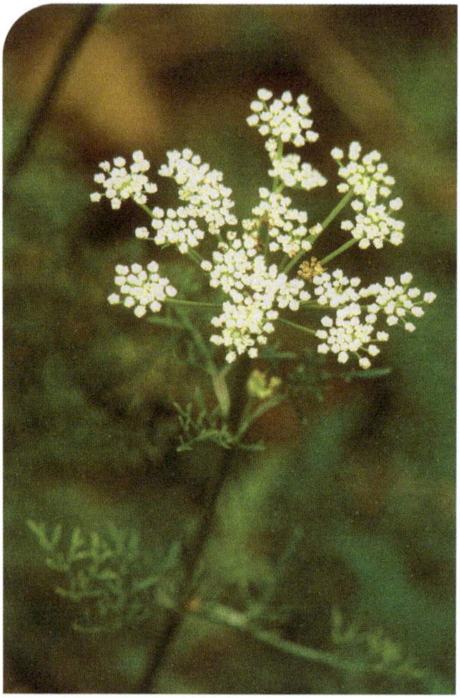

Der Wilde Kümmel wächst gerne auf feuchten Wiesen. Bitte keinesfalls mit dem Schierling verwechseln!

ten, weißen Blüten stehen in Doppeldolden auf einem gefurchten Stängel mit feingliedrigen, fiederteiligen Blättern. Eindeutig bestimmen kann man ihn anhand seines ersten Blattes unterhalb des Blütenstandes, dem sogenannten Kümmelkreuz: Ist es im Gegensatz zu den restlichen Blättern nur dreispaltig bzw. kreuzförmig und sitzt direkt am Stängel, handelt es sich tatsächlich um den Echten Kümmel. Seine aromatischen Früchte - zweiteilige Spaltachänen - kennt jeder als Brot- und Krautgewürz. Auf Wiesen, Weiden und Äckern können die gesunden Früchte gesammelt werden, sobald sie braun sind.

Reich an ätherischen Ölen sind alle Doldenblütler, der Kümmel aber zählt zu denjenigen, die am stärksten Blähungen verursachen. Das Gewürz regt den Appetit an, fördert die Sekretion von Verdauungsenzymen und regt die Durchblutung an. Zudem zeigt er Wirkung gegen Darmpilze und verschiedene Bakterien.

Zum berühmten Babybäuchlein-Tee gehören auch die nächsten Verwandten: Fenchel und Anis. Alle gemeinsam bringen so manches weinende und sich krümmende Kind zur Ruhe, entspannen und fördern die Milchbildung der stillenden Mutter. Nicht stillende Mütter erleichtern das schlechte Gewissen nach dem fetten Festtagsessen, indem sie sich an die hochprozentige Variante in Form von einem Gläschen Kümmel- oder Anisschnaps halten.

REZEPTE

Kümmelmilch

1 TL Früchte im Mörser etwas zerstoßen, mit einer Tasse heißer Milch aufgießen und 10 Minuten ziehen lassen.

Tee gegen Gallenkoliken

40 g Fenchel, 30 g Kümmel, 30 g Kamille vermischen. Je Tasse 1–2 TL mit kochendem Wasser aufgießen und nach dem Essen trinken.

Babybäuchlein-Tee

Anis, Kümmel und Fenchel zu gleichen Teilen (z. B. je 25 g) mischen. Früchte im Mörser zerkleinern, mit heißem Wasser aufgießen und zugedeckt 10 Minuten ziehen lassen. Lauwarm in die Flasche abfüllen und zu trinken geben.

Löwenzahn *(Taraxacum officinalis)*

auch bekannt als Butterblume, Kuhblume, Laternenblume, Milchblume

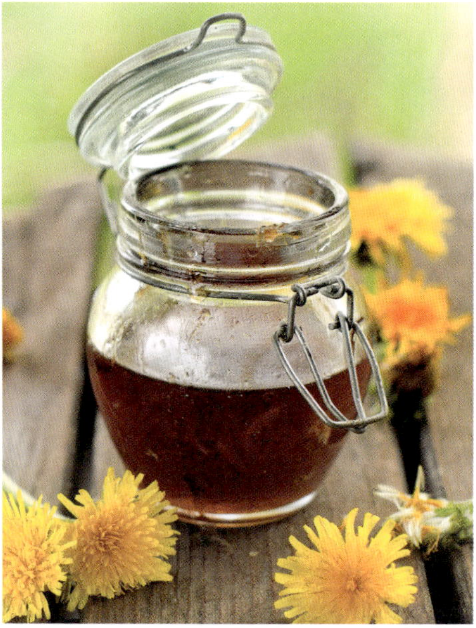

In Zuckerwasser gekocht liefern Löwenzahnblüten einen aromatischen Honig.

Ob Löwenpipi, Bettseicher, Ackerzichorie, Pfaffenröhrlein, Pusteblume oder Sonnenwirbel, trotz der vielen verschiedenen Namen kennt jeder die sonnengelben Blütenkörbchen aus der Familie der Korbblütler *(Asteraceae)* auf dem hohlen, mit Milchsaft gefüllten Stängel und die namensgebenden, tief eingebuchteten Blätter. Die meisten Gartenbesitzer fürchten die Laternenblume wegen ihres starken Ausbreitungswillens, ist es doch nahezu unmöglich, sie wieder jenseits des Zaunes zu verbannen. Wenn Sie oder Ihr Nachbar im Frühjahr wieder einmal die Wurzeln ausstechen, werfen Sie sie nicht auf den Kompost, denn sie sind ein wertvolles Heilmittel nach der kalten und dunklen Jahreszeit. Sie werden gewaschen, der Länge nach halbiert, in Scheiben geschnitten und bei einer Temperatur von 40 °C für rund zwei Stunden im Backofen getrocknet. Zur Aufbewahrung eignen sich fest schließende dunkle Gläser oder Dosen.

Die Milchblumenwurzel und ihre Blätter sind reich an heilsamen Substanzen wie Bitterstoffen, Triterpenen, Flavonoiden und vielem mehr. Als wichtiges Leber-Galle-Mittel fördern sie Appetit, Verdauung, Gallensekretion, treiben den Harn aus und regen den Stoffwechsel an. Streuen Sie regelmäßig die getrocknete und in der Kaffeemühle gemahlene Wurzel über Ihre Mahlzeiten, und Ihre rheumatischen Schmerzen, Gichtbeschwerden und steifen Glieder werden wieder erträglicher.

In der Erfahrungsheilkunde gilt eine Frühjahrskur mit frischen Löwenzahnblättern als wichtiges Heilmittel bei Arthrose, chronischen Gelenkschmerzen und bei chronischer Müdigkeit. Entweder mischen Sie die Blätter regelmäßig unter den Salat oder stellen gleich einen Frischpflanzenpresssaft – täglich etwa 20 Milliliter – her.

Auch ein Ersatzkaffee aus den getrockneten Wurzeln bringt Abwechslung in den Speiseplan. Er ist nicht nur reich an Inulin, was gut für Diabetiker ist, sondern er senkt auch jedermanns Cholesterinspiegel.

REZEPT

Erfrischendes Gesichtswasser

50 g gesäuberte Löwenzahnwurzel in einem Liter Wasser zum Kochen bringen. Für 30 Minuten köcheln lassen, dann abseihen. Im Kühlschrank aufbewahren und täglich morgens und abends das Gesicht mit dem Tonikum reinigen.

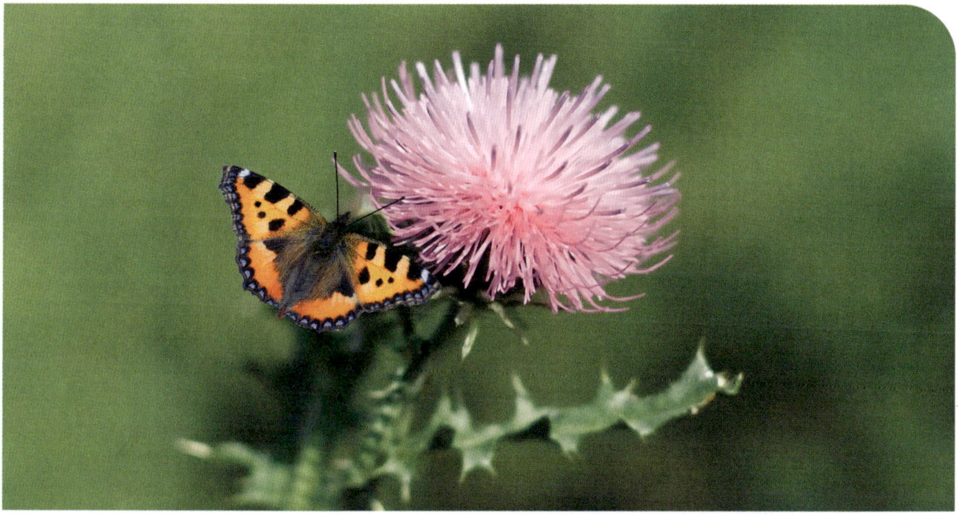

Von der Mariendistel werden die Früchte mit ihrem seidigen Pappus verwendet.

Mariendistel *(Silybum marianum)*

auch bekannt als Christi Krone, Frauendistel, Heilandsdistel, Schreckdistel, Stichsaat

Der Legende zufolge tropfte während der Flucht vor Herodes Milch der stillenden Jungfrau Maria auf die Blätter einer Pflanze am Wegesrand. In Gedenken an diesen ehrwürdigen Tag tragen sie eine marmorierte Zeichnung. Ob die Mariendistel tatsächlich gegen Schlangenbisse hilft, wie der Volksmund glaubt, werden wir heutzutage nicht mehr ausprobieren. Gemäß der Signaturenlehre wurde die Stichsaat gegen inwendiges Stechen verschrieben, erst im 18. Jahrhundert bemerkte man die positiven Effekte bei Leberproblemen.

Zum Anfassen und Abpflücken lädt die stattliche, bis über einen Meter hoch werdende Schreckdistel an sonnigen Schutthängen aus der Familie der Körbchenblütler *(Asteraceae)* nicht gerade ein. Zum Glück benötigt man für die Heilwirkung auch nicht die grün-weiß marmorierten, buchtig gelappten, dornig gezähnten Blätter und verzweigten Stängel, und auch nicht die vier bis fünf Zentimeter großen lilafarbenen Körbchenblüten mit den langen, abwärtsstehenden, dornigen Hüllblättern. Von medizinischem Interesse ist die seidige, weiß glänzende Haarkrone der mit einem Pappus versehenen Früchte, die wie Löwenzahnschirmchen durch die Lüfte fliegen. Die Früchte werden im reifen Zustand im August und September vorsichtig aus den Körbchen gezupft.

Die Heilandsdistel ist die am besten untersuchte Heilpflanze in Bezug auf Lebertherapien und ihre Ergebnisse. In den Früchten sind die erfolgreichsten pflanzlichen Inhaltsstoffe (z. B. Sylimarin) zur Behandlung von Lebererkrankungen wie Gelbsucht, Lebervergiftungen und chronischen Krankheiten enthalten. Unter anderem stimulieren sie die Regenerationsfähigkeit der Leber. Indiziert ist die Heilpflanze auch bei chronischem Alkoholmissbrauch, leberschädigenden Arzneimitteln und Umweltgiften. Außerdem

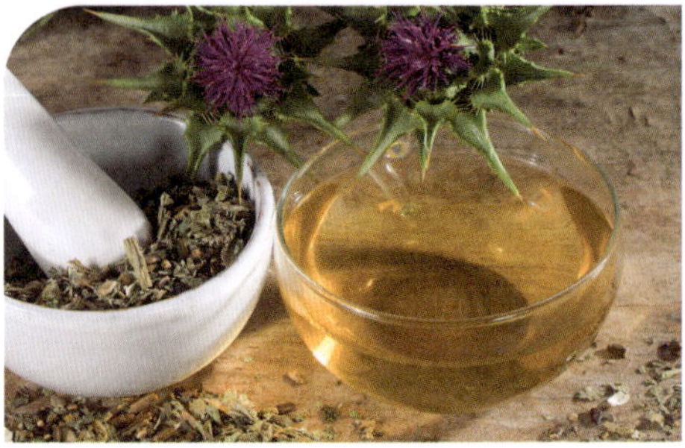

Der Tee aus den Früchten der Mariendistel wird gerne bei Völlegefühl und Blähungen getrunken.

schützt sie die Magenschleimhaut und steigert das Allgemeinbefinden sowie die körperliche Leistungsfähigkeit. Volksheilkundliche Erfolge hat man bei Krampfadern, Kopfschmerz und Migräne und bei Gallensteinen erzielt. Isolierte Inhaltsstoffe werden bei Knollenblätterpilzvergiftungen angewendet – das ist aber im Bereich der Schulmedizin und kommt zum Glück nur äußerst selten vor!

REZEPT

Mariendisteltee

Zur Vorbeugung bei Verdauungsbeschwerden oder begleitenden Therapien bei entzündlichen Lebererkrankungen wird folgendes Teerezept empfohlen: 1–2 TL getrocknete Mariendistelfrüchte mörsern und mit 1 Tasse kochendem Wasser überbrühen. Für 10 Minuten ziehen lassen, anschließend abseihen. Dreimal täglich 1 Tasse ½ halbe Stunde vor den Mahlzeiten trinken. Wer den Geschmack nicht scheut, dem sei geraten, täglich 1–2 EL Samen zu kauen, da sich bei der Teezubereitung nur rund ein Viertel der leberwirksamen Substanzen im Wasser löst. Mariendistelfrüchte eignen sich gut für eine längerfristige Therapie.

Pfefferminze *(Mentha piperita)*

auch bekannt als Edelminze, Gartenminze, Teeminze

Gemäß der griechischen Mythologie ist die Entstehung des wohlriechenden Lippenblütlers Hades, dem Gott der Unterwelt, zuzuschreiben. Er verliebte sich in eine Göttin namens Minthe, was erwartungsgemäß seiner Gattin, der Göttin Persephone, nicht gefiel. Sie tötete Minthe und zerriss sie in Stücke. Die von Hades aus Trauer in den Wind verstreuten Teile wuchsen zu aromareichen Minzen heran. Die Römer streuten bei ihren Speisegelagen Minze auf den Boden, um mit dem erfrischenden Duft den Appetit ihrer Gäste anzuregen und einem »Kater« vorzubeugen.

Die länglich-eiförmigen, am Rand gezähnten Blätter der echten Pfefferminze sind kahl, nur auf der Unterseite schwach behaart und glänzen dunkelgrün. Über die kreuzgegenständigen Blätter hinaus ragt an der Spitze der kniehoch wachsenden, vierkantigen Stängel ein ährenförmiger violetter Blütenstand. Erst beim genaueren Hinsehen fällt der typische Stockwerkebau der Lippenblütler *(Lamiaceae)* mit seinen Blütenquirlen auf.

Wer die Pfefferminze im Garten anbaut, kann ein Lied davon singen, wie schnell sich die Wurzelausläufer ausbreiten. Deshalb findet man das Heilkraut meist gleich in größeren Beständen, insbesondere auf feuchten Wiesen. Die Bastardisierungsrate innerhalb der Gattung ist sehr hoch. Die einzelne Art kann manchmal ohne weitere Bestimmungshilfen nicht genau zugeordnet werden. Aber

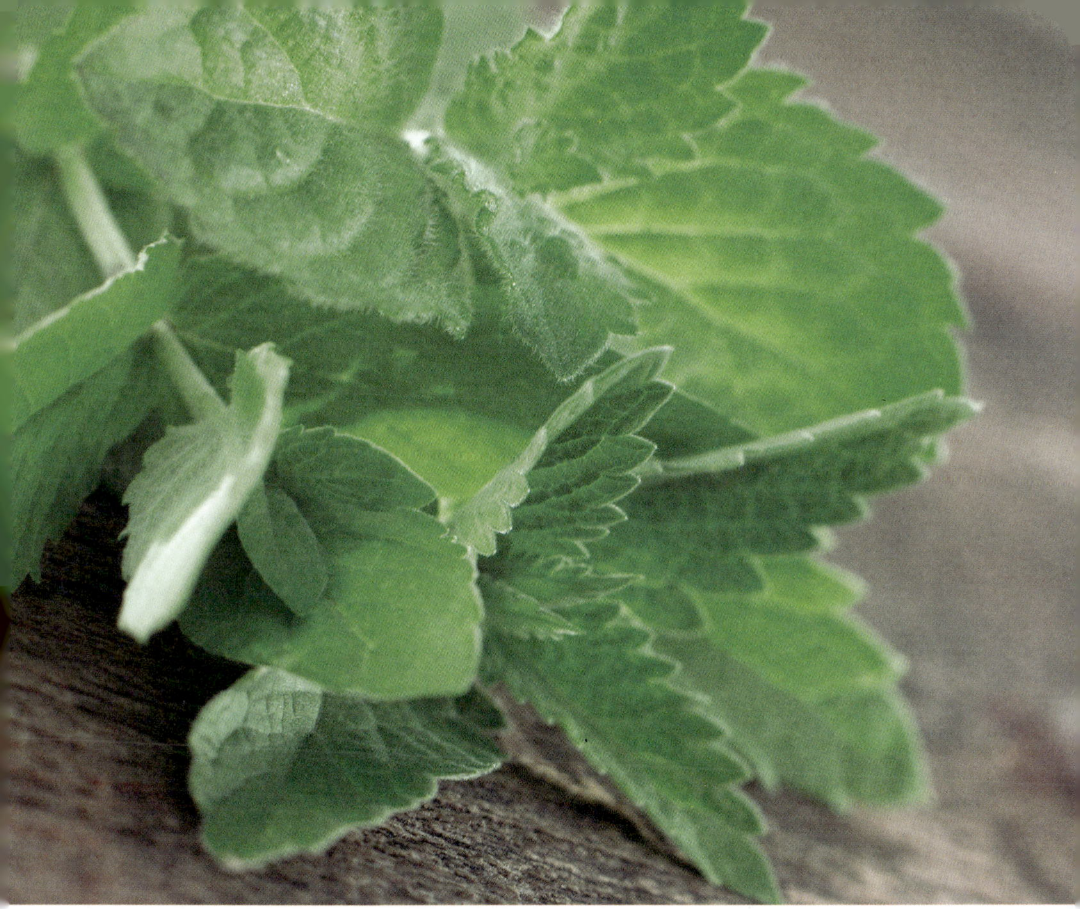

Das Menthol aus den Blättern der Pfefferminze hat sich schon oft bei Reisekrankheit bewährt.

alle Minze-Arten sind reich an ätherischen Ölen, nur der Geschmack kann variieren und zum Beispiel bei der Teezubereitung nicht so aromatisch und angenehm ausfallen. Probieren Sie es einfach aus!

Gesammelt werden die duftenden Blätter am besten vor der Blütezeit, die im Juni beginnt. 1,25 % der Inhaltsstoffe sind ätherische Öle, ferner liegen Gerb- und Bitterstoffe vor. Diese Komponenten fördern die Gallebildung in den Leberzellen und die Entleerung der Galle. Sie desinfizieren den Magen- und Darmbereich und beruhigen und entspannen gereizte Schleimhäute. Ein positiver Effekt, der sich besonders bei Reisekrankheit bemerkbar macht. Wer darunter leidet, sollte vor dem nächsten Reiseantritt zwei bis drei Tässchen Pfefferminztee trinken und während der Überfahrt prophylaktisch ein Pfefferminzplätzchen lutschen. Die Blätter werden Nerven- und Schlaftees beigemischt, nicht nur um den Geschmack aufzubessern, sondern auch, weil sie eine leicht beruhigende Wirkung haben.

Pfefferminzöl enthält verschiedene Arten von Monoterpenen, u. a. Menthol, das die Kälterezeptoren der Haut anregt. Gleichzeitig stoppt es die Schmerzleitung und lindert somit das Schmerzempfinden. Manche Migränepatienten und unter Spannungskopfschmerz Leidende schwören auf ein paar Tropfen Pfefferminzöl auf die Schläfen. In

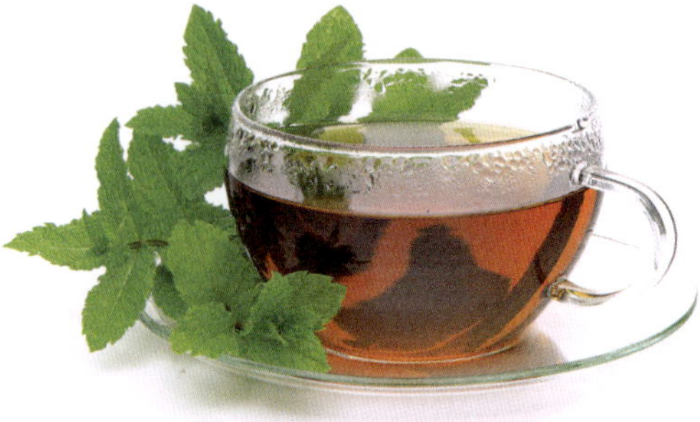

Form von Inhalationen erfrischt und belebt es. Einige Tropfen davon in eine Schüssel mit heißem Wasser gegeben und den aufsteigenden Dampf eingeatmet, befreit die Atemwege und erlöst vom Druck im Kopf.

Bei Säuglingen und Kleinkindern darf das Öl wegen möglicher Hautreizungen nicht im Bereich des Gesichtes, besonders der Nase, angewendet werden.

Der desinfizierende und entspannende Effekt zeigt sich auch bei äußerlicher Anwendung. Umschläge in Pfefferminzaufguss getränkt oder Massageöle mit einigen Tropfen Pfefferminzöl lösen Muskelverspannungen und -krämpfe und lassen Muskelkater, Hexenschuss und Prellungen schneller abheilen.

REZEPTE

Pfefferminzsirup

Wer über einen elektrischen Entsafter verfügt, kann versuchen, ein Bündel Pfefferminzkraut zu entsaften. Für ½ l rohen Saft werden 500 g Zucker in 250 ml Wasser aufgelöst und gekocht, bis er Fäden zieht. Den Pfefferminzsaft dazugießen und langsam zum Siedepunkt erhitzen. Nach 10 Minuten Kochen in Flaschen abfüllen und luftdicht verschließen. Mit gekühltem Wasser verdünnt wird der Sirup zu einem köstlichen Erfrischungsgetränk.

Tee zur Beruhigung und Entspannung

20 g Baldrianwurzel, 5 g Orangenschale (ungespritzt), 10 g Hopfenzapfen, 5 g Melissenblätter, 10 g Pfefferminzblätter mischen. 1 EL der Mischung mit 250 ml kochendem Wasser übergießen, 10 Minuten ziehen lassen, abseihen, dreimal täglich 1 Tasse trinken.

Stinkender Storchschnabel *(Geranium robertianum)*

auch bekannt als Gichtkraut, Gottesgnadenkraut, Ruprechtskraut, Robertsgeranium

Kräuterkundige schätzen die Heilpflanzen aus der Familie der Geraniengewächse *(Geraniaceae)* sehr, so zählt zum Beispiel auch das bedeutende Umckaloabo *(Pelargonium reniforme)* aus Afrika dazu. Von Hildegard von Bingen wird ein Rezept überliefert, das unter anderem Storchschnabelkraut enthält, gegen Vergiftung und Magie der Worte helfen soll und Gesundheit, Tapferkeit und Gedeihen bringt. Die an einen Augenstern erinnernde Blütenform ließ die Pflanze als Heilmittel gegen Augenleiden gelten.

Der Name des bei uns heimischen, einjährigen, bis 50 Zentimeter hohen Vertreters verrät es schon, er riecht ziemlich unangenehm. Der Stängel ist manchmal rötlich angehaucht und trägt zahlreiche feine Drüsenhärchen. Die drei- oder fünfzählig gefiederten Blätter sind ebenfalls weich behaart. Die kleinen zartrosafarbenen Blütchen stehen zwischen Mai und Juli oft zu zweit an einem Stiel und zeigen mit ihrer hellrosafarbenen Aderung den Insekten den Weg ins Innere. Der Gattungsname »Storchschnabel« rührt

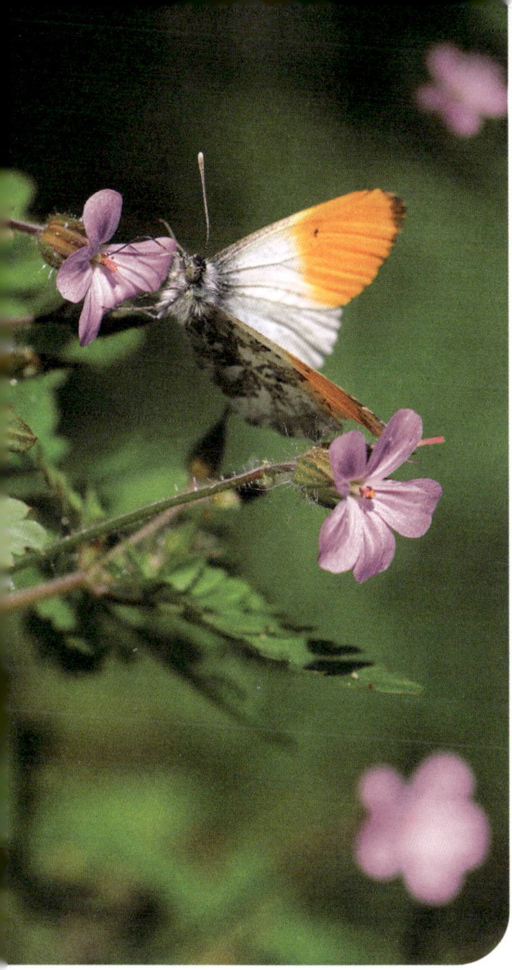

Paracelsus verordnete Storchschnabelkraut, wenn einen der Mut verließ.

von der Form der Früchte her – ein kugeliger Kelch und fünf längliche, spitz zulaufende Fruchtblätter –, die an einen Vogelkopf mit langem Schnabel erinnern. Ob in Laub- oder Mischwäldern, auf Schuttplätzen oder feuchten Böden, das gerne als »Unkraut« bezeichnete Ruprechtskraut ist weit verbreitet und sehr häufig zu finden. Verwendet wird das Kraut ohne Wurzeln, frisch oder trocken, und gesammelt wird von April bis August.

Alle Geranienblätter sind reich an Gerbstoffen, Bitterstoffen und ätherischem Öl. Die nachgewiesene antimikrobielle Eigenschaft bietet unter anderem *Escherichia Coli* Einhalt. Somit ist ein Tee aus Robertkraut indiziert bei Durchfall, Magen-Darm-Katarrhen oder Darmentzündungen und Harnwegsinfekten. Die Wirkung gegen *Candida albicans* gibt dem Storchschnabel eine wichtige Rolle in der Bekämpfung von Haut- und Darmpilzerkrankungen.

Bei äußerlicher Anwendung des Gottesgnadenkrautes in Form von Umschlägen oder Bädern heilen Wunden oder Hautkrankheiten schneller ab. Bei Entzündungen im Mundraum gurgelt man mit Aufguss oder – wenn man den Geschmack nicht scheut – kaut man frische Blätter. Die Tinktur kann auf Lippenbläschen aufgetupft werden. Ein frisch gezupftes Blatt im Ohr hilft gegen Ohrenschmerzen, nur so lange stecken lassen, bis der Schmerz verschwindet. Oder man schläft auf einem mit einem Bündel Storchschnabelkraut gefüllten Kopfkissen. In eine Salbe verarbeitet kann man damit gegen Herpes-Lippenbläschen vorgehen.

Der Name Gichtkraut deutet darauf hin, dass auch Erfolge bei Rheuma- oder Gichtbeschwerden erzielt werden konnten. Ob der Tee auch gegen einen unerfüllten Kinderwunsch hilft, so wie es in der Volksmedizin heißt, bleibt noch zu beweisen.

REZEPT

Mundwasser

40 g getrocknete Blüten in 1 l Wasser aufkochen und 10 Minuten köcheln lassen. Abseihen und abkühlen lassen. Das Mundwasser wirkt desinfizierend und hält im Kühlschrank 4 bis 5 Tage.

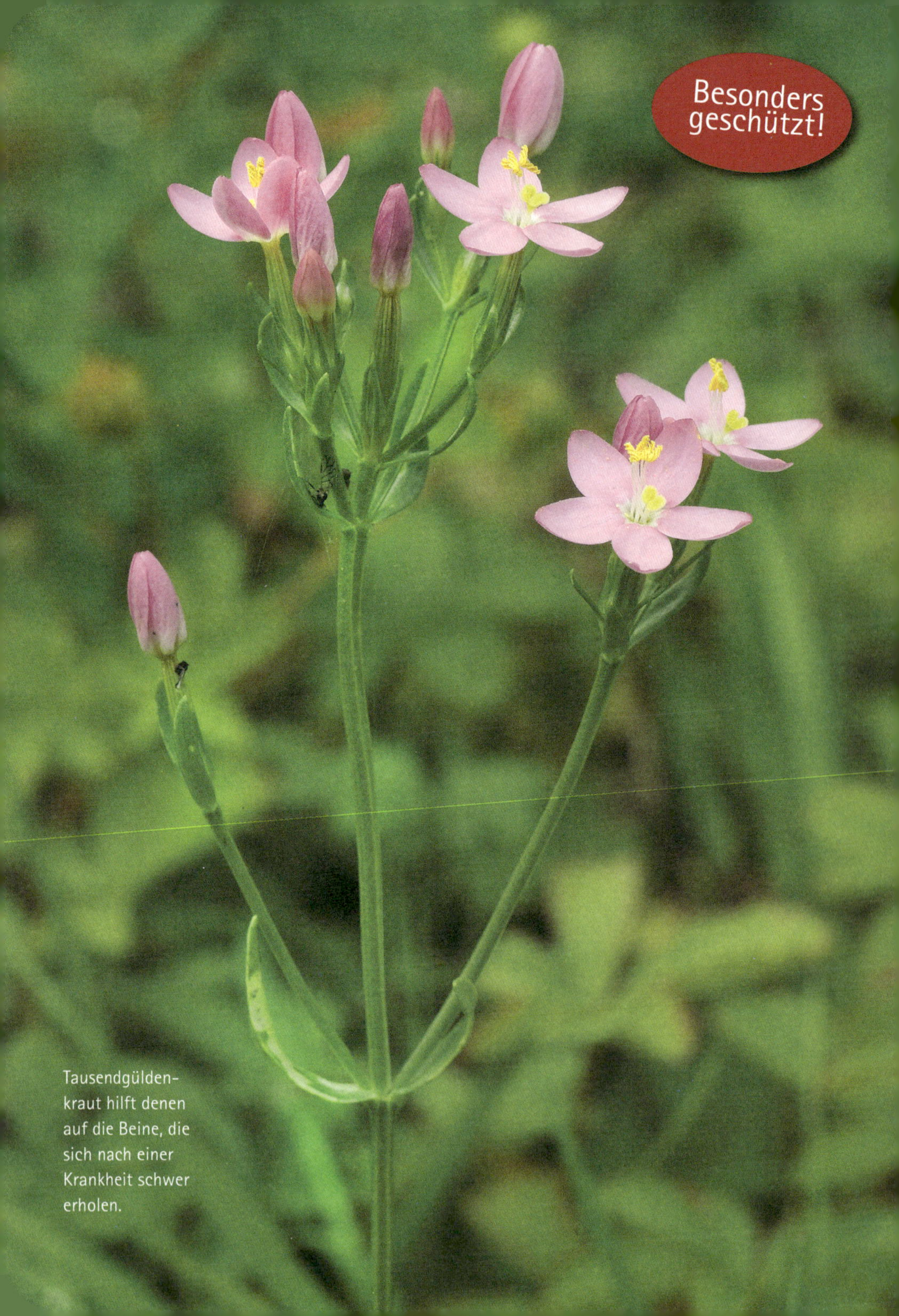

Tausendgüldenkraut hilft denen auf die Beine, die sich nach einer Krankheit schwer erholen.

Tausendgüldenkraut *(Centaurium erythraeae)*

auch bekannt als Allerweltsheil, Bitterkraut, Gottesgnadenkraut, Santor

Um das Tausendgüldenkraut noch in der Natur zu finden, braucht man schon etwas Glück. Und wenn man es in lichten Wäldern oder auf feuchten Wiesen gefunden hat, dann darf es nicht gesammelt werden, denn es steht unter Schutz. Sein Ruf als Wundermittel war im Mittelalter so famos, dass man bereit war, dafür tausend Gulden zu bezahlen. Andererseits sorgt Tausendgüldenkraut angeblich auch dafür, dass das Geld im eigenen Säckel, wenn man das Pflänzchen nur am Johannistag (24.6.) während des Mittagsläutens pflückt und ins Geldtäschchen steckt, das ganze Jahr nicht ausgeht.

Die bis 50 cm hoch werdenden, vierkantigen Stängel verzweigen sich erst an ihrer Spitze in einen trugdoldigen, dichten Blütenstand mit zartrosa Blütensternchen. Die ovalen Blätter der grundständigen Rosette werden 5 cm lang, nach oben hin stehen sie kreuzgegenständig, fallen immer kleiner aus und sind deutlich an ihren fünf Nerven zu erkennen.

Alle Enziangewächse *(Gentianaceae)* sind reich an Bitterstoffen, allen voran der Gelbe Enzian, aus dessen Wurzel der berühmte Enzianschnaps hergestellt wird. Etwas milder, aber trotzdem nicht jedermanns Geschmack, sind Zubereitungen aus Blättern, Blüten, Stängeln und Wurzeln des Tausendgüldenkrauts. Kein Wunder, dass es eine unersetzbare Zutat für Schwedenbitter und andere die Lebensgeister weckende Getränke ist. Eine innerliche Anwendung des Bittertonikums unterstützt den Magen bei Untersäuerung und kann Leber- und Gallenfunktionen wieder ankurbeln. Zubereitungen mit Bitterstoffen regen den Speichelfluss an und fördern den Appetit. Zusätzlich steigern sie den Kreislauf und beruhigen bei Nervosität.

In der Volksheilkunde wird die Bitterdroge auch bei Wurmbefall und Fieber angewendet.

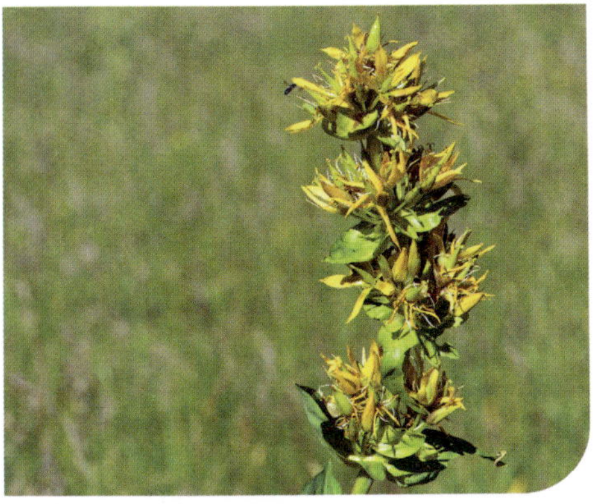

Aus den Wurzeln des Gelben Enzians wird der berühmte Schnaps gebrannt.

REZEPTE

Kaltansatz

1 TL Bitterdroge – nach Geschmack auch weniger – in 1 Tasse kaltem Wasser ansetzen und für 8 Stunden ziehen lassen. Nach dem Abseihen kurz erwärmen. Pro Tag am besten 1 Tasse ½ Stunde vor einer Mahlzeit genießen.

Tee gegen Magenbeschwerden

20 g Thymian und jeweils 10 g Kümmelfrüchte, Pfefferminzblätter und Tausendgüldenkraut mischen. 2 TL der Mischung mit 200 ml kochendem Wasser übergießen, 10 Minuten zugedeckt ziehen lassen, durch ein Sieb gießen. Tee heiß und schluckweise trinken, 3 Tassen am Tag zwischen den Mahlzeiten.

Tormentill *(Potentilla erecta)*

auch bekannt als Aufrechtes Fingerkraut, Blutwurz, Dilledapp, Rote Heilwurz, Siebenfinger

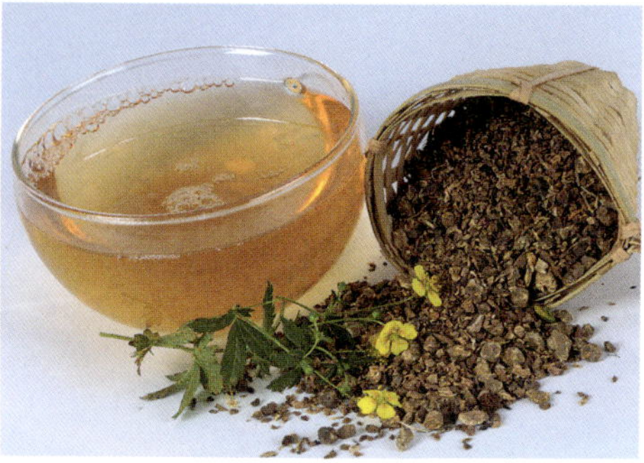

Namensgebend war die Wurzel, die bei Verwundung blutrot anläuft.

Im Feld und auf der Wiese, im Wald wie im Moor, auf trockenen und feuchten Standorten: im April und Mai erkennt man den Tormentill relativ einfach an seiner Anzahl der Kronblätter. Ungewöhnlich für ein Rosengewächs *(Rosaceae)* hat das aufrechte Fingerkraut nämlich nur vier gelb leuchtende Kronblätter. Die Grundblätter sind dreizählig, die oberen Stängelblätter fünfzählig gefiedert und am Rand grob gekerbt. Der Wurzelstock, am besten erst im September ausgegraben, stand Pate bei einer weiteren Namensverleihung. Schneidet man ihn an, verfärbt er sich intensiv rot. Die Anhänger der Signaturenlehre interpretierten diese Farbe sofort und verabreichten die Blutwurz, um Blutungen und blutige Durchfälle zu stillen – und das zu Recht.

Die reichlich vorhandenen Tormentill- und Catechingerbstoffe, Harz und Kalziumoxalat machen das Kraut bei innerlicher Anwendung zu einer der wichtigsten Gerbstoffdrogen. Die zusammenziehende Wirkung verdichtet die Oberfläche des Gewebes und steigert somit seine Widerstandskraft. Krankheitskeime finden eine ungastliche Situation vor und werden am Eindringen gehindert. Das erklärt die erfolgreiche Verwendung eines Tees oder einer Tinktur bei Durchfallerkrankungen verschiedenster Ursachen. Beobachtet wurde ebenfalls eine antiallergische und immunstimulierende Wirkung.

Äußerlich kommt die adstringierende und desinfizierende Wirkung in Form eines heilsamen Gurgelpräparates bei Entzündungen der Mund- und Rachenschleimhaut zur Geltung. In der Volksheilkunde tupft man die Tinktur verdünnt mittels eines weichen Tuches zur schnelleren Abheilung auf Wunden, Verbrennungen oder Erfrierungen.

Der Begriff »gerben« bzw. Gerbstoff stammt aus der Verarbeitung von Tierhäuten. Ohne pflanzliche Gerbstoffe gäbe es kein geschmeidiges und haltbares Leder. Traditionell wird mancherorts noch immer Tormentillrot zum Gerben und Rotfärben verwendet.

REZEPTE

Kaltansatz

½ TL frisch zerriebene Tormentillwurzel mit 1 Tasse kaltem Wasser ansetzen und zum Kochen bringen. Nach 5 Minuten abseihen. Dreimal täglich 1 Tasse trinken, aber nicht länger als für 1 Woche.

Tee gegen akuten Darmkatarrh

Tormentill, Eichenrinde, Heidelbeeren und Johanniskraut zu gleichen Teilen (z. B. je 25 g) mischen. Je Tasse 1–2 EL der Teemischung für etwa 5 Minuten kochen. Pflanzenteile abseihen. Täglich 1 Tasse (ungesüßt) schluckweise trinken.

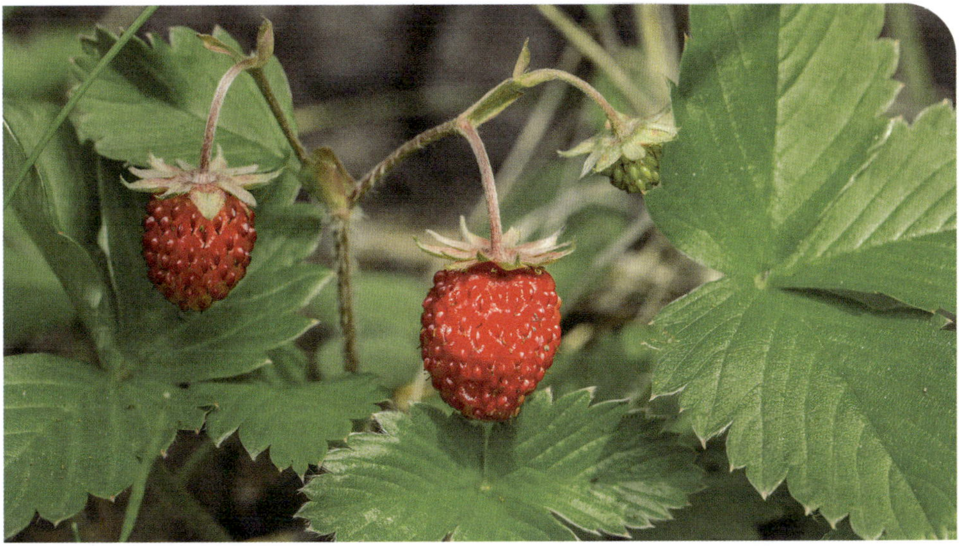

Der berühmte Botaniker Carl von Linné soll sich durch Erdbeeren und Tee aus deren Blättern geheilt haben.

Walderdbeere *(Fragaria vesca)*

Jeder kennt die typisch dreizähligen, grob gezähnten Fiederblätter des unscheinbaren Waldbewohners. Mit jeweils fünf weiß strahlenden Blütenblättchen leuchtet der Bodendecker aus der Familie der Rosengewächse *(Rosaceae)* im Mai und Juni aus dem schattigen Unterholz. Aus dem Blütenboden, der nach dem Verblühen fleischig wird, entsteht aus botanischer Sicht eine Scheinfrucht, die allgemein als Erd*beere* bezeichnet wird. Auf ihr sitzen zahlreiche kleine, glänzende Nüsschen, die die Erdbeersamen enthalten. Abgesehen davon, dass die reifen Früchte herrlich schmecken, reich an wertvollen Mineralien und Vitamin C sind und ganz nebenbei auch noch schlank machen, kommen in der Naturheilkunde auch die Wurzel – gesammelt vor dem Blattaustrieb – und die Blätter – gesammelt im zeitigen Frühjahr – zur Anwendung.

Die Droge enthält insbesondere Gerbstoffe, die bei Magen- und Darmstörungen helfen. Sollten die Schleimhäute im Mund- und Rachenraum entzündet sein, empfiehlt es sich, mit Walderdbeerenblättertee zu gurgeln. Die Inhaltsstoffe festigen auch das Zahnfleisch und beugen Zahnfleischschwund vor. Sebastian Kneipp verordnete den Tee bei kränkelnden Kindern zur Blutbildung, um ihr allgemeines Wohlbefinden zu stärken und sie ein wenig zur Ruhe zu bringen.

REZEPT

Gesichts-Reinigungsmilch

200 g frische, gewaschene Walderdbeeren mit 125 ml Milch pürieren. Täglich morgens und abends mit dem Wattebausch auftragen und mit lauwarmem Wasser abspülen.
Die Lotion hält sich im Kühlschrank etwa 2 bis 3 Tage.

Wegwarte *(Cichorium intybus)*

auch bekannt als Blaue Distel, Sonnenwirbel, Wegleuchte, Zichorie

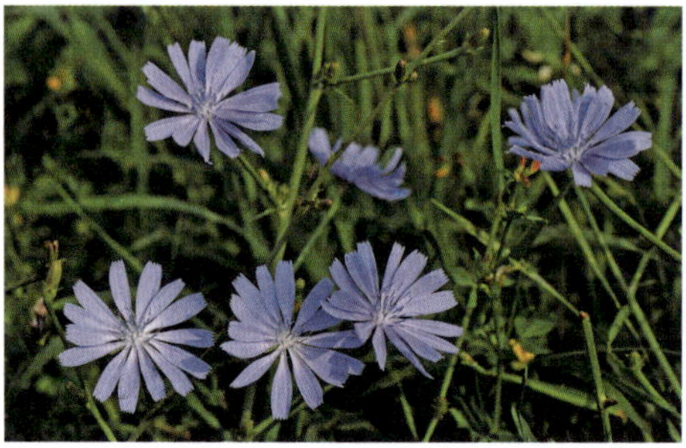

Die blau leuchtende Wegwarte soll helfen, Hindernisse des Lebens zu überwinden.

Hingebungsvolle, treue Liebe, die oftmals auch vergeblich sein kann, das symbolisiert die Wegwarte in vielen Mythologien und Märchen. Eine am Wegesrand auf ihren Geliebten wartende Jungfrau wurde einst in dieses blaue Wunder verwandelt. Und wenn Sie noch auf die große Liebe warten, dann legen Sie sich ein paar Blüten unters Kopfkissen, denn dann wird Ihnen Ihr zukünftiger Geliebter im Traum erscheinen.

Blaue Blüten sind im Pflanzenreich selten. Umso auffälliger ist die Zichorie, die als Vertreterin der Körbchenblütler *(Asteraceae)* mit ihrem himmelfarbenen Sonnenrad an Wegesrändern, Böschungen oder Brachland steht und wartet. Der kantige, hohle, rauhaarige und sich sparrig verzweigende Stängel trägt im unteren Bereich fiederschnittige und im oberen Bereich lanzettliche Blätter. Wenn die Blüten bei schlechtem Wetter oder nachmittags geschlossen sind, übersieht man das unscheinbare Sträuchlein schnell. Das Kraut wird zur Zeit der Blüte im Juli gesammelt, die Wurzel darf noch bis September wachsen.

Bitterstoffe und Inulin zählen zu den Hauptwirkstoffen, die schwach appetitanregend und verdauungsfördernd sind. Gestörten Gallenfluss bringen sie wieder in Gang, bei Leberproblemen gleichen sie aus und Verdauungsbeschwerden beugen sie vor. Die Wegleuchte ist im Geschmack so mild, dass sogar Kinder zu einem Schluck Tee überredet werden können.

Die gerösteten Zichorienwurzeln werden heute wieder im Zuge der bewussten Ernährung zu einem Kaffee-Ersatz gebraut.

REZEPTE

Sirup gegen Verstopfung

Wurzel, Blätter und Blüten in ein Gefäß geben und zerquetschen, um insgesamt 500 ml Pflanzensaft zu erhalten. Den Saft mit 500 g Zucker vermischen und bei geringer Temperatur simmern lassen, bis der Saft zu einem Sirup eingedickt ist. Bei Verstopfung helfen 2 TL des Sirups auf nüchternen Magen am Morgen.

Galle-Tee

30 g Pfefferminzblätter, 30 g Schafgarbenkraut, 20 g Wegwartenblüten und 20 g Mariendistel vermischen. Je Tasse 1–2 TL mit kochendem Wasser aufgießen, etwa 5 Minuten ziehen lassen und nach dem Essen trinken.

Tee gegen Kopfschmerzen

20 g Thymian, 15 g Tausendgüldenkraut, 10 g Wegwarte und 10 g Majoran mischen. 1 EL der Teemischung mit 250 ml kochendem Wasser übergießen und 10 Minuten ziehen lassen. Dann die Pflanzenteile abseihen und nach Belieben mit Honig süßen. Täglich 1 Tasse davon trinken.

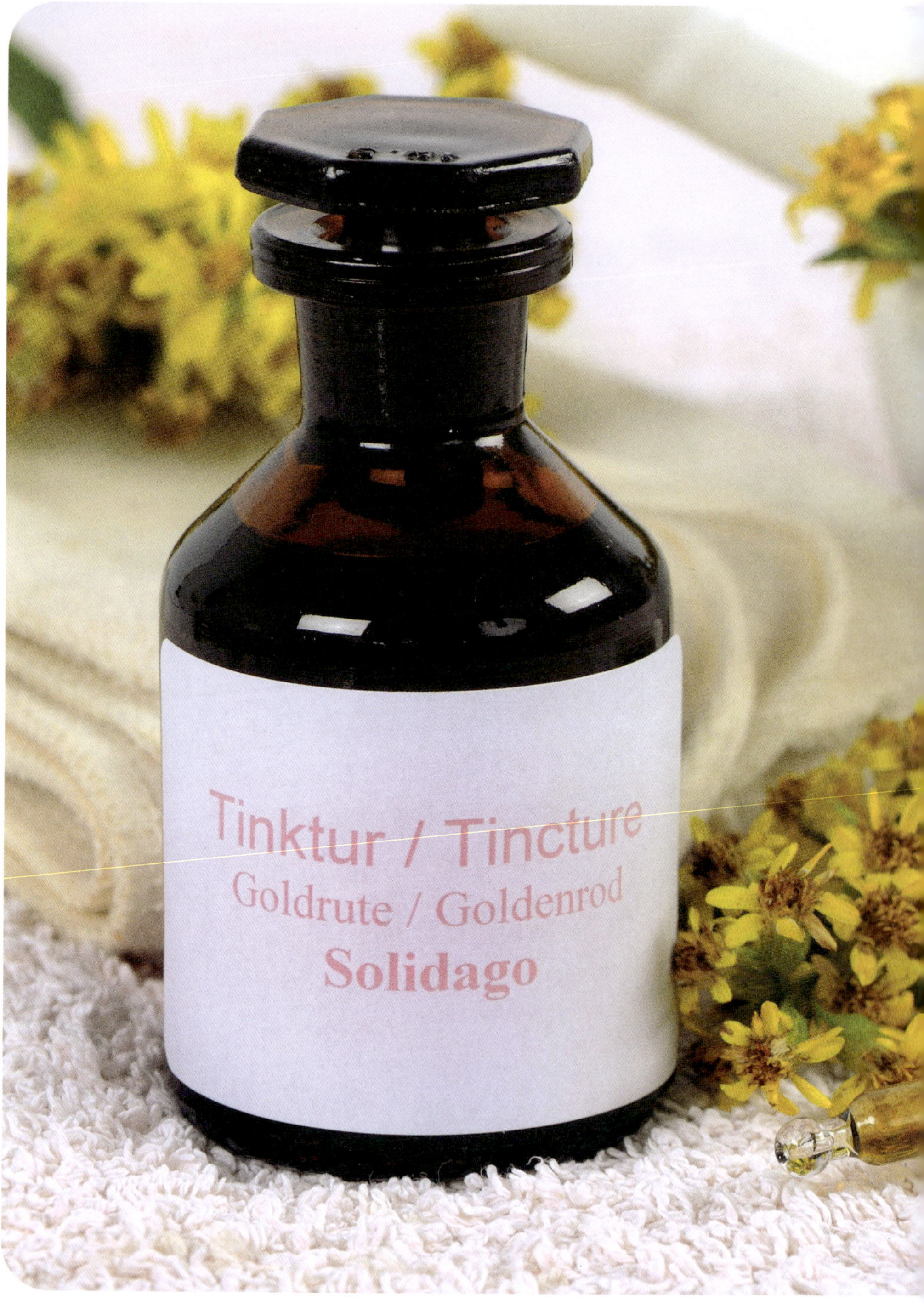
Tinktur / Tincture
Goldrute / Goldenrod
Solidago

Blut, Niere und Harnwege

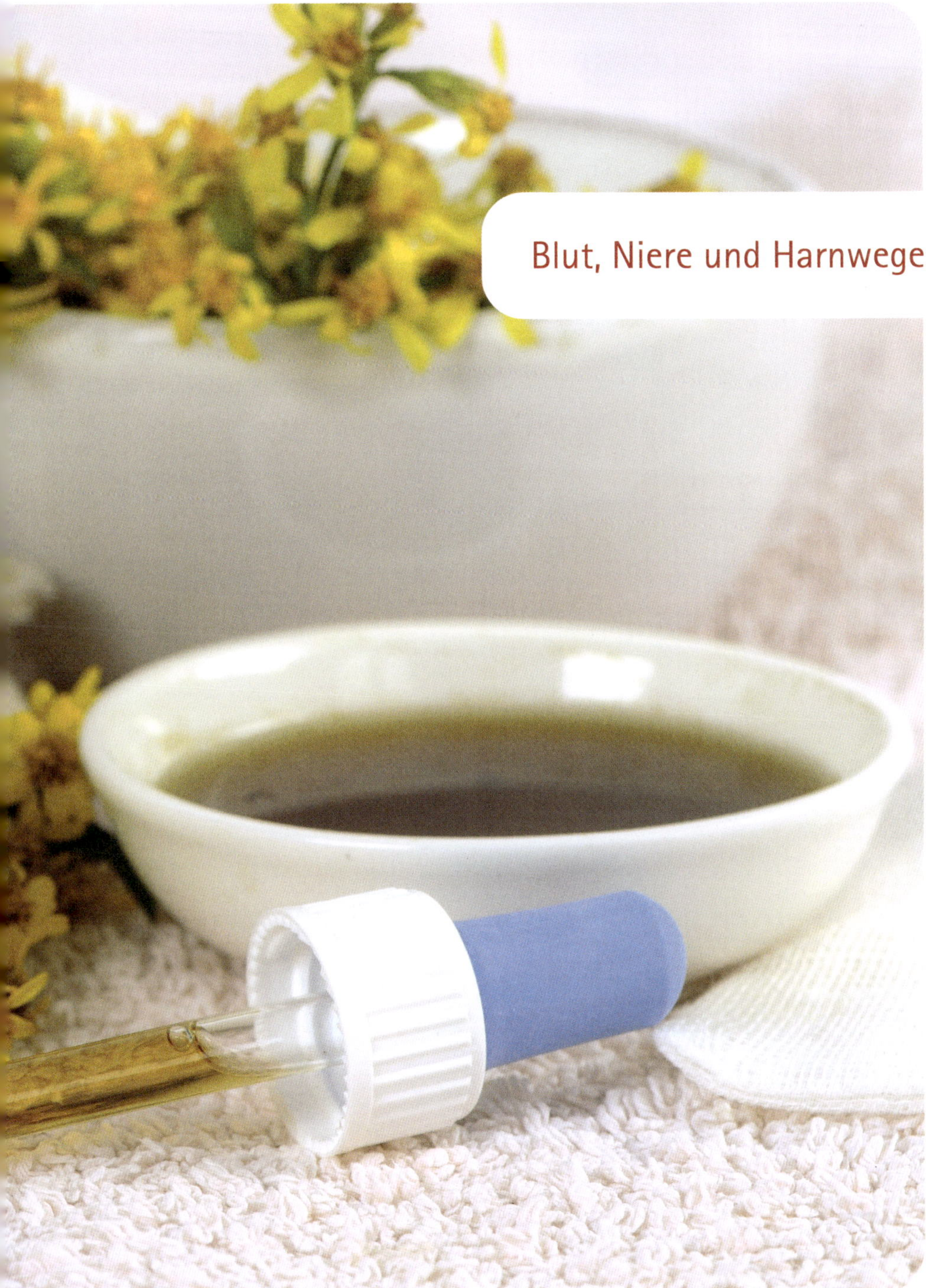

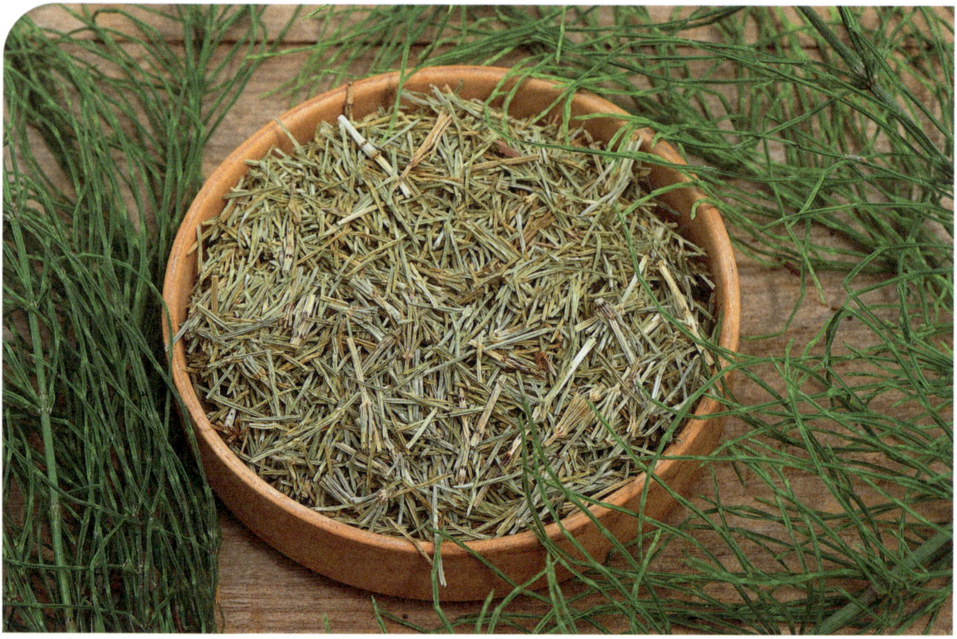

Aus getrocknetem Ackerschachtelhalm lässt sich ein wunderbarer Blutreinigungstee zubereiten.

Ackerschachtelhalm *(Equisetum arvense)*

auch bekannt als Katzenwedel, Pferdeschwanz, Scheuerkraut, Zinnkraut

Kaum vorzustellen, wie vor 400 Millionen von Jahren Verwandte unseres heute gerade kniehoch werdenden Ackerschachtelhalms zu gigantischen Baumriesen heranwuchsen und Teile unseres Planeten mit Wäldern bedeckten. Unser filigraner rezenter Vertreter erinnerte im Mittelalter die Anhänger der Signaturenlehre an die Luftröhre und ihre Verzweigungen, sodass man ihn hauptsächlich bei Husten und Lungenleiden einsetzte.

Aus der Entfernung sehen die grünen Sommertriebe mit ihren in Etagen angeordneten Quirlen ein wenig wie Miniatur-Tannenbäumchen aus. Beim genaueren Betrachten jedoch kann man den genauen Aufbau wunderbar studieren: Versuchen Sie einmal, jeweils ein Quirlstockwerk vorsichtig aus seinem darunterliegenden Sprossabschnitt herauszuziehen, sie stecken schachtelartig ineinander.

Ende März schießt ein heller, hutförmiger Trieb mit braunen Flecken an der Spitze aus der Wiese. Dies ist kein Pilz, sondern der Frühjahrsspross des Ackerschachtelhalms, in dem die Sporen für die Vermehrung gebildet werden.

Seinen zweiten Namen Zinnkraut verdankt das Kraut seiner Kieselsäure, die Metallgeschirr wieder glänzen lässt. Zusammen mit den Flavonoiden ist sie für die medizinische Wirkung verantwortlich, die Pfarrer Kneipp wiederentdeckte. Ackerschachtelhalm ist schwach harntreibend und fördert die Ausscheidung von Stoffwechselprodukten. Bei bakteriellen Infektionen oder Entzündungen in den ableitenden Harnwegen spült er Niere und Blase durch, schwemmt Nierengrieß aus und verbessert Gicht und rheumatische Beschwerden. Die Kieselsäure ist aber auch Bestandteil unserer Zellwände. Sie festigt Bindegewebe, brüchige Nägel und Haare, fördert die Elastizität und unterstützt den Heilungsprozess bei lästigen Nagelbettentzündungen, unreiner Haut und Akne. Von großem Nutzen ist sie bei Bandscheibenschäden oder Sehnen- und Bänderverletzungen. Zur Durchspülung eignet sich eine Tee-Kur, parallel dazu oder für schlecht heilende Wunden empfehlen sich Umschläge oder Bäder.

Sammeln Sie aber nicht an einem sumpfigen Ort im Wald, um nicht aus Versehen die ungeeigneten oder gar giftigen Wald-, Sumpf- oder Teichschachtelhalme zu ernten, sondern spazieren Sie an trockenen Äckern entlang. Dort gedeiht der Katzenwedel als »schwer ausrottbares Unkraut«, seine oberirdischen Teile können von Mai bis August geschnitten werden.

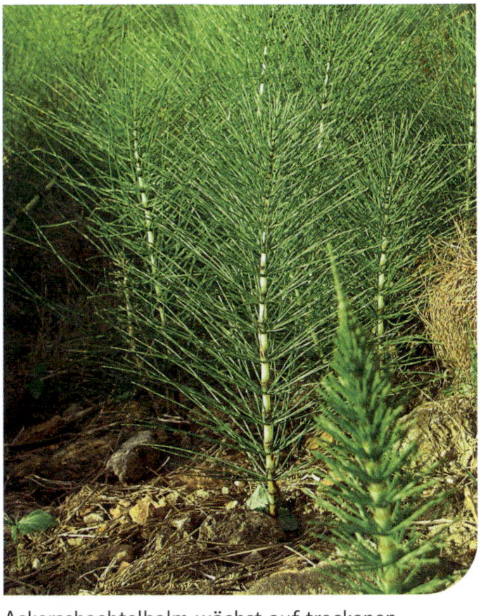

Ackerschachtelhalm wächst auf trockenen, steinigen Böden.

»Die Natur ist die beste Apotheke.«

Sebastian Kneipp (1821–1897)

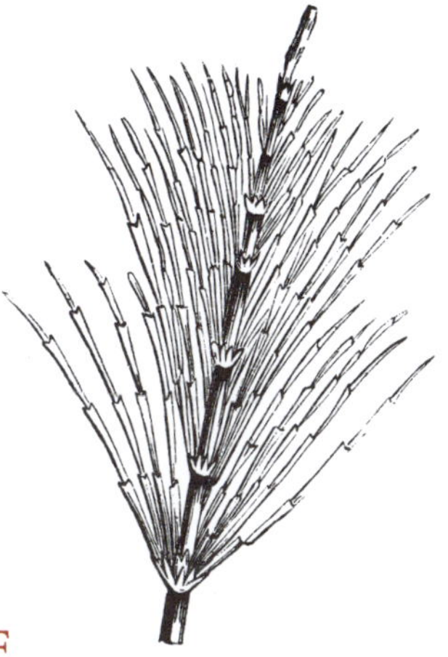

Schachtelartig sind die einzelnen Stockwerke mit den sogenannten Mikrophyllen ineinandergesteckt.

REZEPTE

Ackerschachtelhalmtee

1 EL getrocknetes Schachtelhalmkraut in 150 ml Wasser geben, für 15 Minuten zum Kochen bringen und weitere 20 Minuten ziehen lassen. Pflanzenteile abseihen und nach Belieben mit Honig süßen.

Über-Nacht-Ansatz

5 EL getrocknetes Schachtelhalmkraut in 1 l Wasser über Nacht ansetzen, danach noch für 30 Minuten kochen und abgießen. Entweder mehrmals täglich zwischendurch 1 Tasse trinken oder sterile Umschläge darin tränken.

Antitranspirant-Fußpuder

Getrockneten Ackerschachtelhalm, Salbei und Minze zu gleichen Teilen (z. B. je 25 g) vermischen und im Mörser zu feinem Puder zermalmen. Jeden Tag etwas von dem Puder in die Schuhe geben, das vermindert die Schweißbildung an den Füßen.

Birke *(Betula pendula)*

Was wären die nordischen Völker ohne ihren zauberhaften Weltenbaum – die Birke? Sie ist Symbol für wiederkehrendes Leben, Jugendlichkeit und Fruchtbarkeit. Wenn im zeitigen Frühjahr die Blätter das Licht erblicken, kehrt die Lebensenergie nach dem langen Winter wieder in alle Lebewesen zurück. Zur Feier trug man frisch ausschlagende Bäumchen ins Dorf, eine Tradition, die wir heute noch durch das Aufstellen von geschmückten Maibäumen pflegen. Die Heilpflanze steht heute mehr denn je im Fokus der medizinischen Wissenschaft: Der Inhaltsstoff Betulin kann nachweislich die Zellteilung von Hauttumoren stoppen.

Auch für den naturkundlich unbedarften Laien unverkennbar weiß leuchtet die Rinde weit durch die Landschaft. Bei stattlichen Exemplaren an trockenen Standorten mit hängenden, rötlichbraunen und warzig bedeckten Ästen handelt es sich in der Regel um die Hängebirke. Die Moorbirke *(Betula pubescens)* dagegen wird nicht ganz so hoch, die Zweige sind behaart und ohne warzige Drüsen. Gesammelt werden können die jungen, dreieckigen, am Rand doppelt gesägten Blätter von beiden Vertretern der Birkengewächse *(Betulaceae)* zwischen Mai und Juni.

Birkenblätter und -knospen enthalten Flavonoide, Saponine, Gerbstoffe, wenig ätherische Öle und Ascorbinsäure. Diese Zusammensetzung vermehrt nachweislich die Harnbildung und Wasserausscheidung. Somit ist die Droge insbesondere als Durchspülungstherapie bei Infekten der Harnwege, zur Vorbeugung bei Nierengrieß oder einfach nur als den Stoffwechsel ankurbelnde Frühjahrskur beliebt. Der Körper entledigt sich schneller seiner Abfallprodukte und entgiftet dabei, was sich auch auf Gicht, Rheuma und Hautleiden positiv auswirkt.

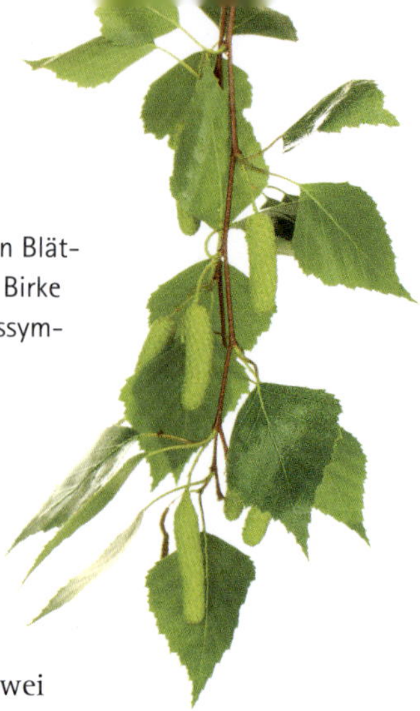

Die zartgrünen Blätter ließen die Birke zum Frühjahrssymbol werden.

Trinken Sie aber für den besseren Abtransport noch rund zwei Liter Flüssigkeit zusätzlich.

Bei den Herren, die mit Haarausfall zu kämpfen haben, steht Birkenwasser hoch im Kurs. Dazu wird der Stamm angeritzt und ein kleines Auffanggefäß unter die Wunde gehängt. Jetzt heißt es Geduld haben, denn

REZEPTE

Rheumatee

25 g Birkenblätter, 25 g Goldrute, 25 g Brennnesselwurzel und 25 g Weidenrinde mischen. Je Tasse 1 TL der Mischung verwenden und mit kochendem Wasser überbrühen, 7 Minuten ziehen lassen. Davon täglich 1 bis 2 Tassen als Kur 2 bis 3 Wochen lang trinken.

Erfrischendes Gesichtswasser

50 g Birkenblätter in 1 l Wasser aufkochen und etwa 15 Minuten köcheln lassen. Abseihen und in einer verschließbaren Flasche im Kühlschrank aufbewahren, hält sich etwa 5 Tage. Morgens und abends das Gesicht mit dem Gesichtswasser abreiben, das sorgt für einen frischen Teint.

es dauert schon ein Weilchen, bis ein paar Milliliter zusammengelaufen sind. Dieses Wunderwasser stärkt beim Einmassieren die Kopfhaut, lässt Schuppen verschwinden und die Haare wieder sprießen. Getrunken steigert es spürbar die Vitalität und bringt verloren geglaubte Lebensgeister zurück. Wussten Sie schon von Birkenspaghetti? Die innere Rinde, das faserige Kambium, wurde von nordamerikanischen Indianern als Notnahrung wegen seines hohen Vitamin-C-Gehaltes sehr geschätzt!

Brennnessel *(Urtica dioica)*

auch bekannt als Haarnessel, Hanfnessel, Nesselkraut, Scharfnessel, Tausendnessel

Kaum eine Pflanze wurde mehr mit Missachtung gestraft als die Brennnessel. Hat sie doch keine hübschen Blüten aufzuweisen, ist höchstens als Faserlieferant vonnutzen und brennt auch noch unangenehm. Zum Glück haben sich die Naturheilkundigen auf der Suche nach Heilmitteln nicht vom Äußeren abschrecken lassen. Die Brennnesseln, sowohl die Große *(Urtica dioica)* als auch die Kleine *(U. urens)*, haben sich mit ihren Blättern, Blüten und Wurzeln mittlerweile über Jahrtausende hinweg als Diuretikum bewährt.

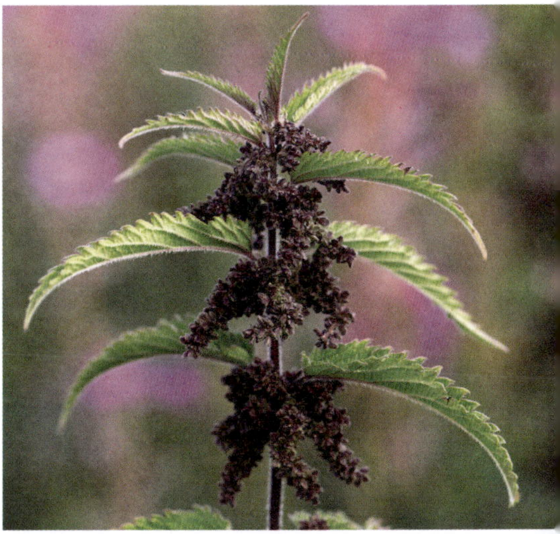

Brennnesseln sind typische Stickstoffzeigerpflanzen.

Verbreitet sind die Brennnesseln an Wegesrändern, Gebüschen, zwischen Betonplatten und in Asphaltritzen fast überall auf der Welt. Während die Große bis nahezu 2 m hoch werden kann, erreicht ihre kleine Schwester gerade 40 cm. Wer die beiden sicher unterscheiden können möchte, betrachtet die Blüten näher: Bei *Urtica dioica* sind jeweils die männlichen und die weiblichen Blüten auf unterschiedlichen Individuen zu finden, *U. urens* dagegen bildet zwittrige Blüten. Gemeinsam ist beiden, dass sie an Stängeln und Blättern über Brennhaare verfügen, deren Köpfchen bei Berührung abbrechen und eine juckreizauslösende Flüssigkeit abgeben. Nach diesem Erscheinungsbild der Quaddeln ist auch eine nicht seltene Hautkrankheit benannt: die Nesselsucht oder Urtikaria. Zum Ernten des Krautes ohne verholzte Teile zwischen Mai und Juli empfehlen sich nicht nur Handschuhe, sondern auch ein Schutz für die Beine!

Das Kraut enthält Gerbstoffe, Vitamine, Mineralsalze, Kieselsäure und Histamine. Gemeinsam wirken die Substanzen blutstillend, herzkräftigend und harntreibend. Für die gesteigerte Wasserausscheidung ist vor allem der hohe Mineraliengehalt an Kalium verantwortlich. Bei einer Durchspülungskur vorbeugend gegen Nieren- und Blasensteine kommt der Effekt aber nur zur Geltung, wenn gleichzeitig für eine hohe Flüssigkeitszufuhr mit Wasser oder verdünnter Brühe

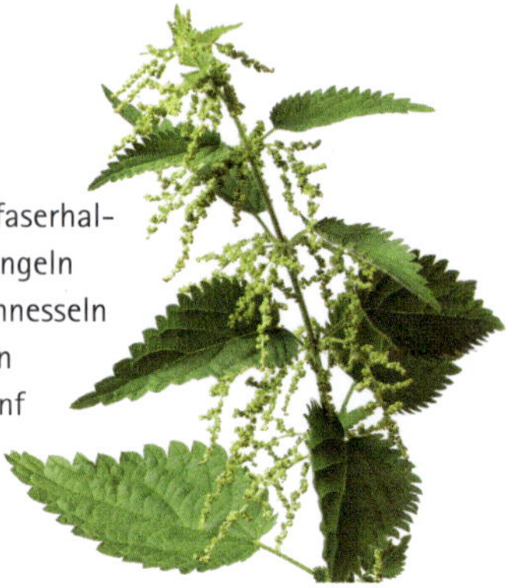

Aus den faserhaltigen Stängeln der Brennnesseln stellt man Nesselhanf her.

gesorgt wird. Brennnesseltee hilft wegen entzündungshemmender Stoffe auch gegen Rheuma, Gicht, entzündete Gelenke, Gelenkerkrankungen, Hautunreinheiten und Leberbeschwerden. Insbesondere die Wurzel eignet sich zur Behandlung von Beschwerden bei beginnender gutartiger Prostatavergrößerung.

Wirklich tapfer ist, wer als Frühjahrskur morgens nach dem Aufstehen ein kleines Gläschen frisch gepressten Brennnesselsaft zu sich nimmt.

REZEPTE

Brennnesselwasser
Frische Brennnesseltriebe mit kaltem Wasser übergießen und 2 Stunden ziehen lassen. Über den Tag verteilt trinken oder zum Kochen verwenden.

Brennnesselöl
Eine Handvoll zartes Kraut im Mörser zerquetschen, mit 300 ml Olivenöl aufgießen und einen Tag in der Sonne ziehen lassen. Anschließend abseihen und dunkel aufbewahren. Davon ein paar Tropfen auf das Brustbein und die Schläfen einreiben, und schon funktionieren die grauen Zellen wieder besser!

Teemischung gegen Haarausfall
15 g Brennnessel, 10 g Klettenwurzel, 10 g Kamille, 15 g Brombeere, 10 g Majoran mischen. 1 EL der Mischung mit 250 ml kochendem Wasser übergießen, 10 Minuten ziehen lassen, abseihen, dreimal täglich eine Tasse trinken.

Goldrute *(Solidago virgaurea)*

auch bekannt als Fuchsschwanz, Himmelbrand, Petrusstab, Schoßkraut

Die goldene Jungfrau, so lautet der botanische Name wörtlich übersetzt, war ursprünglich den Frauen gewidmet, denn ihr Hauptanwendungsgebiet ist eine Beschwerde, unter der schon immer hauptsächlich Damen zu leiden haben – die Blasenentzündung. Doch auch Männer haben mit Harnwegsproblemen zu kämpfen, und auch für sie ist eine Behandlung mit dem Goldrutenkraut durchaus sinnvoll. In der Antike war das Heilmittel nicht bekannt, erst im Mittelalter begann man, alle ableitenden Organe mit Teezubereitungen damit durchzuspülen. Wenn es an lichten Stellen im Wald, an Bahndämmen oder auf Weiden in Hüfthöhe an sonnigen Tagen im Spätsommer üppig goldgelb leuchtet, steht man meist vor einem Bestand des Petrusstabes. Auf den rutenförmigen Stängeln thront eine reich verzweigte, leicht aromatisch duftende Rispe aus goldgelben, nur 1–2 cm messenden Blütenkörbchen *(Asteraceae)*. Jedes Körbchen wiederum trägt in seinem Inneren zahlreiche kurze Röhrenblüten, die von einem Strahlenkranz aus Zungenblüten überragt werden. Am Stängel entlang sitzen wechselständig elliptische, gezähnte Blätter. Verwendet werden hauptsächlich Blätter und

Blüten, sie enthalten am meisten wertvolle Heilstoffe.

Flavonoidglykoside, Saponine, ätherische Öle, Gerb- und Mineralstoffe unter anderem machen das Schoßkraut zum Mittel der Wahl bei Nierenproblemen. Sie steigern die Leistung des Organs, hemmen Entzündungen, treiben Steine und den Harn, lösen Krämpfe und lindern somit Schmerzen. Sogar eine antibakterielle und immunsteigernde Wirkung wurde nachgewiesen. Goldrute hilft vorbeugend und bei der Behandlung nahezu aller Harnwegsleiden: bei wiederkehrenden Infekten, Reizblase, Harnverhalten, Steinen und Nierengrieß. Bei einer Durchspülungstherapie – die ohne Nebenwirkungen erfolgt – muss gleichzeitig noch reichlich Flüssigkeit aufgenommen werden.

Wer lieber mehr Abwechslung möchte, kann gerne auch auf die Kanadische Goldrute zurückgreifen, die vor einigen Jahrhunderten bei uns eingeschleppt wurde. Im Habitus sind sich die beiden Körbchenblütler sehr ähnlich, aber die einzelnen Blütenköpfchen sind bei der kanadischen Variante wesentlich kleiner. Wie zarte Federbüschel schweben die Blütenstände im Wind. Lediglich bei entzündlichen Erkrankungen wird die echte Goldrute vorgezogen, ansonsten werden beide Arten gleichermaßen eingesetzt.

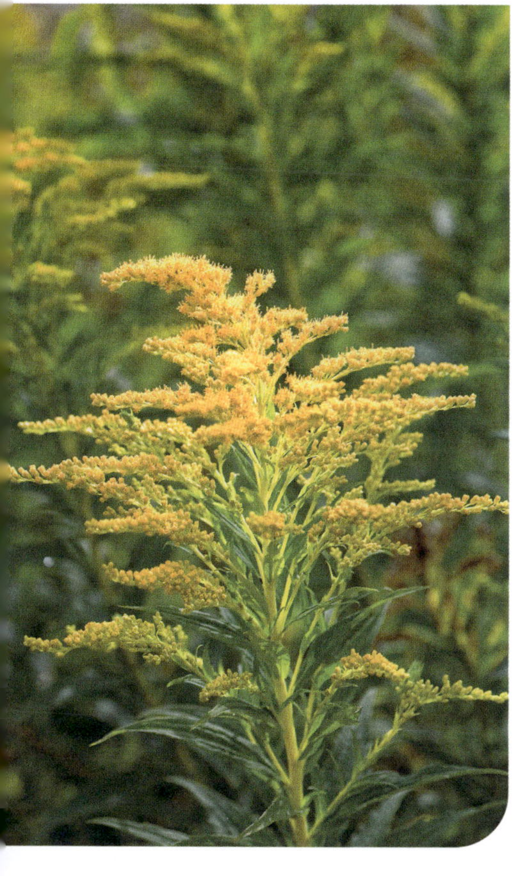

REZEPTE

Harntreibender Tee
50 g Goldrutenkraut, 25 g Hauhechelwurzel, 25 g Süßholzwurzel, 25 g Brennnesselblätter und 25 g Melissenblätter mischen. 1 EL Teemischung pro Tasse mit heißem Wasser überbrühen, zugedeckt 10–15 Minuten ziehen lassen, abseihen. 3 bis 4 Tassen täglich zwischen den Mahlzeiten trinken.

Gichttee
20 g Goldrute, 20 g Mädesüßblüten, 20 g Weidenrinde, 20 g Beinwellwurzel, 10 g Hauhechel und 10 g Arnikablüten mischen. Je Tasse 1 EL der Teemischung mit 250 ml Wasser aufkochen. Nach 5 Minuten Ziehzeit abseihen und nach Belieben mit Honig süßen.

Die leuchtend gelb blühende Wildstaude breitet sich gerne entlang von Bahndämmen aus.

Hauhechel *(Ononis spinosa)*

auch bekannt als Eindorn, Eselskraut, Harnkrautwurzel, Hasenöhrle, Heudorn, Weiberkrieg, Weiberzorn

Die Hauhechel blickt auf eine lange Tradition als Heilpflanze zurück. Dioskurides erwähnt sie als harntreibendes Mittel und empfiehlt eine Abkochung in Essig gegen Zahnschmerzen. Ab dem Mittelalter wurde sie regelmäßig als Droge gegen Steinleiden und Entzündungen in den ableitenden Harnorganen eingesetzt.

Das zart duftende, am Grund verholzte Sträuchlein wird nur selten einen Meter hoch. Nur die unteren Blätter sind kleeblatttypisch dreizählig, weiter oben am ein- oder zweireihig behaarten Stängel sitzen die ovalen, gezähnten Blättchen einzeln. Die Fahne der Schmetterlingsblüte leuchtet im Juni und Juli intensiv rosa, die Spitze des Schiffchens reckt sich stolz in die Höhe und lockt mit verborgenen Schätzen Bestäubertiere zu einem Landeanflug. Möchte man im Herbst die Wurzel für Heilzwecke ausgraben, bringt man besser etwas Geduld mit. Der bis zu 50 Zentimeter tief reichende und stark verzweigte Wurzelstock hat früher die Frauen beim Unkrautjäten nahezu zur Verzweiflung gebracht. Weiberkrieg und Weiberzorn wurden so zu weiteren geläufigen Bezeichnungen.

Die Hauhechel-Droge aus getrockneter Wurzel ist Bestandteil vieler Blasen- und Nierentees. Die Flavonoide, Triterpene und ätherischen Öle lassen Harnwegsinfekte schneller abklingen, erhöhen die Wasserausscheidung und beugen somit der Bildung von Harn- und Nierensteinen vor. Dabei ist immer auf eine ausreichende Flüssigkeitszufuhr zu achten.

In der Volksheilkunde wird die Wurzel mit Erfolg bei rheumatischen Beschwerden, Gicht und Hautproblemen verordnet. Zur Blutreinigung bei Frühjahrs- und Schlankheitskuren ist sie ebenfalls angesagt.

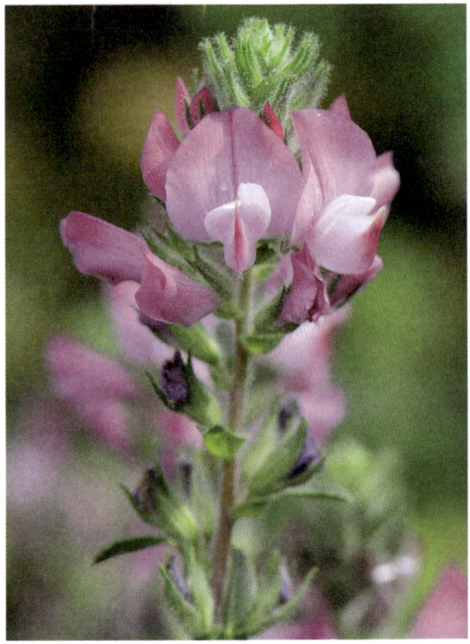

Nur Esel lassen sich nicht von den Dornen abschrecken und verspeisen den Heudorn trotzdem gern.

REZEPT

Wurzeldekokt

Die frische oder getrocknete Wurzel mit kaltem Wasser übergießen, über Nacht ziehen lassen und dann zum Kochen bringen. 3 bis 4 Tassen Tee werden täglich für eine Durchspülungstherapie getrunken. Andererseits eignet er sich auch äußerlich angewendet in Form von Umschlägen oder Waschungen bei juckender Haut. Gegurgelt hilft er gegen Halsschmerzen.

MEINE REZEPTE

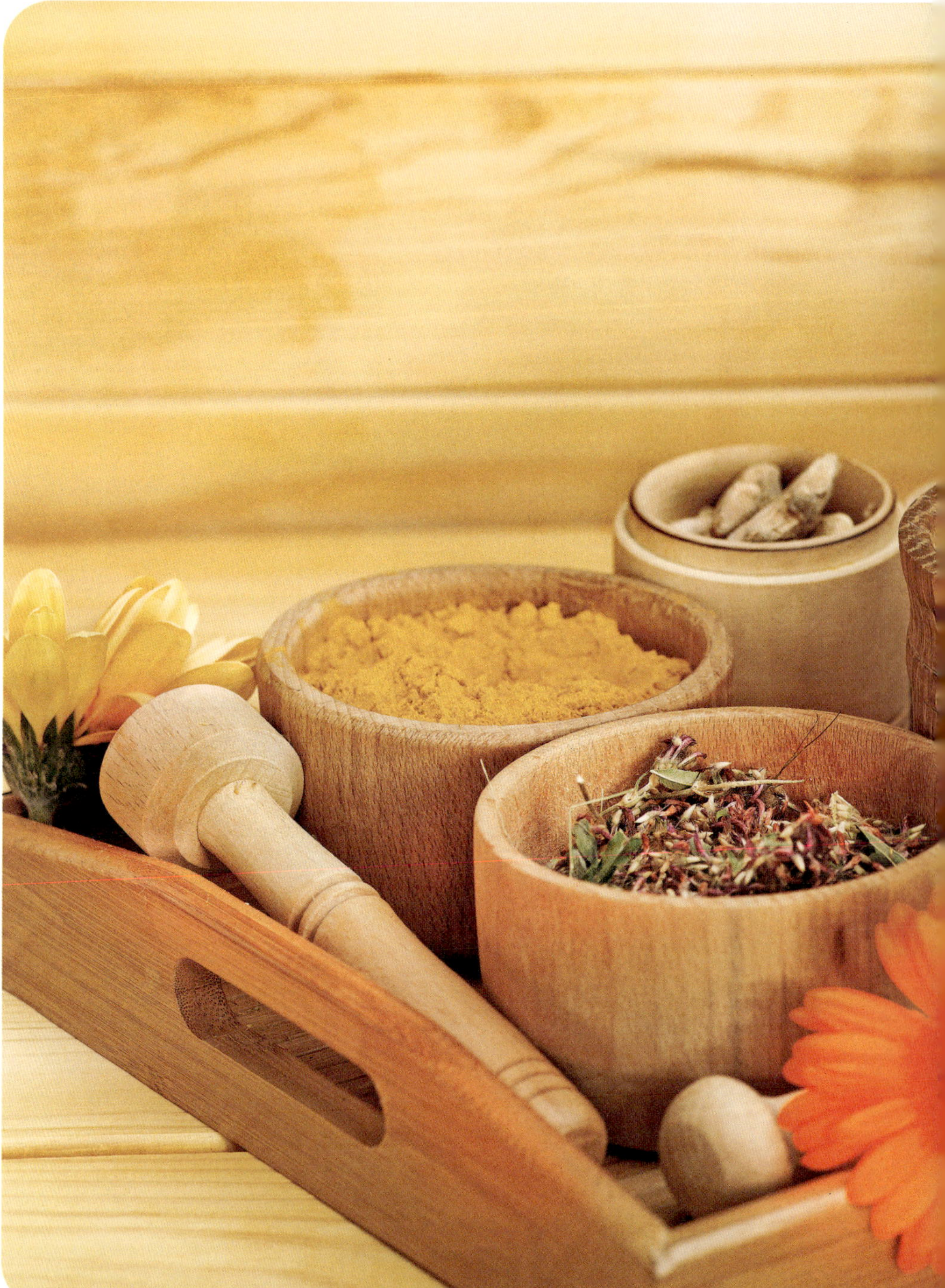

Rheuma, Rückenschmerzen und Verletzungen

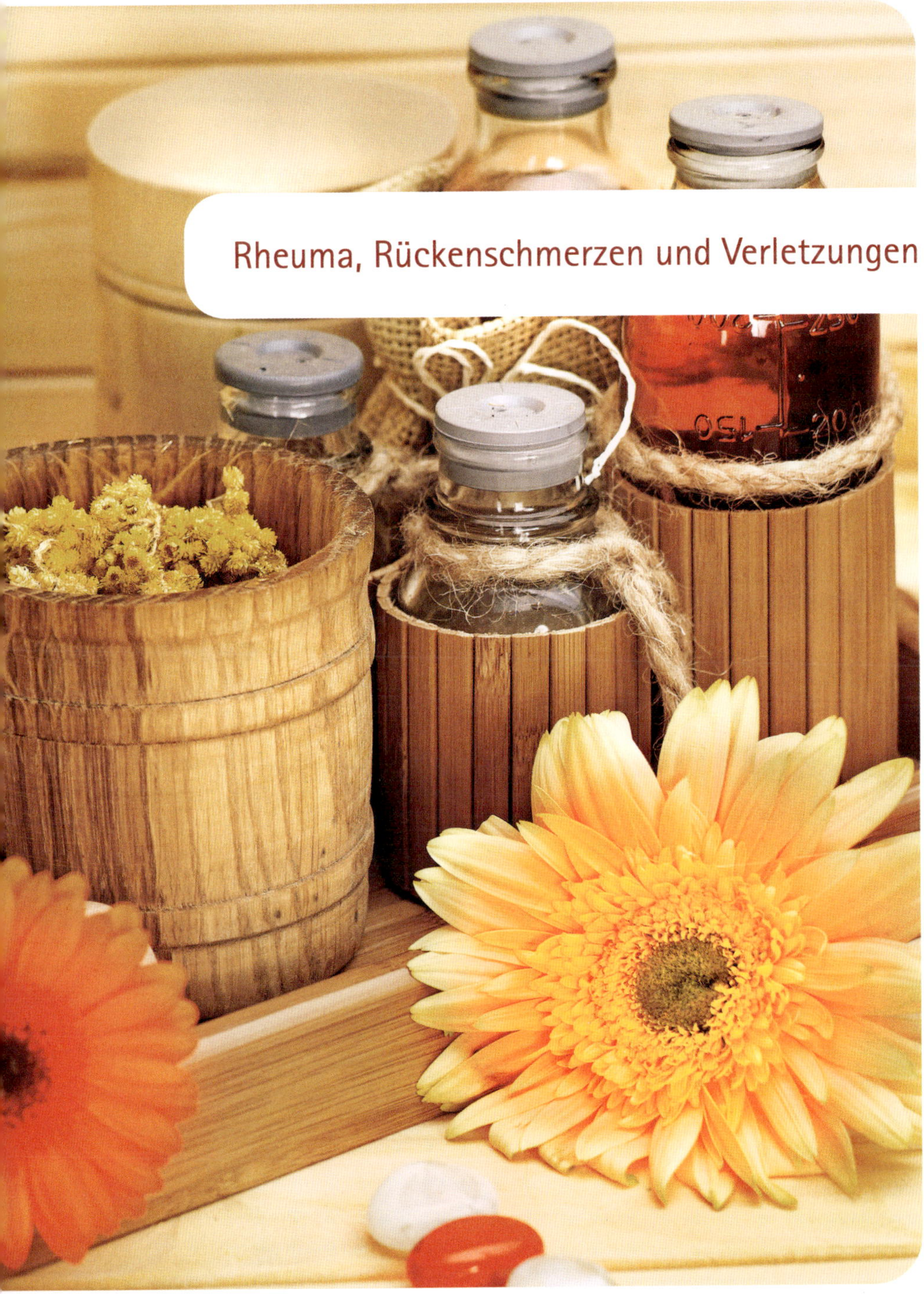

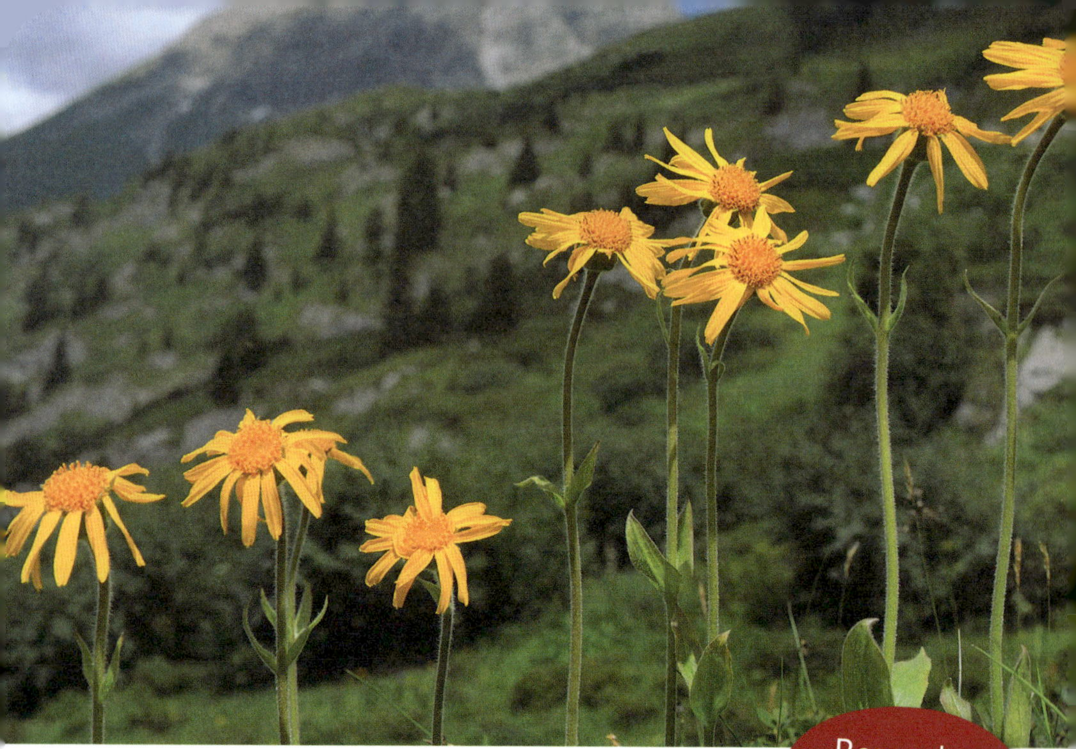

Besonders geschützt!

Arnika *(Arnica montana)*

auch bekannt als Bergdotterblume, Bergwohlverleih, Fallrose, Gamsblume, Kraftrose, Leopardenwürger, Wundkraut

Im Mittelalter galt die güldene Kraftrose als Allheilmittel. Wegen möglicher Auslösung von Herzrhythmusstörungen jedoch verzichtet man inzwischen in der Naturheilkunde auf die innere Anwendung. Nichtsdestotrotz ist das Fallkraut bei unblutigen Verletzungen in Form von Umschlägen oder Einreibungen das Mittel der Wahl.

Auf den ersten Blick leuchten die dottergelben Blütenköpfchen ähnlich wie Ringelblumen. Aber zum einen gedeiht der leicht aromatisch duftende Bergwohlverleih aus der Familie der Korbblütler *(Asteraceae)* an anderen Standorten wie mageren Bergwiesen und moorig-sauren Heideböden, zum anderen entspringt der bis zu 60 cm hohe Stängel einer am Boden anliegenden Blattrosette, nach oben hin sitzen an ihm nur noch vereinzelt gegenständige, eiförmige Blattpaare. Häufig sind Blätter und Stängel drüsig behaart.

Zu den wichtigsten Inhaltsstoffen zählen Bitterstoffe, Flavonoide, ätherische Öle, Polysaccharide und Cumarine. Sie wirken entzündungshemmend und damit schmerzlindernd, ähnlich wie Kortison. Sie steigern die Durchblutung und den Abfluss der Lymphe und reduzieren Schwellungen. Arnika in Form von Umschlägen mit Aufguss oder Einreibungen mit Tinktur wirkt wahre Wunder bei Zerrungen, Quetschungen und diversen stumpfen Sportverletzungen. Wohltuend ist sie ebenfalls bei rheumatischen Beschwerden und Gelenkproblemen. Entzünde-

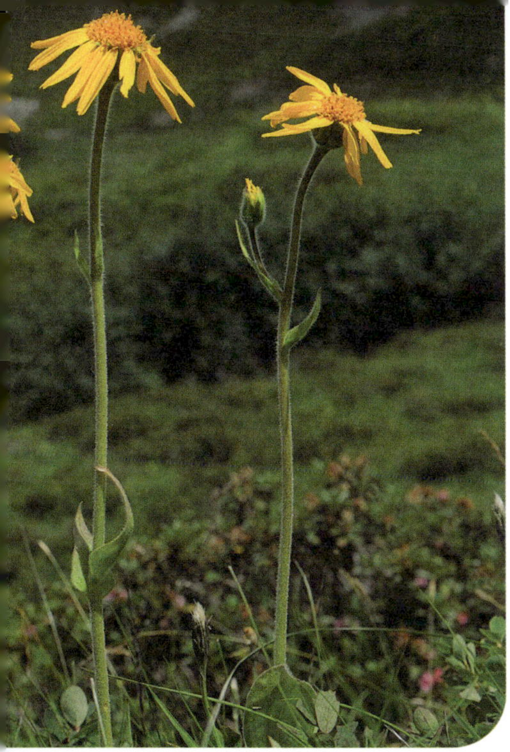

Arnika sieht immer aus, als wäre sie gerade schlecht frisiert.

»Muss ich dies Körbchen hier
voll Kraut und Blumen lesen:
voll Pflanzen gift'ger Art
und diensam zum Genesen.
An vielen Tugenden sind
viele drunter reich,
ganz ohne Wert nicht eins,
doch keins dem andern gleich.
Oh, große Kräfte sind's,
weiß man sie recht zu pflegen,
die Pflanzen, Kräuter, Stein
in ihrem Innern heben.«

Shakespeare, »Romeo und Julia«

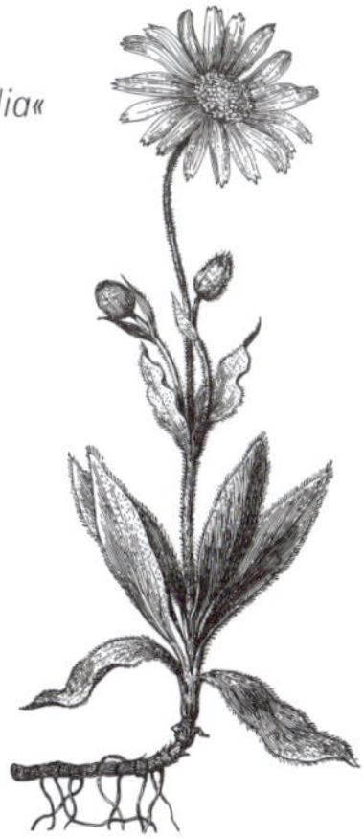

te Insektenstiche oder gereizte Mund- und Rachenschleimhäute heilen schneller ab durch Auftragen von oder Gurgeln mit verdünnter Arnikatinktur. Positive Effekte erzielt das Wundkraut auch bei Veneninsuffizienz und Krampfadern.

Die Bergdotterblume steht auf der Roten Liste der gefährdeten Arten und ist besonders geschützt. Man dürfte theoretisch von einem größeren Bestand einzelne Blätter und Blüten sammeln, aber auf keinen Fall ganze Pflanzen ausgraben. Den Bedarf für die Hausapotheke beschafft man sich besser im Fachhandel, der seine Arzneimittel aus kontrolliertem Anbau bezieht. Vorsicht müssen Allergiker üben, Arnika besitzt ein relativ hohes Allergiepotenzial.

REZEPTE

Arnikatinktur

Getrocknete Blüten mit Weingeist oder Korn aufgießen, verschlossen 1 bis 2 Wochen ziehen lassen und dabei gelegentlich schütteln. Danach abseihen, hält sich für mehrere Jahre, muss für Umschläge und Einreibungen 1:10 verdünnt werden.

Herz- und Kreislauftee

20 g Arnikablüten, 20 g Schlüsselblumenblüten, 20 g Weißdornblätter und -blüten, 20 g Rosmarinblätter und 20 g Melissenblätter mischen. Je Tasse 1–2 TL mit 250 ml kochendem Wasser übergießen. 10 Minuten bedeckt ziehen lassen. Dreimal täglich 1 Tasse zwischen den Mahlzeiten warm trinken.

Beinwell *(Symphytum officinale)*

auch bekannt als Beinwurz, Bruchkraut, Hasenlaub, Himmelsbrot, Schadheilwurzel, Wallwurz

Wenn die Knochen, also das »Gebein«, wieder zusammenwachsen – »zusammenwallen« – sollen, dann benötigt man nur »Beinwell«, glaubt man der mittelalterlichen Naturheilkunde in Bezug auf Knochenbrüche und schlecht heilende Wunden. Diese traditionelle Anwendung des Bruchkrautes war wegweisend für die heute wissenschaftlich belegbare Therapie in Form von äußerlich angewendeten Salben und Auflagen bei Quetschungen, Prellungen und Verstauchungen.

Der mehrjährigen, bis zu einem Meter hoch wachsenden Staude stehen überall die Haare zu Berge, wie es bei allen Angehörigen der Familie der Raublattgewächse *(Boraginaceae)* üblich ist. Die grundständigen, fleischigen Blätter des Wiesen- und Wegrandbewohners stehen in langen, großen Büscheln. Die bis 25 cm langen Laubblätter entlang des kantigen, hohlen Stängels verjüngen sich nach unten zu geflügelten Blattstielen, deren Flügel bis zum nächsten Blatt herablaufen. Wenn sich der im jungen Zustand wie ein Bischofsstab eingewickelte Blütenstand zwischen Mai und Juli entfaltet, laden daran lila gefärbte, 1,5 cm lange, glockige Blüten zahlreiche Hummeln zum Besuch ein. Weiße oder gelbliche Varianten sind nicht selten.

Bei der Ernte achtet man darauf, im März und April möglichst junge Sprosse und Blätter zu sammeln. Die Wurzel darf noch länger wachsen, sie eignet sich auch noch im Herbst zur Verarbeitung. Das in der Heilpflanze enthaltene Allantonin und die Schleimstoffe dürften dafür verantwortlich sein, dass sich verletztes Gewebe schneller regeneriert, Wasser von Wundoberflächen schneller abströmt und somit den mikrobiellen Belag abspült. Sie ist auch ein wunderbares Heilmittel gegen Ekzeme und unreine Haut.

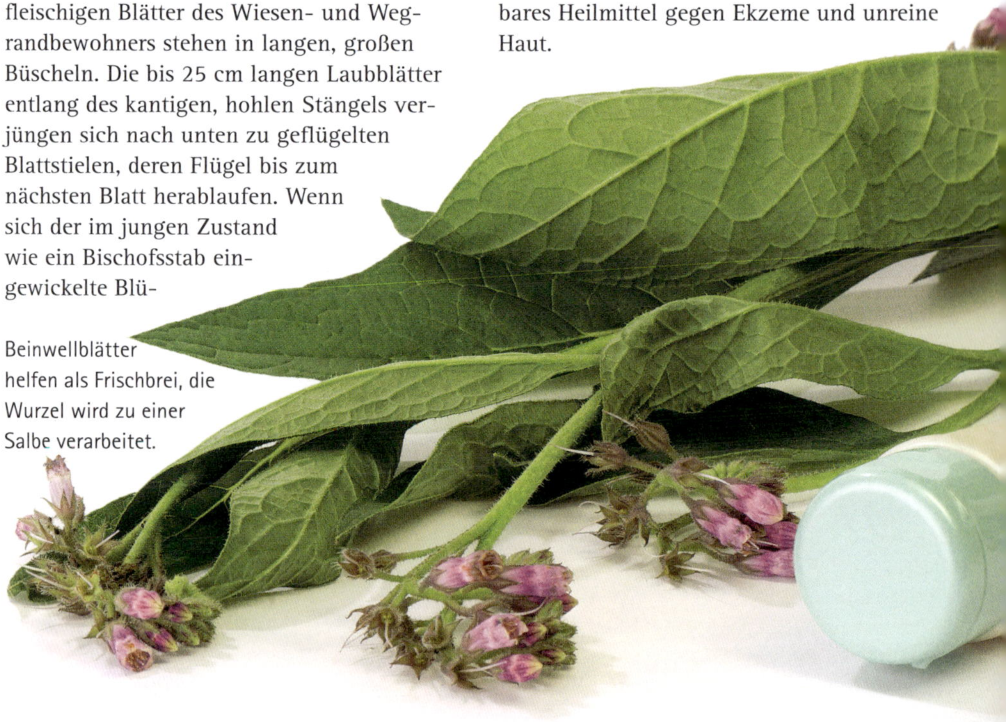

Beinwellblätter helfen als Frischbrei, die Wurzel wird zu einer Salbe verarbeitet.

REZEPTE

Beinwell-Blätterauflage

Frisch gesammelte Blätter werden in einem Mörser angequetscht, anschließend heiß überbrühen. Die noch warmen Blätter (Vorsicht, Verbrennungsgefahr!) zwischen zwei Baumwolltüchern auf den geschwollenen Knöchel legen, mit einem weiteren Tuch fixieren.

Beinwelltinktur

Frisch ausgegrabene Wurzeln werden mehrere Tage bis Wochen an einem dunklen, luftigen Ort getrocknet und anschließend zur Droge fein gemahlen. 100 g gemahlene Droge mit 1 l Alkohol (40 Vol.-%) in eine Flasche füllen, bei Raumtemperatur für 14 Tage stehen lassen, währenddessen mehrmals täglich schütteln.

Beinwellsalbe

500 g Beinwellwurzeln (frisch, gewaschen, gehackt), 500 ml Olivenöl bzw. Johanniskrautöl oder Ringelblumenöl, 70 g Lanolin (Wollwachs), 25 g Bienenwachs, 20 g Sheabutter, 5 g Vitamin E. Als Erstes wird das Lanolin im Topf erhitzt und geschmolzen (Wasserbad), dann wird das Öl eingerührt, danach die Beinwellwurzeln dazugegeben, 20 Minuten knapp unter dem Siedepunkt halten und ausziehen lassen, regelmäßig umrühren. Nachdem sich die Wurzel-Öl-Lanolin-Mischung etwas abgekühlt hat, wird diese durch ein Tuch abgeseiht und ausgedrückt, danach kommt die Mischung wieder in einen sauberen Topf. In einem anderen Topf wird die Sheabutter mit dem Bienenwachs geschmolzen, danach die Wurzel-Öl-Lanolin-Mischung dazugeben und erneut erhitzen, damit sich alles gut verbindet (nicht sieden lassen!). Etwas abkühlen lassen und das Vitamin E einrühren. Beinwellsalbe in steriles Glas abfüllen, im Kühlschrank aufbewahren, bis zu 1 Jahr haltbar.

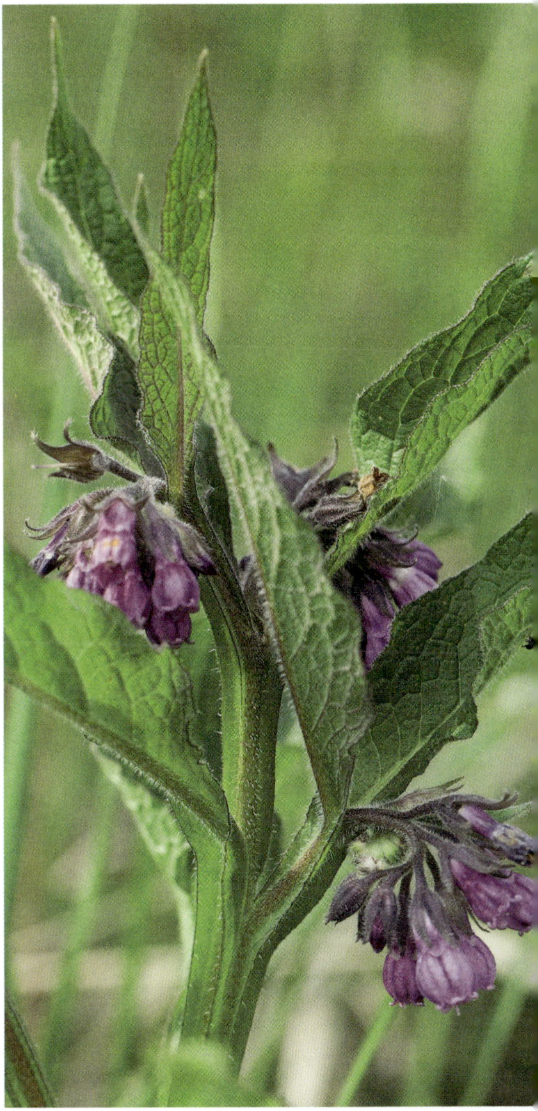

Beinwell ist an den lilafarbenen, glockigen Blüten gut zu erkennen, es gibt aber auch eine gelbe Variante.

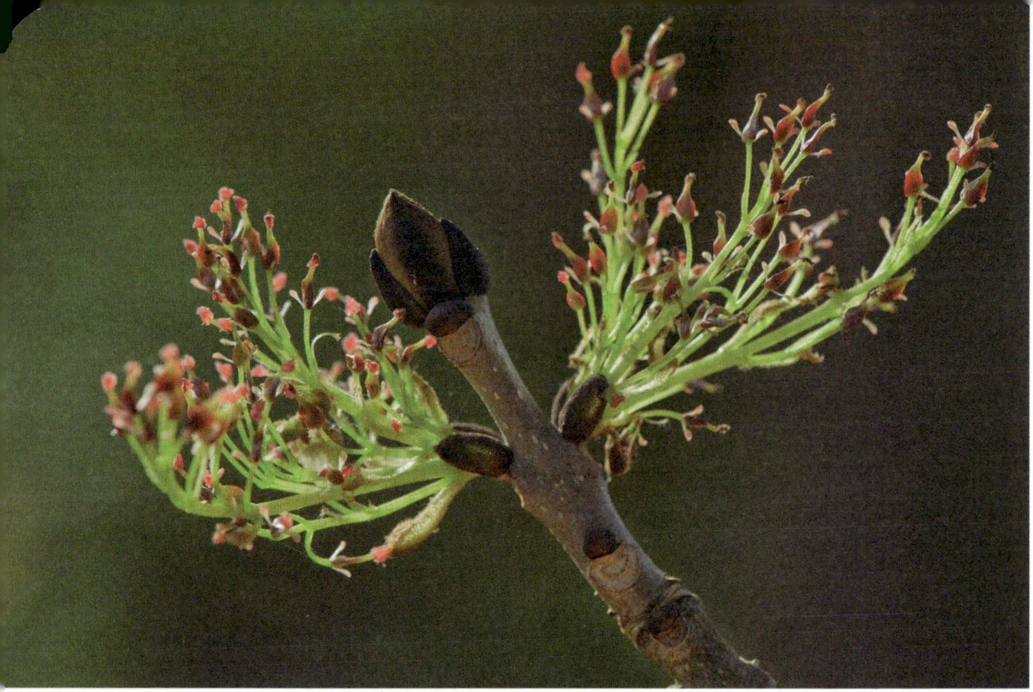

Wenn sich die Natur von Winter auf Sommer umstellt, hilft Eschentee den Stoffwechsel anzukurbeln.

Esche *(Fraxinus excelsior)*

Das bei uns heimische Edelgehölz aus der Familie der Ölbaumgewächse galt bei den nordischen Kulturen als der heilige Weltenbaum. Die Esche stand im Zentrum des Universums und spannte ihre Äste und Zweige wie ein Himmelsdach über die Erde. Glaubt man der Mythologie, so formten die Götter aus ihrem Stamm den ersten Mann. In der Heilkunde schätzten Hippokrates und Dioskurides die wassertreibende und schmerzlindernde Wirkung bei Rheuma.

Eschen können gewaltig groß und über 200 Jahre alt werden. Ihre unpaarig gefiederten Blätter mit bis zu 15 Fiederpaaren erreichen eine stattliche Länge von 30 Zentimetern. Aus den samtigschwarzen Knospen sprießen noch vor dem Laubaustrieb die rispigen Blütenstände, zusammengesetzt aus kleinsten, grünlichen Blüten ohne Kronblätter. Im Herbst erinnern die geflügelten Früchte entfernt an »Nasenzwicker«, sie hängen aber in viel dichteren Büscheln zusammen. Für die Naturheilkunde sammelt man die jungen, aber bereits voll entwickelten

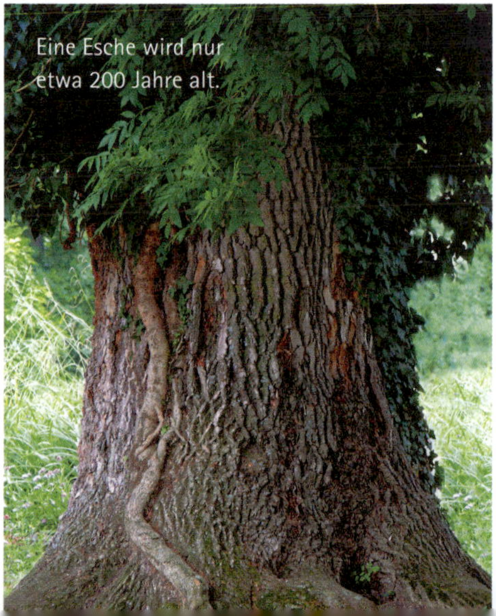

Eine Esche wird nur etwa 200 Jahre alt.

Blätter im Juni und ab September die Samen. Die Rinde zwei- bis dreijähriger Zweige wird im April vorsichtig abgeschält.

Zu den Hauptwirkstoffen zählen Cumarinverbindungen, Gerbstoffe und Iridoide. Sie stillen Schmerzen, hemmen Entzündungen und wirken insbesondere bei Weichteilrheumatismus und chronisch entzündeten Gelenken positiv. Teezubereitungen aus Blättern und Rinde zeigen Erfolg bei Fieber, rheumatischen Erkrankungen, Polyarthritis und Gicht. In der Volksheilkunde setzt man Esche gegen zu hohen Blutdruck, zur Stärkung des Herzens und begleitend bei Diabetes ein. Hildegard von Bingen schätzte vor allem den harntreibenden Effekt. Für eine äußerliche Anwendung werden die Samen in Alkohol eingelegt und mit weiteren Kräutern wie Pfefferminze und Melisse zu einem »Eschengeist« verarbeitet. Einreibungen helfen gegen Rheumaschmerzen und Verspannungen.

Noch eine wichtige Anwendung: Der Pfeil des Liebesgottes Amor war angeblich aus Eschenholz – ein Zweig über oder unter dem Bett bringt Glück!

Eschenblätter besitzen zwischen 9 und 15 Fiederblätter.

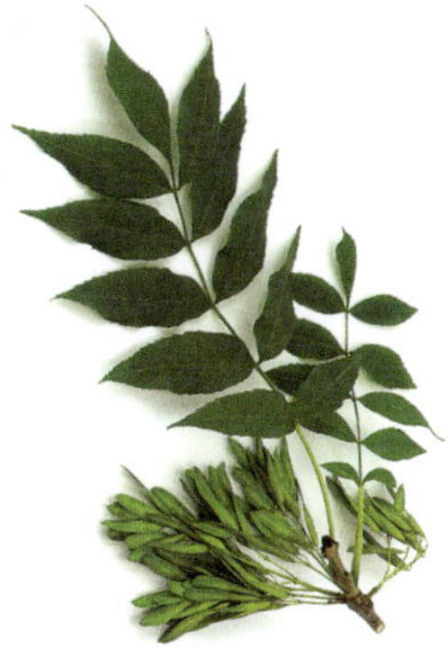

REZEPT

Eschentee

1 EL getrocknete Blätter in 250 ml Wasser aufkochen und 3 bis 4 Minuten ziehen lassen. Blätter abseihen und nach Belieben mit Honig süßen. Bei leichter Verstopfung wirken 3 Tassen täglich abführend. Für ein Handbad bei arthritischen Schmerzen in den Fingern die Dosis an Eschenblättern auf 2–3 EL je 250 ml erhöhen, den Tee abkühlen lassen und die Finger im lauwarmen Wasser einige Minuten baden.

Senf *(Sinapis alba)*

auch bekannt als Gewürzsenf, Gartensenf

Der berühmte Mathematiker Pythagoras folgerte schon über 500 Jahre vor unserer Zeit scharfschlüssig: »Scharfer Senf schärft den Verstand!« Bewiesenermaßen regen die ätherischen Öle des Gewürzes die Durchblutung an, aber ob sie damit auch die Denkleistung erhöhen, bleibt noch zu erforschen.

Ursprünglich eine Kulturpflanze des Mittelmeerraumes, findet man heute in ganz Mitteleuropa verwilderte Exemplare des Weißen Senfs. Wie es sich für einen Vertreter der Familie der Kreuzblütler *(Brassicaceae)* gehört, wachsen die vier bis zu 2 cm

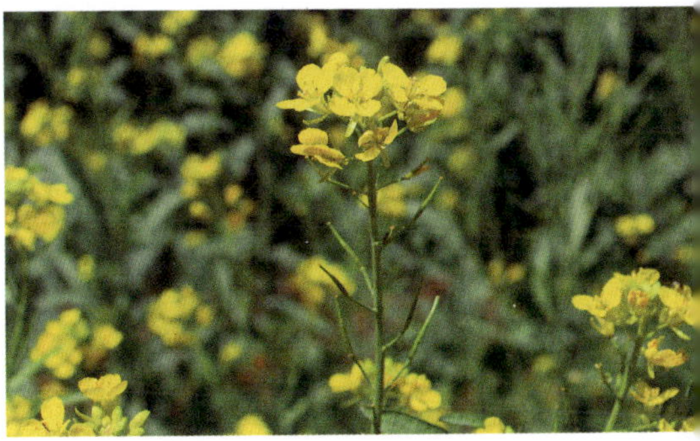

Wie alle Kreuzblütler hat auch Senf vier Kronblätter und kleine Schoten als Früchte.

breiten Blütenblätter in Kreuzform. Ihre zarte gelbe Farbe führte auch zu dem Namen Gelbsenf. Lässt man die Staude wachsen, erreicht sie eine Höhe von über einem Meter. Am kantigen Stängel sitzen gezähnte, oft rau behaarte Blätter mit unterschiedlichsten Formen. Nach der Blütezeit im Juni/Juli wachsen die kleinen kugeligen Samen in waagrecht abstehenden Schoten heran, die bei der Reife an zwei Nähten aufplatzen und vier bis acht weißliche, 2 mm kleine Senfsamen freigeben. Geerntet werden sie, wenn sie sich bräunlich verfärben.

Ein Löffelchen Tafelsenf wird gerne zu Fleisch- und Wurstwaren serviert, und das hat seinen Grund: Durch den Reichtum an ätherischen und fetten Ölen steigert die mehr oder weniger scharfe Würzpaste die Sekretion von Verdauungsenzymen, so liegen fette Speisen nicht so lange im Magen. Zudem steigen der Blutdruck und das Volumen pro Herzschlag. Angeblich kann Senf sogar die beim Grillen der Würstchen entstehenden Benzpyrene unschädlich machen. Zudem tötet Senf pathogene Keime und lindert Schmerzen.

Äußerlich angewendet reizen die Senföle die Haut und steigern die Durchblutung, was in Form eines Wickels bei Rheuma, Verspannungen, Rückenschmerzen und Hexenschuss oder auch bei Bronchitis durchaus gewünscht ist. Bei beginnender Erkältung kann man eine Schwitzkur mit einem Senfmehl-Fußbad starten.

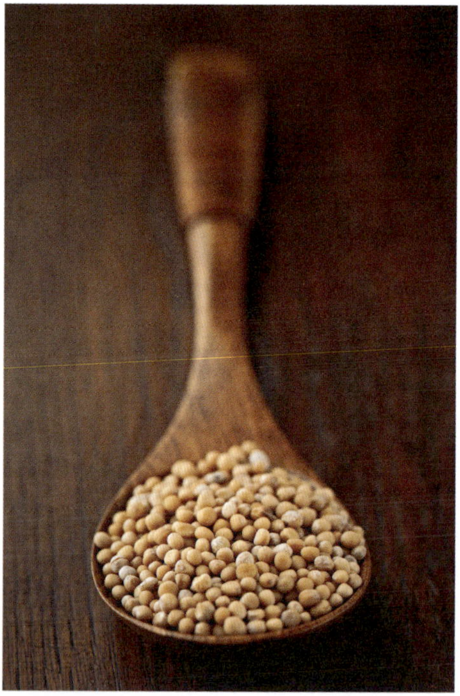

Die aromatischen Senfsamen werden zu Mehl gemahlen und mit Wasser zu einer heilenden Paste verarbeitet.

REZEPTE

Senfmehlkompresse

4 EL frisch gemahlenes Senfmehl mit warmem Wasser zu einem Brei verrühren. Den Brei dünn auf ein Küchentuch streichen und nach kurzem Abkühlen auf die schmerzenden Stellen auflegen. Vorsicht, Verbrennungsgefahr! Sobald sich die Haut rötet, wird das Tuch wieder entfernt, die Haut gewaschen und mit Pflegeöl eingerieben. Bei empfindlicher Haut den Senfbrei erst vorher auf dem Unterarm testen. Nicht bei Kindern unter sechs Jahren anwenden.

Senffußbad

Dazu gibt man einen Beutel mit 50 g Senfdroge in 2 l warmes Wasser und taucht die Füße für mindestens 20 Minuten ein. Anschließend geht es mit wohlig warmen Beinen unter die Bettdecke.

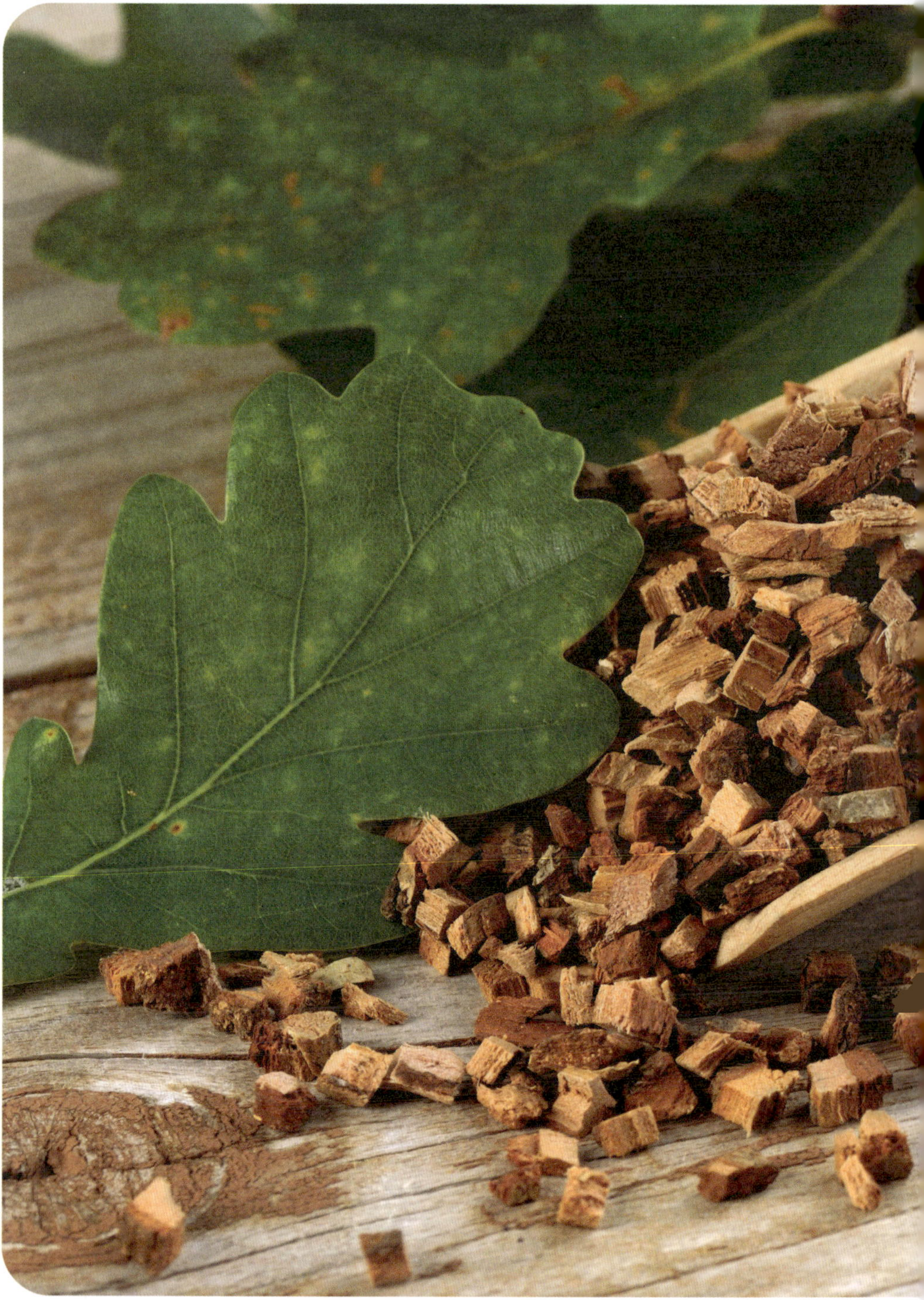

Hautkrankheiten und Körperpflege

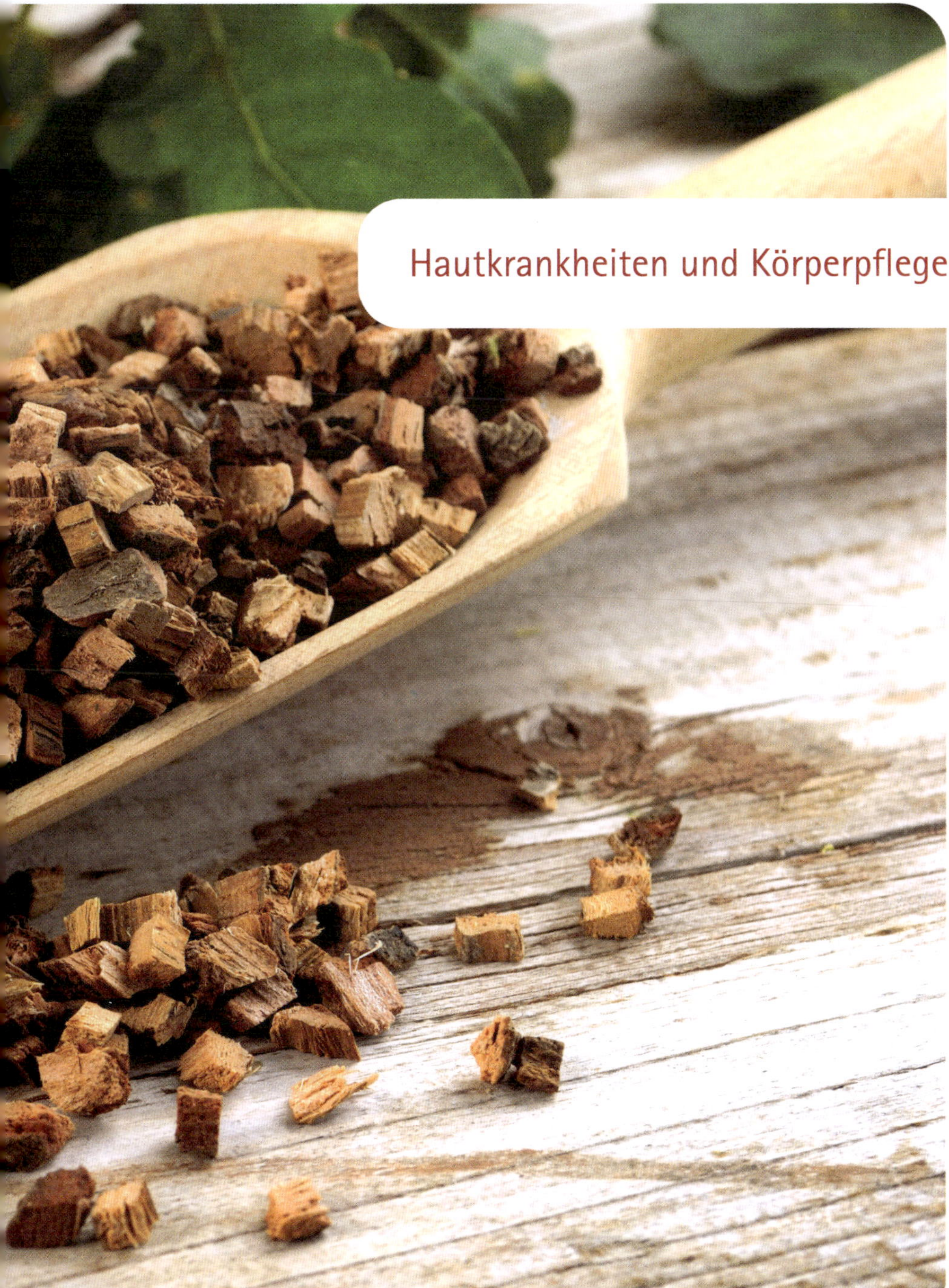

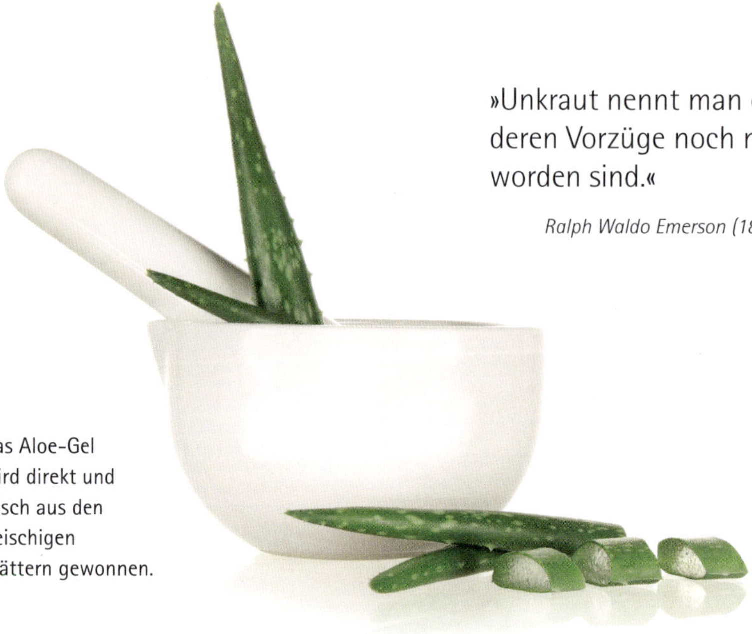

Das Aloe-Gel wird direkt und frisch aus den fleischigen Blättern gewonnen.

»Unkraut nennt man die Pflanzen, deren Vorzüge noch nicht erkannt worden sind.«

Ralph Waldo Emerson (1803–1882)

Aloe *(Aloe vera)*

auch bekannt als Wüstenlilie

Auch wenn sie nicht bei uns auf Feld und Wiese wächst, ist sie doch aus keiner Hausapotheke mehr wegzudenken. Das ursprünglich aus trockenen Gebieten Afrikas stammende Liliengewächs *(Liliaceae)* hat sich in den letzten Jahrzehnten einen festen Platz auf vielen Fensterbänken und in Gemüseabteilungen erobert, und das zu Recht.

Um mit dem wenigen Regen am ursprünglichen Standort möglichst lange durchhalten zu können, speichert ihn die Aloe in ihren fleischigen Blätter in Form eines Gels. Darin sind Stoffe wie Aminosäuren, Enzyme, Vitamine und Mineralien gelöst, die unserer Gesundheit zugutekommen. Zum Beispiel verleiht das Aloe-Gel durch seine Fähigkeit, Feuchtigkeit zu speichern, auch geplagten Spülhänden ein Feuchtigkeitsdepot. Das Gel kühlt bei Sonnenbrand und lässt geschädigte Haut oder auch kleine Schnittwunden schneller heilen. Viele Neurodermitiker sind dankbar für die juckreizlindernde Eigenschaft, Sportler verwenden das Gel, um Verstauchungen und Sehnenentzündungen vorzubeugen oder sie rascher abheilen zu lassen.

Auch innerlich angewendet spendet das Lebenselixier Kraft. Es stärkt das Immunsystem, sorgt für ausreichend Gelenkschmiere und kann bei Arthritis hilfreich sein. Verdauungsprobleme werden beseitigt, der Stoffwechsel und die Bildung roter Blutkörperchen werden angeregt, der Körper wird entgiftet, die Sehkraft steigt.

Die ungewöhnlich vielfältige Liste der Heilwirkungen ist noch lange nicht vollständig. Die zauberhafte Wüstenlilie wird noch lange im Zentrum der wissenschaftlichen Forschung und der Erfahrungsmedizin bleiben.

Augentrost *(Euphrasia rostkoviana)*

auch bekannt als Augendank, Hirnkraut, Lichtkraut, Milchdieb, Wiesenwolf

Der Name sagt es schon – Euphrasia spendet gereizten Augen Trost. Und nicht nur das: Seit vielen Generationen setzt man auf die Heilkraft des Augendanks auch bei weiteren Leiden im Kopfbereich.

Das zarte Kräutlein, es erreicht selten eine Höhe von 30 cm, aus der Familie der Braunwurzgewächse *(Scrophulariaceae)* fällt vor allem wegen seiner hübschen weißen, rachenförmigen Blüten auf. Der Weg ins Innere des Schlundes wird durch eine dunkle Aderung markiert, auf der Unterlippe leuchtet ein gelbes Saftmal. Der Stängel verzweigt sich im oberen Bereich stark, ist weich behaart und trägt gegenständig angeordnete, eiförmige Blätter mit gesägtem Rand. Es bevorzugt trockene Standorte, wächst an Berghängen und auf Heiden in ganz Europa. Der Boden darf ruhig mager sein, der Wiesenwolf braucht lediglich Gräser in seiner Umgebung. Denn er umschlingt mit seinen Wurzeln die seiner Nachbarn und schmarotzt von diesen wichtige Nährstoffe. Für Heilzwecke gesammelt wird das Kraut während der Blüte von Juni bis September.

Juckende, tränende Augen gehören für Heuschnupfengeplagte leider zum Alltag. Auch viele, die mehrere Stunden täglich hinter dem Computerbildschirm verbringen, kennen diesen Drang, sich ständig die geröteten, geschwollenen und trockenen Augen reiben zu wollen. Zur Reizlinderung dieser zwar harmlosen, aber nicht minder lästigen Symptome empfehlen sich Heilpflanzenauszüge aus Augentrost. Die Gerb- und Bitterstoffe beruhigen die Bindehaut und unterstützen die Selbstheilungskräfte. Ein weiterer Inhaltsstoff ist das Aucubin, das in Studien nachweisbar leichte antibakterielle Wirkung zeigt. Augenwaschungen oder in Tee getränkte Kompressen mehrmals täglich sind bei Bindehautentzündung gut verträglich und lösen verklebte Augen. Damit keine Keime verschleppt werden, muss für jede Waschung der Tee frisch zubereitet und eine sterile Kompresse benutzt werden. Diese auf keinen Fall zu heiß verwenden, sonst besteht Verbrühungsgefahr!

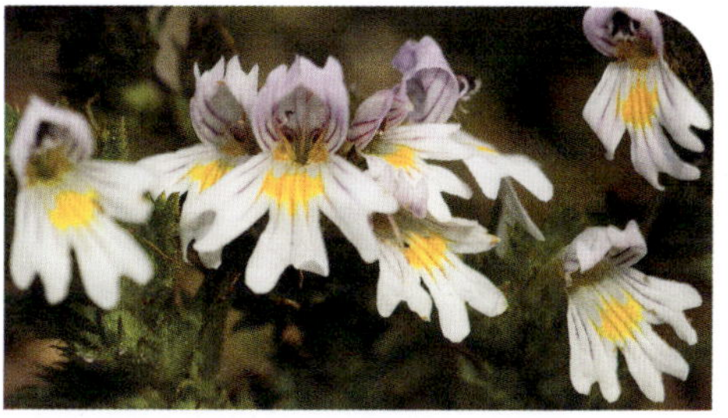

Im Mittelalter wurde Augentrost verräuchert, um Hellsichtigkeit zu erreichen.

Traditionell bewährt sich der Tee auch bei innerlicher Anwendung. Egal ob bei Schnupfen, Heuschnupfen, Kopfschmerzen, Migräne oder Schlaflosigkeit, die Palette der Wirksamkeit bei Beschwerden im oberen Bereich ist groß. Bei Kindern verbessert er die allgemeine Befindlichkeit, die Bitterstoffe nützen bei Magenbeschwerden.

REZEPT

Augenauflage

2-3 EL getrocknetes Augentrostkraut mit 200 ml Wasser und 1 Prise Salz aufkochen, etwa 10 Minuten köcheln lassen. Pflanzenteile abseihen. Je ein Wattepad in der noch warmen Abkochung tränken und auf die geschlossenen Augen für etwa 5 Minuten auflegen.

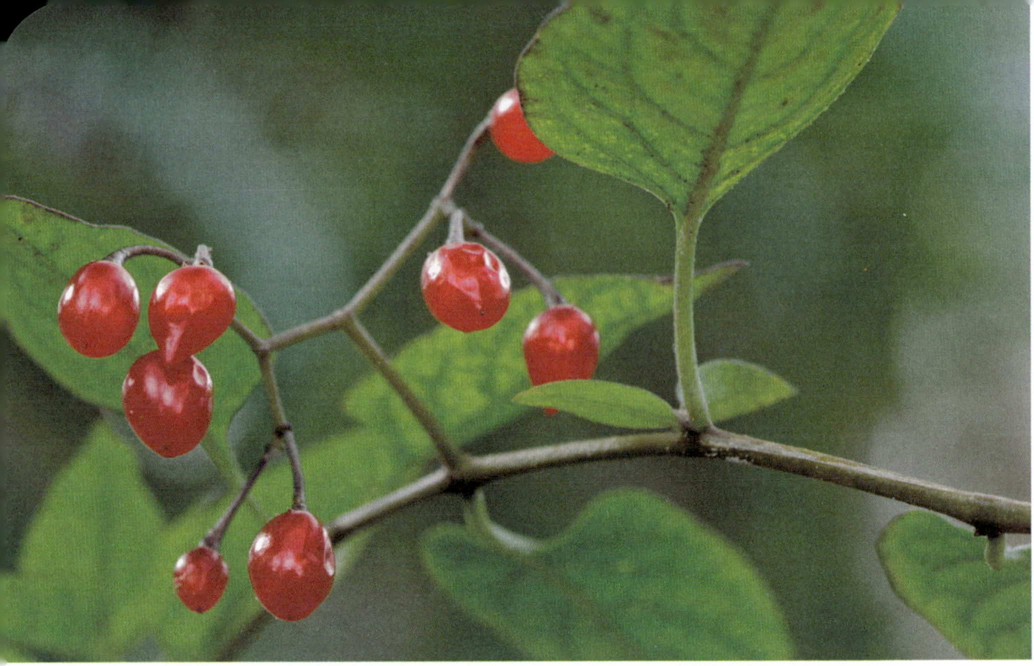

Auch wenn diese verlockenden Früchte zum Naschen einladen, Nachtschatten ist giftig!

Bittersüßer Nachtschatten *(Solanum dulcamara)*

auch bekannt als Alfenkraut, Glanzbeere, Hirschkraut, Mäuseholz, Rote Hundsbeere, Teufelsklatten

Im Mittelalter wurde die Heilpflanze hauptsächlich als wichtige Zutat zu Hexensalben und gegen Albträume (= Nacht-Schaden) angewendet. Die positiven Eigenschaften bei chronischen Hautausschlägen, Rheuma und Gicht waren aber durchaus auch schon im Altertum bekannt.

Um die verholzte, mehrjährige Kletterpflanze mit den ovalen Blättern an feuchten Standorten im schattigen Wald zu finden, muss man ein wenig Erfahrung haben. Die lilafarbenen Blütensterne mit dem gelben, kegelförmigen Zentrum, die anderen Vertretern der Nachtschattengewächse *(Solanaceae)* wie den Tomaten sehr ähnlich sehen, sind relativ unauffällig. Erst im Herbst leuchten zwischen all dem Laub büschelweise zwei bis drei Zentimeter lange, ovale rote Früchte an schlingenden Sprossen, dann ist es aber für die Ernte der oberen Stängelteile schon zu spät. Für die medizinische Anwendung werden sie bereits zwischen März und Juni vor dem Blattaustrieb gesammelt. Auch wenn die Früchte noch so verlocken, sie sind nicht zum Verzehr geeignet.

Die enthaltenen Steroidalkaloide stoppen Entzündungen, adstringieren und hemmen Bakterien und Pilze. Sie wirken nachgewiesenermaßen ähnlich wie Kortison und bringen eine deutliche Erleichterung bei Juckreiz und chronischen Ekzemen. Nicht nur Neurodermitiker genießen die Entspannung durch Umschläge oder Waschungen mit dem Aufguss, auch Cellulitis und Rheumabeschwerden klingen dadurch ab.

Auf die innere Anwendung bei der Selbstmedikation muss wegen toxischer Nebenwirkungen verzichtet werden!

Große Klette *(Arctium lappa)*

auch bekannt als Bardane, Klettendistel, Klettenwurzel, Stachelkugel

Auf Spaziergängen fällt sie immer wieder wegen ihrer Größe auf, denn an Gebüschen, Bahndämmen oder Zäunen entlang erreicht die Klettendistel eine Höhe von nahezu zwei Metern. Auf den ersten Blick sieht sie gar nicht aus wie ein Körbchenblütler *(Asteraceae)*. Was die Blütenkugeln so stachelig macht und sie an jedem Vorbeistreifenden wie einen Klettverschluss festhängen lässt, sind aus botanischer Sicht die hakenförmigen Hüllblätter eines Blütenkörbchens. Blüht das Köpfchen auf, kommen hübsche lila und dunkelpurpurn gefärbte Zungenblüten und ihre Griffel zum Vorschein. Die herzförmigen Blätter sind auf der Unterseite filzig behaart. Die Klette ist zweijährig, offizinell verwendet wird der Wurzelstock am Ende des ersten oder am Anfang des zweiten Jahres. Wer es ausprobieren möchte: Sie schmeckt beim Kauen zunächst schleimig, dann süß und zum Schluss bitter.

Zu den Inhaltsstoffen zählen unter anderem Inulin, Schleimstoffe und verschiedene ätherische Öle, die entzündungshemmend und leicht antibiotisch wirken. Wurzelextrakte werden hauptsächlich äußerlich in Form von Tee, Salben, Ölen und Kompressen bei Ekzemen, Schuppenflechte, Akne, Furunkeln, Hautjucken und Insektenstichen eingesetzt. Klettenwurzel fördert den Haarwuchs und eignet sich zum Einreiben bei trockener Kopfhaut und Schuppen.

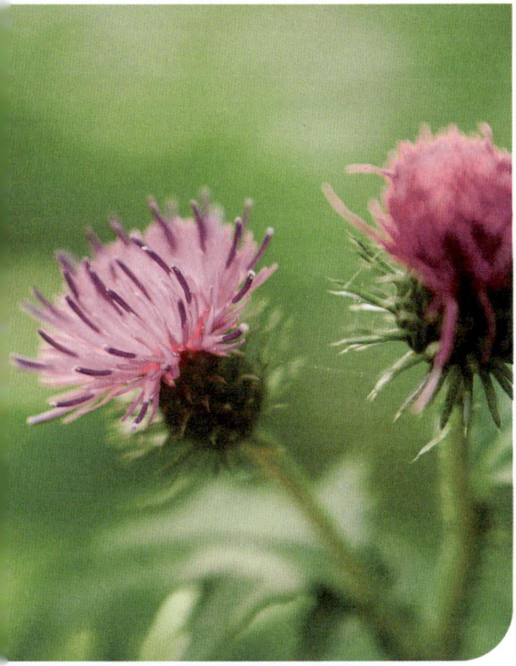

Die Härchen mit Widerhaken an der Körbchenhülle dienten als Vorbild für den Klettverschluss.

REZEPTE

Haarbehandlung

Die frisch gesammelte, klein geschnittene Klettenwurzel in ein wenig Wasser weich kochen, zerdrücken und den Brei 1 Woche lang jeden Abend in die Kopfhaut einmassieren.

Absud

Zum Trinken oder für Umschläge 2 gehäufte TL zerkleinerte Klettenwurzel mit 500 ml kaltem Wasser ansetzen, nach 5 Stunden Ziehenlassen zum Kochen bringen und nach 1 Minute abgießen. Dreimal täglich eine Tasse oder Tuch darin tränken und als Umschlag verwenden.

Nachtkerze *(Oenothera biennis)*

auch bekannt als Eierblume, Gelbe Rapunzel, Nachtstern, Rapontika, Schinkenwurz

Ursprünglich wurde die Schinkenwurz aus der Familie der Nachtkerzengewächse *(Onagraceae)* wegen ihrer Wurzel gesammelt, aus der man ein rötliches Gemüsegericht ähnlich wie Schwarzwurzeln oder Pastinaken kochte. In der Volksheilkunde reinigten Blätter und Wurzel das Blut, daraus zubereiteter Tee half bei Durchfall. Die Indianer Nordamerikas bereiteten aus dem Speicherorgan einen Brei für Umschläge bei stumpfen Verletzungen oder Geschwüren.

Der mannshohe, kantige und drüsige Stängel treibt erst im zweiten Jahr aus einer im ersten Jahr gewachsenen Blätterrosette. Die auffälligen zitronengelben Blüten stehen an der Spitze in Form einer Rispe einzeln in den Blattachseln und kommen erst nach Sonnenuntergang so richtig zur Geltung. Bei einem Abendspaziergang am Bahndamm oder an anderen sandigen Plätzen zwischen Juni und September weht der angenehm frische Duft meterweit durch die laue Sommerluft und lockt Nachtschwärmer zu einem Rendezvous. Nach der Bestäubung entsteht aus dem unterständigen Fruchtknoten eine längliche, vierkantige, filzige Kapsel mit bis zu 200 Samen, aus denen das kostbare Nachtkerzenöl gepresst wird.

Neurodermitiker wissen ein Loblied auf die Abendblume zu singen. Sind es doch die ungesättigten Fettsäuren wie zum Beispiel die Linolsäure, die ihrer unter Trockenheit, Rissen und Juckreiz leidenden Haut Linderung bringen. Auch bei der Pflege von Säuglingshaut bewährt sich das Nachtkerzenöl. Die Gamma-Linolensäure strafft die Haut, hält sie feucht und stärkt die Barrierefunktion.

Positive Erfolge bei der Behandlung von Neurodermitis werden auch bei innerlicher Anwendung des Öls erzielt. Zudem senkt Nachtkerzenöl den Blutdruck, beugt Thrombosen vor, verringert die Entzündungsprozesse bei rheumatischen Erkrankungen und kann bei prämenstruellem Syndrom oder Wechseljahrbeschwerden regulierend eingreifen. Neuere Erfahrungsstudien belegen eine Verminderung der nervösen Unruhe bei hyperaktiven Kindern.

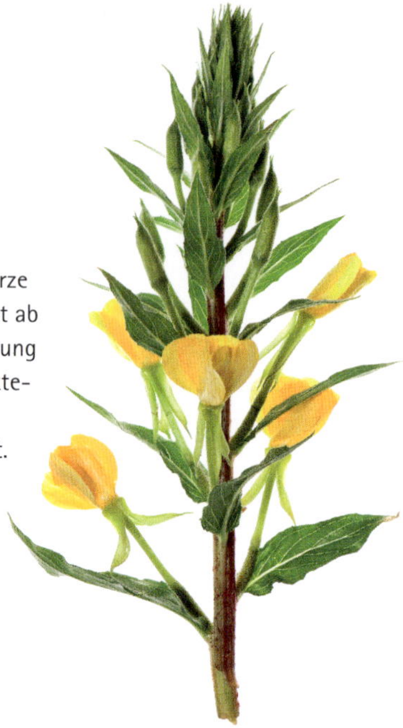

Die Nachtkerze entfaltet erst ab der Dämmerung ihren charakteristischen Zitronenduft.

REZEPT

Breiumschlag

Bei Ausschlägen oder von Neurodermitis geplagter Haut können die zerstoßenen oder in der Pfeffermühle gemahlenen Samen direkt auf die betroffenen Stellen aufgetragen werden. Einige Minuten einwirken lassen, dann abspülen.

Ringelblume *(Calendula officinalis)*

auch bekannt als Butterblume, Ringelrose, Totenblume, Wucherblume

Ursprünglich wurden die orange leuchtenden Sonnenblüten bei uns nur in Bauerngärten angebaut. Mittlerweile aber haben sie die Zäune an unzähligen Stellen überwunden und samen wild aus, sodass man sie immer häufiger in der freien Natur findet. Als Heil-, Gewürz- und Zauberpflanze blickt sie auf eine lange Tradition zurück. Die bitteren Blätter wurden in Salate geschnitten, die goldgelben Blüten färbten Speisen. Wegen ihres ungehemmten Wachstums pflanzte man die Wucherblume als Zeichen ewigen Lebens auf Gräber. Und streute ein Mädchen Samen in die Fußspuren ihres abwesenden Liebsten, musste er für immer zu ihr zurück, ob er wollte oder nicht.

Die höchstens 70 cm hohen, sich stark verästelnden filzigen Stängel tragen wechselständig ebenfalls behaarte, spatelförmige Blätter. Typisch für einen Körbchenblütler *(Asteraceae)* wird der Körbchenboden mit seinen Röhrenblüten von einem Kranz strahlenförmiger Zungenblüten umgeben. Die orangefarbigen oder gelben Köpfe können einen Durchmesser von sieben Zentimetern erreichen und verbreiten ihre gute Laune zwischen Juni und September. An sonnigen Tagen zur Vollblüte wird um die Mittagszeit geerntet. Bei den Blütenköpfchen, die man für das nächste Jahr stehen lässt, ringeln sich die Samen, wie es der Name schon sagt.

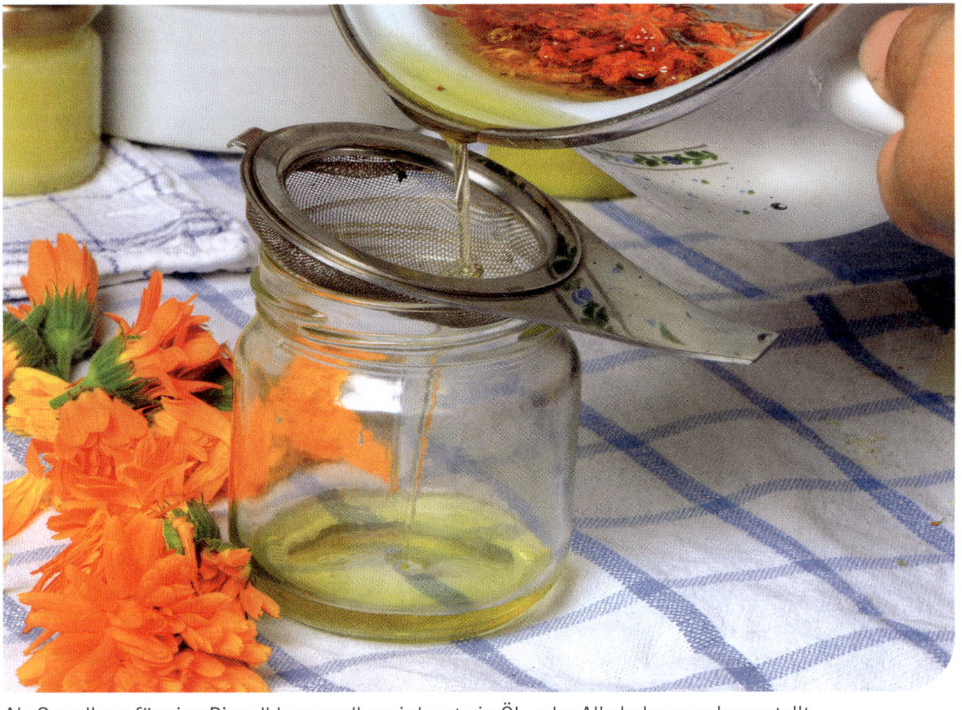

Als Grundlage für eine Ringelblumensalbe wird erst ein Öl- oder Alkoholauszug hergestellt.

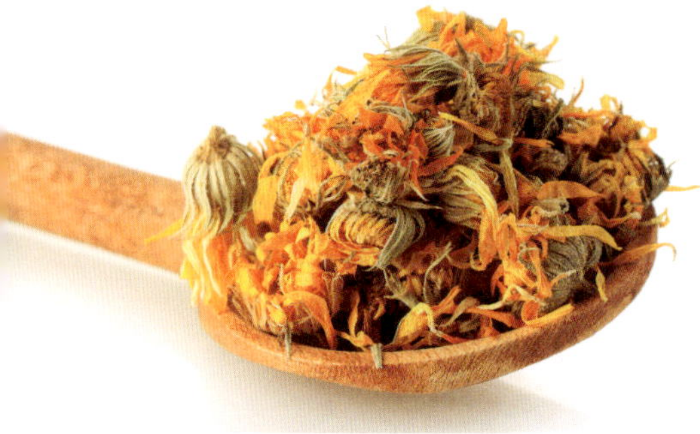

Ringelblumenblüten tun Säuglingen, Kleinkindern und ihren strapazierten Mamas gut.

Die Sonnenbraut ist eine der bekanntesten Wundheilpflanzen. Die heilsamen Wirkstoffe befinden sich nicht nur in den Zungenblüten, sondern auch im Kelch und in den Röhrenblüten. Dazu zählen ätherische Öle, Saponine, Allantonin und Carotinoide. Sie hemmen Entzündungen, fördern die Wundheilung und einen raschen Wundverschluss und lassen die Lymphe schneller abfließen. Sie wirken in bestimmten Fällen antibakteriell, hemmen Viren und vertreiben Pilze. Diese Eigenschaften machen *Calendula* besonders geeignet für tiefe und infizierte Wunden, die schlecht abheilen, wie zum Beispiel Schnitt- oder Bisswunden, Wundliegen oder Abszesse. Fürsorglich umhüllt die Goldrose junge Mütter und ihre Familien: bei Brustentzündungen, wunden Kinderpopos, Schnupfennäschen, aufgeschürften Knien oder Spülhänden spendet selbst gemachte Ringelblumentinktur oder -salbe wohltuenden Schutz. Vorsicht ist nur geboten, wenn bereits eine Allergie gegen Körbchenblütler bekannt ist.

Die sonnengleiche Ringelblume diente in früheren Zeiten als Wettervorhersage: Sollten die Köpfchen bis acht Uhr morgens immer noch geschlossen sein, bleiben Sie besser zu Hause, es wird den ganzen Tag regnen!

REZEPTE

Calendula-Tinktur

Frische Ringelblumenblüten in ein sauberes, gut verschließbares Gefäß füllen, mit Alkohol (45 Vol.-%), zum Beispiel Branntwein, auffüllen. Einige Wochen an einem sonnigen, warmen Ort ziehen lassen und dabei gelegentlich schütteln. Danach abseihen und in ein dunkles Gefäß umfüllen.
Für Schnupfen oder Umschläge: 5 Tropfen Calendula-Tinktur in 10 ml physiologische (0,9%ige) Kochsalzlösung geben und mit der Pipette vorsichtig mehrmals täglich anwenden.

Ringelblumensalbe

50 g getrocknete Ringelblumenblüten mit 500 ml Olivenöl übergießen und etwa 2 bis 3 Wochen in einem sauberen Glas verschlossen an einem warmen Standort stehen lassen, dann abseihen. Das Öl in einen Topf gießen und bis kurz vor dem Siedepunkt erhitzen. Danach 40 g Kakaobutter und 40 g Bienenwachs dazugeben. Wenn alles geschmolzen ist, den Topf vom Herd nehmen und anschließend alles gut verrühren. Dann abkühlen lassen. Zum Schluss wird die feste Masse in Salbentöpfe gefüllt. Gut verschlossen ist sie mindestens 1 Jahr haltbar und sollte im Kühlschrank aufbewahrt werden.

Frischer Ringelblumensaft

Hausmittel gegen Hautpilz: Knoblauchpresse zur Hälfte mit Knoblauch und zur anderen Hälfte mit Ringelblumenblüten füllen und einige Tropfen auspressen. Direkt auf die betroffenen Stellen auftragen.

Schöllkraut *(Chelidonium majus)*

auch bekannt als Goldkraut, Hexenmilchkraut, Krätzenkraut, Schwalbenkraut, Warzenkraut

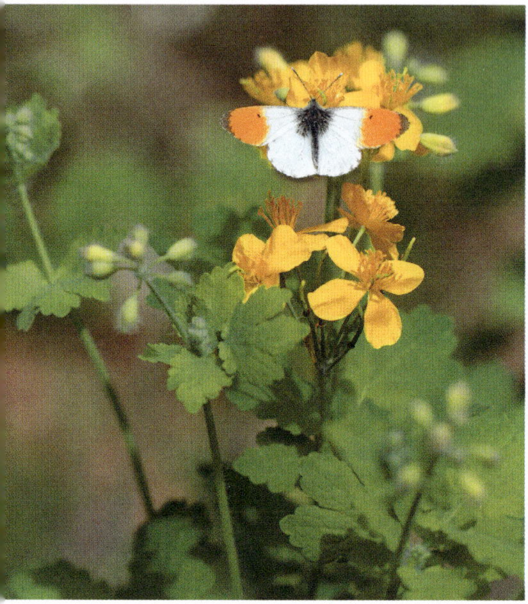

Sobald man einen Stängel vom Schöllkraut abbricht, tritt der warzenheilende Saft aus der Wunde aus.

Das Schöllkraut blüht von der Ankunft der Schwalben (griech. *chelidon* = Schwalbe) im Frühjahr bis zu ihrem herbstlichen Abflug, so berichtet Dioskurides. In der alter- und volkstümlichen Medizin schlossen die Heilkundigen aus der gelben Farbe des Milchsaftes auf Behandlungsmöglichkeiten bei Gelbsucht und Gallenproblemen, was heute noch mit Erfolg praktiziert wird.

Das anspruchslose Hexenmilchkraut aus der Familie der Mohngewächse *(Papaveraceae)* wächst weit verbreitet in Mauerspalten, auf Schuttplätzen und unter Gebüschen, gerne in der Nähe von Besiedelungen. Der 30–90 cm hohe, behaarte und hohle Stängel trägt buchtig gekerbte Blätter von blaugrüner Farbe. Die goldgelben Blüten bergen im Inneren ihrer vier Kronblätter zahlreiche Staubgefäße.

Jedes Kind hat schon einmal ausprobiert, ein Blatt oder den Stängel abzupflücken und den orangegelben Saft herauszudrücken. Vorsicht: Er färbt nicht nur die Haut, sondern hinterlässt auch auf Textilien unschöne Flecken! Berühmt geworden ist der dotterfarbene Pflanzensaft wegen seiner Heilkraft gegen Warzen, und das nachgewiesenermaßen zu Recht.

Der frische Milchsaft enthält Stoffe, die Viren abtöten und das Zellwachstum hemmen. Direkt aus dem abgebrochenen Stängel wird er mehrmals täglich für zwei bis vier Wochen auf die Warze getupft. Dann sollte die betroffene Stelle verschwunden sein. Ob es besser hilft, wenn der Saft nur bei abnehmendem Mond aufgeträufelt wird, müssen Sie selbst ausprobieren. Wer auch im Winter von Warzen betroffen ist, bereitet sich im Spätsommer eine Salbe auf Vorrat zu.

Von der innerlichen Anwendung gegen Gallen- und Leberleiden ist man heute wegen möglicher toxischer Wirkungen abgekommen.

REZEPT

Warzensalbe

3 EL Butterschmalz mit 3 EL zerkleinertem frischem Schöllkraut 10 Minuten köcheln lassen und nach weiteren 10 Minuten Ziehzeit abseihen und in kleine Döschen abfüllen. Hält sich im Kühlschrank bis zum nächsten Frühjahr.

Sommereiche *(Quercus robur)*

Eichen standen und stehen bei allen Völkern in hohem Ansehen. Am bekanntesten dürfte der keltische Kult mit seinen Eichenmännern, den Druiden, sein – allen voran die beliebte Comicfigur Miraculix. Erst als nach der Fällung der Donareiche im heutigen Hessen nicht wie erwartet der Himmel einstürzte, ließen sich dort die Heiden im 8. Jahrhundert taufen.

In der Botanik zählt die Eiche zur Familie der Buchengewächse *(Fagaceae)*. Für jeden Hobby-Dendrologen leicht wiederzuerkennende Merkmale sind die tief gefurchte Borke, ihre knorrigen, weit abstehenden Äste, ihre gebuchteten Blätter und ihre typischen Früchte, die Eicheln. Einzelne Baumgiganten könnten eine über zehn Jahrhunderte andauernde Geschichte erzählen. Ihre tiefen Pfahlwurzeln reichen meist bis zum Grundwasser, vermutlich sind sie deshalb besondere Anziehungspunkte für Blitze.

Medizinisch von Bedeutung ist die Rinde wegen ihres hohen Gerbstoffgehaltes. Gesammelt wird sie im Frühling von Stämmen und Zweigen junger Bäume. Innerlich nützt der Tee gegen Durchfall und Magen-Darm-Katarhe. Weit bedeutender jedoch ist die äußerliche Verwendung eines Absuds. Er eignet sich zum Heilen von Haut- und Schleimhautproblemen, Verbrennungen, Pilzbefall und entzündlichen Hauterkrankungen. Eichenrinde-Sitzbäder erzielen bei Hämorrhoiden eine deutliche Besserung, ein Fußbad vertreibt unangenehm riechenden Fußschweiß. Außerdem schwächen die Gerbstoffe die Nervenreize in der Haut ab und stillen somit den Juckreiz.

Um den adstringierenden Effekt von Bädern zu erhalten, dürfen währenddessen oder danach keine Seifen oder Shampoos benutzt werden. Bei nässenden Wunden oder Ekzemen, Herzerkrankungen, Bluthochdruck oder auch bei fieberhaften und infektiösen Erkrankungen bitte auf die Anwendung von Eichenrinde verzichten.

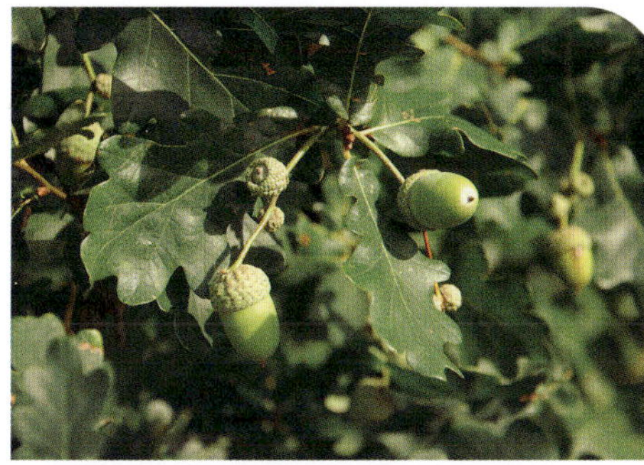

Aus gerösteten Eicheln wird Kaffee-Ersatz hergestellt.

REZEPTE

Tee gegen Durchfall

1 TL getrocknete, zerkleinerte Eichenrinde mit 250 ml kaltem Wasser ansetzen, kurz aufkochen und 5 Minuten ziehen lassen, dann abseihen. Dreimal täglich eine Tasse Tee trinken, jeweils ½ Stunde vor den Mahlzeiten.

Absud für Spülungen oder Umschläge

20 g Eichenrinde mit 1 l kaltem Wasser ansetzen, zum Kochen bringen und 5 Minuten ziehen lassen.

Anti-Pickel-Maske

Nehmen Sie dazu 1 TL Eichenrindenpulver, das Sie mit einer pürierten Tomate vermischen. Tragen Sie dies auf die betroffenen Stellen auf. Eintrocknen lassen, danach lauwarm abspülen.

Walnussbaum *(Juglans regia)*

auch bekannt als Christnuss, Steinnuss

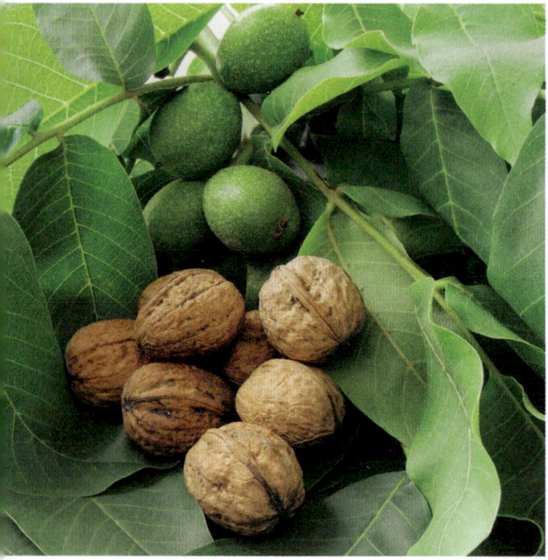

Walnüsse enthalten fast doppelt so viele Antioxidantien wie andere Nüsse.

Die königlichen, Jupiter geweihten Walnussfrüchte brachten die Römer wegen ihrer Kräfte verleihenden Wirkung im Marschgepäck mit über die Alpen. Dioskurides stellte daraus ein Mittel gegen Bandwürmer und Pfeilgift her. Erst im Mittelalter fanden auch die Blätter Verwendung, und zwar zur Pestbekämpfung. Seitdem wurde die Christnuss auch in unseren Gärten immer häufiger kultiviert und wildert nun überall aus.

Ihre mächtigen Blätter machen den Baum leicht erkennbar: Sie sind bis zu 40 cm lang und unpaarig gefiedert. Auch die männlichen Blüten, 10 cm lange, grüne Kätzchen, sind auffällig. Die weiblichen dagegen sitzen unscheinbar zu zweit oder dritt direkt am Zweig. Aus ihnen werden grüne, glatte, kugelige Früchte, deren innere Schale runzelig verholzt ist. Die leicht aromatisch duftenden Blätter werden für Heilzwecke ohne die Mittelachse gesammelt, wenn sie noch nicht zu alt sind, etwa im Juni.

Sie enthalten reichlich entzündungshemmende, juckreizlindernde und gewebeverdichtende Gerbstoffe. Chemische Verbindungen mit dem Inhaltsstoff Juglon und ätherisches Öl hemmen das Wachstum von Pilzen und verschiedenen Bakterien. Deshalb bietet die Steinnuss eine hervorragende Behandlungsmöglichkeit bei chronischem Ekzem, Akne und anderen Hautkrankheiten, insbesondere bei Kindern. Umschläge oder Teilbäder lösen Milchschorf und Lidrandentzündungen und wirken adstringierend bei unangenehm vermehrtem Hand- und Fußschweiß. Bei Entzündungen im Mundraum oder des Zahnfleisches wird der Tee für mindestens zwei Minuten gegurgelt.

In der traditionellen Heilkunde werden die Blätter auch innerlich in Form von Tee gegen Reizungen der Magen- und Darmschleimhäute und gegen Durchfall angewendet. Aber auch die Nüsse selbst sind sehr gesund: Sie sind reich an Eiweiß, ungesättigten Fettsäuren, Vitaminen und Mineralstoffen, senken den Cholesterinspiegel und den Blutdruck und stärken Herz und Gemüt. Somit sind sie ein wunderbares Mitbringsel für den nächsten Rekonvaleszenzbesuch.

REZEPT

Umschläge/Teilbäder

3 TL getrocknete und zerkleinerte Blätter mit 100 ml kaltem Wasser ansetzen und zum Kochen bringen. 10–15 Minuten ziehen lassen, dann abgießen.

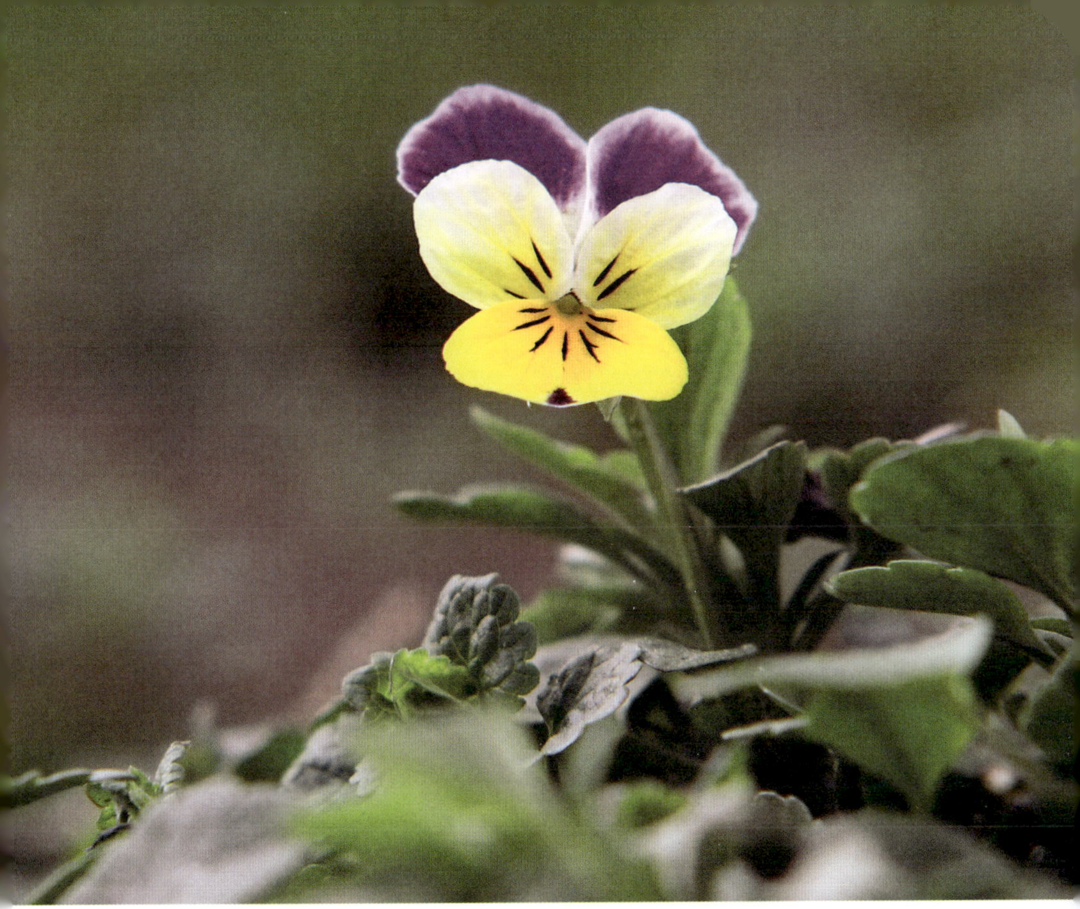

In Tee aus Wildem Stiefmütterchen werden Kinder mit juckender Haut oder Neurodermitis gebadet.

Wildes Stiefmütterchen *(Viola tricolor)*

auch bekannt als Ackerveilchen, Dreifaltigkeitsblume, Samtblümlein, Stiefkinder

Um seine Geliebte Io vor der Rache seiner Gattin Hera zu erretten, verwandelte sie Zeus in eine silbern glänzende Kuh. Als Entschädigung ließ er für sie eine Wiese voll von ihrer Leibspeise – einer botanisch unbestimmten Art von Veilchen – erblühen. Nur diese lieblichen und edlen Pflänzchen entsprachen seiner Meinung nach der Schönheit und dem Anmut der zarten Nymphe.

Zart und unscheinbar wie alle Veilchen *(Violaceae)* gedeiht auch das Wilde Stiefmütterchen auf Äckern, an Wegesrändern und anderen trockenen Standorten in fast ganz Europa. Die aufrechten, verzweigten Stän-gel tragen nur wenige, zentimetergroße, fünfzählige, in der Regel dreifarbige Blüten – gelb, cremefarben und violett. Die dunklen Streifen und das dunkelgelbe Saftmal weisen den Blüten besuchenden Insekten den Weg zum Süßen. Das blühende Kraut der wilden Artvertreter – nicht der Zuchtformen aus dem Blumenhandel! – wird zwischen Mai und September gesammelt und an einem schattigen Ort getrocknet.

Stiefmütterchenkraut enthält entzündungshemmende Salicylsäure und deren Abkömmlinge, Schleim- und Gerbstoffe sowie ätherische Öle. Wissenschaftlich anerkannt ist eine äußerliche Verwendung als bewährtes Heilmittel bei Hautkrankheiten verschiedener Arten, insbesondere bei Kindern und Jugendlichen. Es löst den Milchschorf und lindert Juckreiz bei Windeldermatitis, trockener Haut und chronischen Ekzemen. Die Pflanzenschleimstoffe nehmen den Schmerz und lassen Akne und nässende Ausschläge schneller abheilen. In der Erfahrungsmedizin wird Stiefmütterchen-Tee zur Blutreinigung und bei Rheuma und Gicht getrunken. Auch zur Vorbeugung von Arterienverkalkung eignet er sich. Für hautkranke Säuglinge bereitet man die Nahrung oder das Fläschchen statt mit Wasser mit Stiefmütterchen-Tee zu. Dafür aber nur 1/4 TL Droge mit einer Tasse heißem Wasser übergießen und nach fünf Minuten abgießen. Die Inhaltsstoffe besitzen außerdem schweiß- und harntreibende Effekte, sie lösen Schleim bei Husten und regen den Stoffwechsel an.

Wer bei der Behandlung nicht auf das wohlriechende Aroma verzichten möchte, kann gerne auch auf das lila Duftveilchen *(Viola odorata)* zurückgreifen, Wirkungsweise und Indikationen sind ähnlich. Bei der sogenannten Veilchenwurzel allerdings, mit der man traditionell Zahnungsbeschwerden bei Babys kuriert, handelt es sich um den Wurzelstock der Iris.

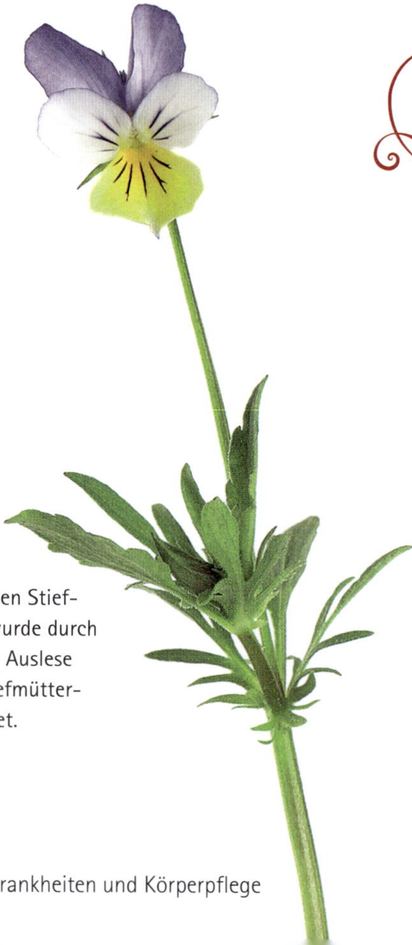

Aus dem Wilden Stiefmütterchen wurde durch Kreuzung und Auslese das Gartenstiefmütterchen gezüchtet.

REZEPTE

Viola-Bad

3 EL getrocknetes Kraut mit 1 l kochendem Wasser übergießen und nach 1/4 Stunde dem Badewasser zufügen.

Umschläge

Dafür stellt man einen Aufguss aus 1 TL getrocknetem Kraut und 1 Tasse heißem Wasser her, den man 5 Minuten ziehen lässt. Dann auf die entzündete Hautstelle geben.

Neurodermitistee

20 g Stiefmütterchenkraut mit 20 g Gänseblümchenblüten, 10 g Kamillenblüten und 10 g Ringelblumenblüten mischen. 1 TL mit 1 Tasse heißem Wasser überbrühen, 10 Minuten zugedeckt ziehen lassen. Davon 1 Tasse täglich trinken.

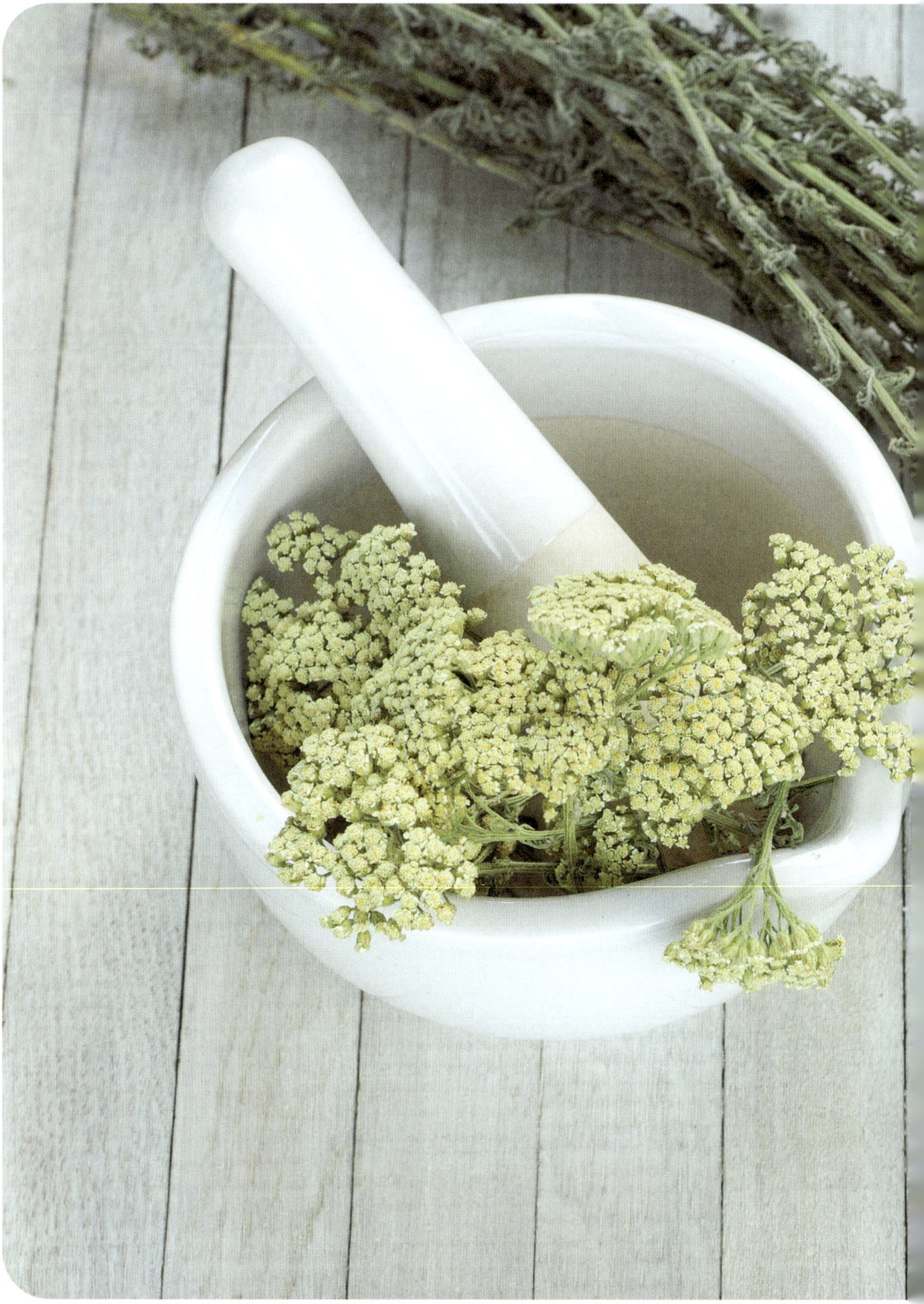

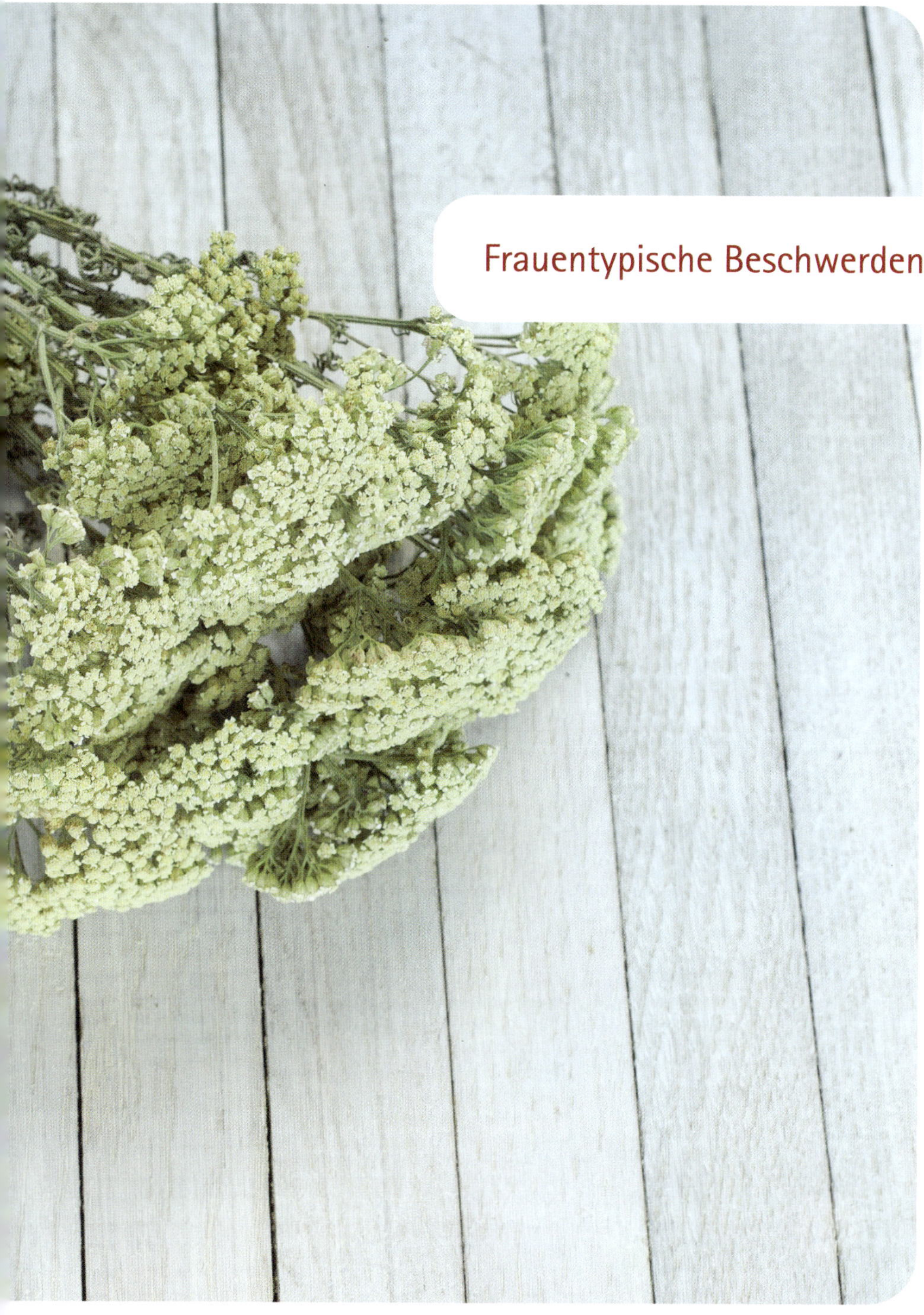

Frauentypische Beschwerden

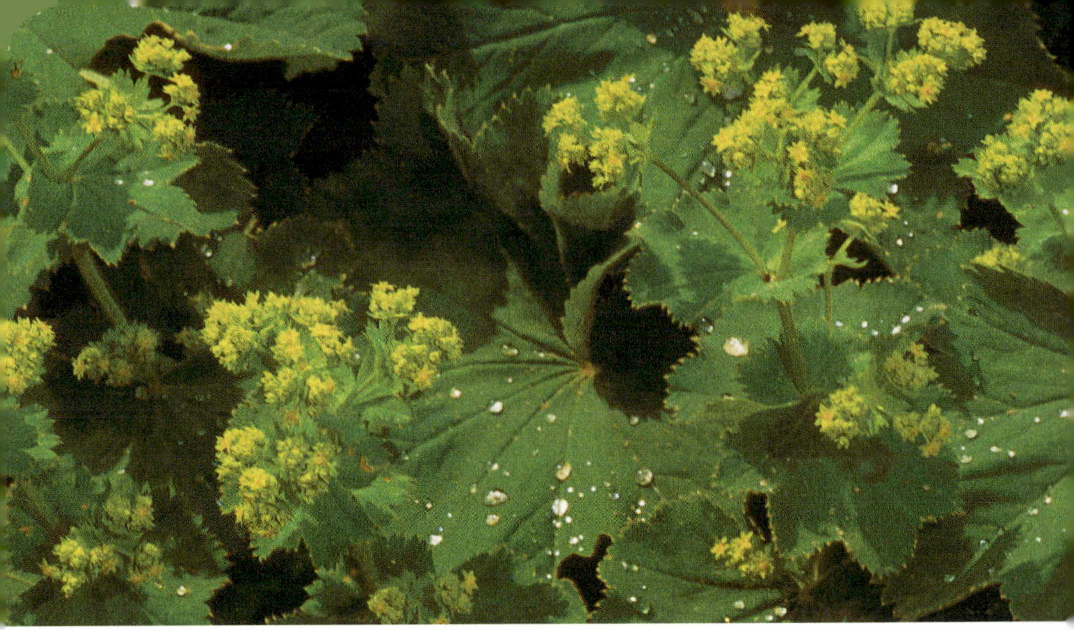

Frauenmantel *(Alchemilla vulgaris)*

auch bekannt als Frauenhilf, Hasenmänteli, Muttergottesmäntelchen, Taukraut, Tausendschüsselchen

Wer die silberfarbenen Muggelsteine – die Steine der Weisen – auf den weich-wolligen Blättern glitzern sehen möchte, muss zeitig aufstehen. Sobald die Sonne über den Himmel zieht, verdunstet das kostbare Wasser, mit dem früher die Alchemisten so mancherlei in Gold verwandeln zu können hofften.

Die Gestalt der rundlich-nierenförmigen, im Alter etwas gefalteten Blätter verlieh der Staude ihren deutschen Namen. Der christlichen Lehre verbundene Botaniker sahen darin den Schutzmantel der Jungfrau Maria. Am Blattrand entlang schwitzt eine Reihe von Zellen aktiv das zuvor von den Wurzeln aufgenommene Wasser aus der Pflanze aus. Diese Guttationstropfen schillern wie Perlen einer Kette oder wie ein gläserner Rosenkranz. Der große Tropfen, der im Herzen des Blattes durch Herablaufen der kleineren entsteht, stellte die Träne Mariens an Jesu Grab dar. Kein Wunder also, dass gemäß der Signaturenlehre der Frauenmantel zur Schutzpflanze aller Frauen und Mütter wurde. Auch wenn die Erfahrungsberichte in der Schulmedizin keine große Beachtung finden, so ist das Muttergottesmäntelchen aus der Naturheilkunde nicht mehr wegzudenken.

Das Tausendschüsselchen aus der Familie der Rosengewächse *(Rosaceae)* wächst bescheiden in Gebüschen, lichten Wäldern, Wiesen und Gräben überall in Europa. Der unscheinbare, gelbliche, reich verzweigte Blütenstand aus zahlreichen kleinen Blüten wird in der Floristik gerne in zarte Sträuße mit roten Rosen eingebunden. Gesammelt wird das gesamte Kraut für Heilzwecke vom Frühjahr bis Juli.

Aus der Droge wird Tee zubereitet, der leichte Durchfallerkrankungen lindert. Das Haupteinsatzgebiet für das Kraut liegt aber in der Frauenheilkunde. *Alchemilla* wirkt auf den weiblichen Organismus wohltuend und

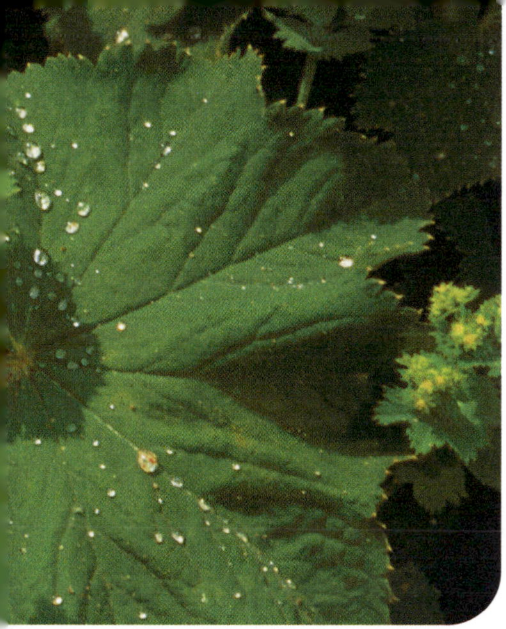

Die in den frühen Morgenstunden gesammelten Frauenmantel-Tropfen dienten einst als Zauberwasser.

begleitet Frauen bis ins Klimakterium hinein. Es gleicht Störungen im Menstruationszyklus aus, stärkt die Gebärmutter vor und nach der Geburt, fördert die Milchbildung und lässt Brustdrüsenentzündungen schneller abheilen. Sollte der weiße Ausfluss zu stark oder mit Beschwerden verbunden sein, hilft *Alchemilla*-Tee, sowohl innerlich als auch äußerlich angewendet. Ein Aufguss aus Frauenhilf mindert nicht nur Schweißausbrüche in den Wechseljahren, er eignet sich auch wegen seiner Gerbstoffe zur äußerlichen Anwendung bei Wunden oder als Gurgellösung bei Mundschleimhautentzündungen.

Diejenigen, die es tatsächlich so früh aus dem Haus schaffen und die Tautropfen auf den Blättern noch finden, sollten das durch die Pflanze angereicherte Wasser rasch sammeln und sich das müde Gesicht damit reinigen. Es glättet die Haut und gibt einen frischen Teint – nicht nur bei Frauen!

REZEPTE

Frauenteemischung

20 g Frauenmantelkraut, 20 g Salbei und 10 g Taubnessel mischen und täglich 1 bis 2 Tassen genießen. Je Tasse 1 EL der Teemischung mit 250 ml kochendem Wasser übergießen.

Schmerzhafte Periode

30 g Frauenmantelkraut, 30 g Schafgarbenkraut, 30 g Gänsefingerkraut und 10 g Kamillenblüten mischen. Je Tasse 1 EL der Teemischung mit 250 ml kochendem Wasser übergießen. 3 Tassen täglich helfen bei der Linderung von Periodenschmerzen. Einige Tage vor der Menstruation beginnen.

PMS

20 g Frauenmantelkraut, 20 g Schafgarbenkraut, 20 g Löwenzahnwurzel, 10 g Melisse, 10 g Fenchelsamen und 10 g Johanniskraut mischen. 1 gehäuften TL der Teemischung mörsern, mit 250 ml heißem Wasser überbrühen und bedeckt 10 Minuten ziehen lassen. 3 Tassen täglich trinken.

Beruhigung während der Wechseljahre

30 g Melissenblätter, 30 g Johanniskraut, 20 g Frauenmantelkraut und 10 g Hopfenzapfen mischen. 1 EL der Teemischung mit 250 ml kochendem Wasser übergießen, 10 Minuten ziehen lassen, dann abseihen. Täglich 2 Tassen trinken.

Regenerierendes Sitzbad

Frauenmantelkraut, Ringelblumenblüten, Spitzwegerichblätter, Taubnesselkraut und Wundklee zu gleichen Teilen (z. B. je 25 g) mischen. 6 EL mit 2 l kochendem Wasser überbrühen und 20 Minuten ziehen lassen. Pflanzenteile abseihen und die Flüssigkeit dem Sitzbad beimengen.

Gänsefingerkraut *(Potentilla anserina)*

auch bekannt als Anserine, Gänserich, Krampfkraut, Silberkraut

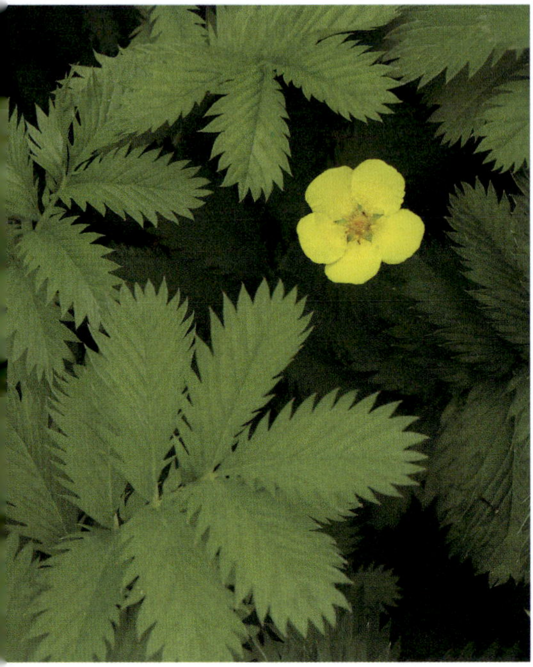

Das Gänsefingerkraut löst in Form eines wärmenden Kissens schmerzhafte Bauchkrämpfe.

Lange Zeit war das platt getretene Gänsefingerkraut als Unkraut zwischen den Ritzen des Gänsehofes wenig beachtet. Erst im 16. Jahrhundert taucht es in der Literatur gegen Ruhr, Bauchflüsse und Zahnschmerzen auf, was aber daran liegen könnte, dass es nicht im Mittelmeerraum wächst und deshalb nicht zu den Hauspflanzen der antiken Ärzte gehörte.

Diese trittfeste Rosettenpflanze mit den 20 cm langen, mehrzählig gefiederten Blättern erkennt man schnell wieder. Sie sucht sich Plätzchen auf Triften, an Wegesrändern oder auf Ödland in fast ganz Europa. Oberseits glänzen die gesägten Fiedern in einem satten Dunkelgrün, auf der Unterseite tragen sie einen dichten weißen Seidenpelz. Zwischen Mai und August ragen vereinzelt fünfzählige, gelbe, typische Rosengewächs-Blütchen *(Rosaceae)* hervor. Für Tee und Tinktur sammelt man das blühende Kraut und gräbt im Herbst die Wurzel aus.

Gerbstoffe, organische Säure und Bitterstoffe führten über deren Verwendung zum Volksnamen Krampfkraut. Es entspannt die glatte Muskulatur überall dort, wo sie sich übermäßig zusammenziehen könnte: im Verdauungstrakt, in der Gebärmutter und sogar in den Waden. So wird Tee oder Tinktur bei Hustenkrämpfen, leichten Durchfällen und insbesondere bei Menstruationsbeschwerden angewendet. Pfarrer Kneipp schwor auf einen Milchauszug, dabei werden möglicherweise fettlösliche Inhaltsstoffe aus dem Kraut gezogen, die in einem Tee nicht enthalten sind.

In der Volksheilkunde wird die Wurzel gegen Zahnfleischentzündungen gekaut. Und noch ein weiterer Gebrauch: Wer die Liebe der Menschen gewinnen möchte, gehe am Johannistag (24.6.) vor Sonnenaufgang eine Gänsefingerkrautwurzel ausgraben und trage sie als Amulett – ein Versuch lohnt!

REZEPT

Milchauszug bei Menstruationsbeschwerden

3 TL blühendes Kraut mit der Wurzel mit 250 ml heißer Milch übergießen und leicht abkühlen lassen, warm mit Honig gesüßt genießen. Das noch warme ausgedrückte Kraut kann gleich in Tücher eingewickelt als Kompresse aufgelegt werden.

Schafgarbe *(Achillea millefolium)*

auch bekannt als Bauchwehkraut, Blutstillkraut, Frauenkraut, Lämmerzunge, Tausendblatt

Das Frauenkraut war wegen seiner Heilkräfte so geschätzt, dass man es in einem Zug mit den Göttern in Verbindung brachte. Als ein vergifteter Pfeil den griechischen Helden Achilles traf, erhielt er als wundheilende Medizin Schafgarbe. Alle großen Heilkundigen der Geschichte erwähnten es regelmäßig, bis es schließlich zur Volksweisheit wurde: »Schafgarbe im Leib tut wohl (nicht nur) jedem Weib!«

Erst beim genaueren Hinsehen wird klar, dass es sich bei der Schafgarbe um einen Körbchenblütler *(Asteraceae)* handelt. Jeder Blütenknopf der Scheindolde ist ein komplettes Körbchen mit winzigen Röhren- und Zungenblüten, das von schuppenartigen Hüllblättern umgeben ist. Vollendet wird das filigrane Kunstwerk durch die zarten, doppelt bis dreifach gefiederten Blätter, die in ihrem Umriss lanzettlich erscheinen und wechselständig am bis 1 m hohen Stängel sitzen. Das aromatisch duftende Achilles-Frauenkraut liebt offenes, helles Gelände und wächst bevorzugt an Wiesen und Schuttplätzen. Die jungen Blätter verfeinern Kräuterquark oder geben der Suppe einen grünen Farbtupfer. Offizinell verwendet wird das gesamte Kraut, das man zur Blütezeit zwischen Juni und September schneidet und trocknet.

Zu den Wirkstoffen gehören ätherische Öle, Bitter- und Gerbstoffe und Flavonoide. In ihrer Gesamtheit lösen sie Krämpfe, regulieren Menstruationsblutungen, hemmen Entzündungen und Keimwachstum und lassen Wunden schneller abheilen. Wegen ihrer Ähnlichkeit zur Kamille wird die Schafgarbe in fast identischer Weise indiziert und angewendet. Schafgarbentee oder Frischpflanzenpresssaft trinken Frauen bei Menstruati-

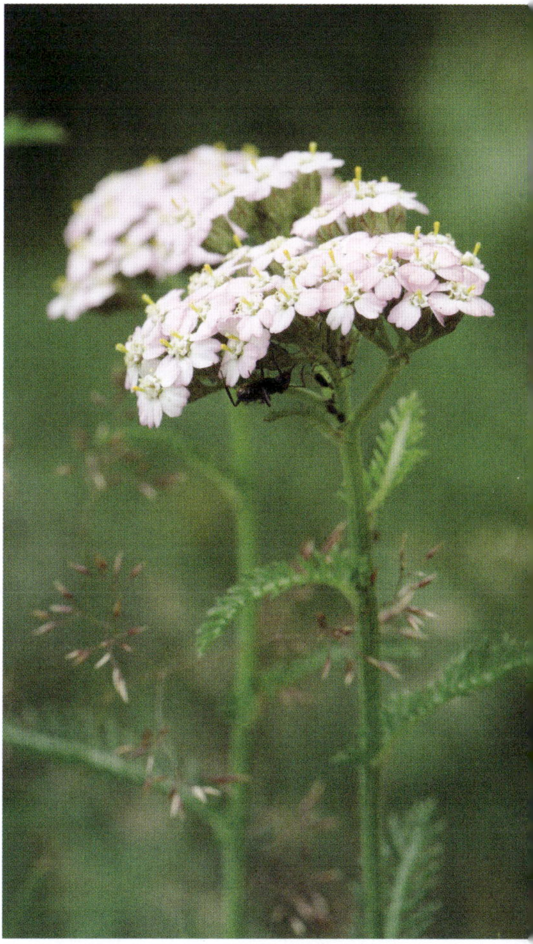

Bei der Schafgarbe liegen die zarten Blütenkörbchen alle in einer Ebene und bilden eine Scheindolde.

»Es gibt eine Kraft aus der Ewigkeit, und diese Kraft ist grün.«

Hildegard von Bingen (1098–1179)

onsbeschwerden, vor allem, wenn sie von Krämpfen begleitet werden. In diesen Fällen haben sich auch Sitzbäder oder warme Kompressen mit dem auch Frauendank genannten Kraut bewährt. Der bittere Geschmack regt Appetit und Verdauung an und lässt Blähungen gar nicht erst entstehen. Drückt der Bauch nach einer Mahlzeit, hilft ein Likörgläschen *Achillea*-Arzneiwein. Neben diesen Anwendungen hemmten Extrakte in Versuchen Tumor- und Pilzwachstum und unterstützten bei Leberentgiftungen.

Ein einfaches, aber effektives Mittel gegen unreine oder müde Haut ist ein Dampfbad mit Schafgarbenblüten. Die Heilstoffe wirken kräftigend auf die Blutgefäße und lindern Entzündungen.

»Garbe« steht für Gesundmacher, was beim Edelgarbenkraut mit Sicherheit nicht nur für Schafe zutrifft. Lediglich bei bestehender Körbchenblütler-Unverträglichkeit ist wegen einer möglichen Kontaktallergie Vorsicht geboten.

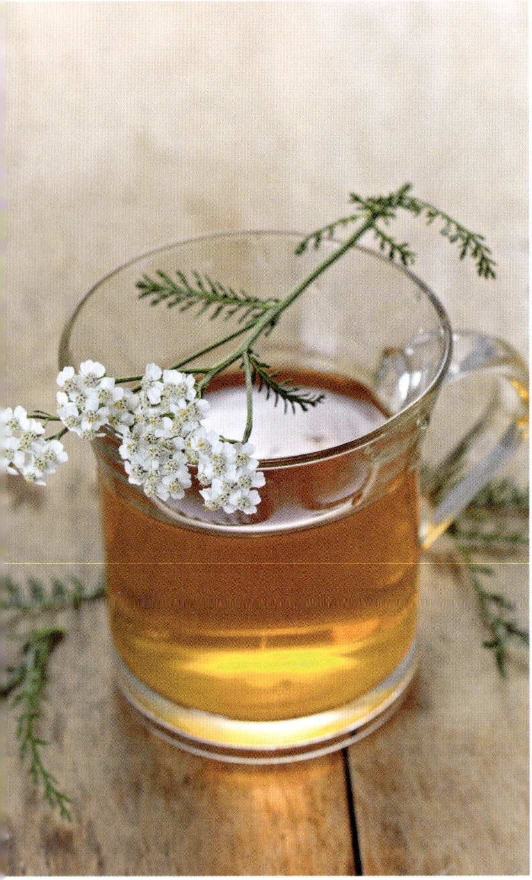

Der Geschmack von Schafgarbentee ist schwach aromatisch und leicht bitter.

REZEPTE

Sitzbad bei Unterleibsbeschwerden

100 g Schafgarbenkraut mit 2 l heißem Wasser überbrühen, 20 Minuten abgedeckt ziehen lassen. Durch ein Sieb dem Badewasser zugeben.

Kompressen

1 EL Kraut mit 1 Tasse heißem Wasser übergießen, 7 Minuten zugedeckt ziehen lassen und abgießen.

Arzneiwein

50 g Schafgarbenkraut mit 700 ml Weißwein übergießen, 10 Tage ziehen lassen und anschließend abfiltrieren. In einer dunklen Flasche aufbewahren.

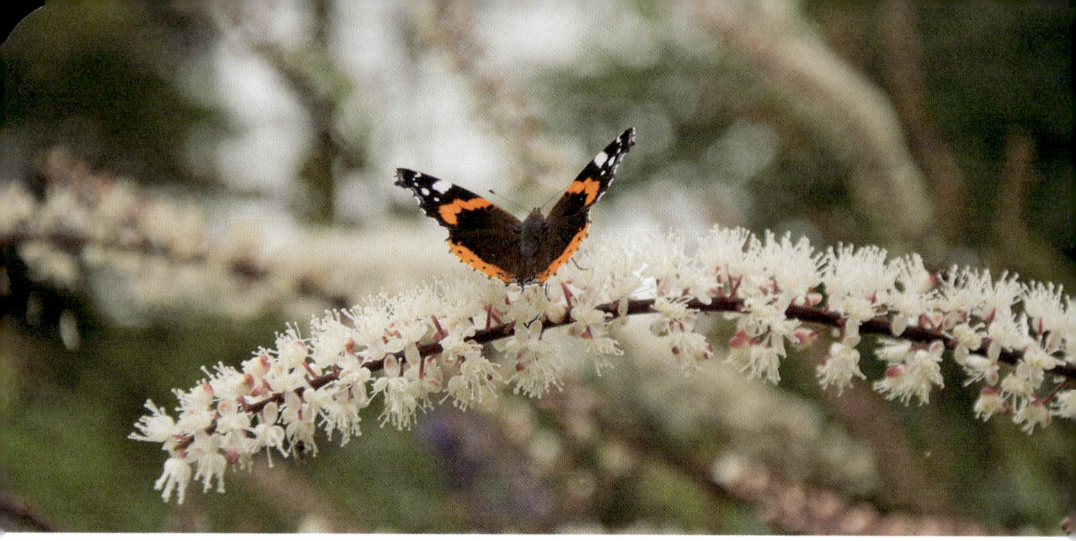

Phytotherapeutische Präparate aus *Cimicifuga* werden gerne in Kombination mit Johanniskraut verabreicht.

Traubensilberkerze *(Cimicifuga racemosa)*

auch bekannt als Christophskraut, Nordamerikanische Schlangenwurzel, Wanzenkraut

Geburtshilfe, Schlangenbisse, Epilepsie und Rheuma, das ist das vielseitige und erfolgreiche Einsatzgebiet der Traubensilberkerze schon seit vielen Generationen bei den nordamerikanischen Ureinwohnern. Erst im 19. Jahrhundert eroberte sich die Schlangenwurzel, die zur Familie der Hahnenfußgwächse *(Ranunculaceae)* zählt, auch in Europa einen Platz, zunächst als Schmuckstaude und später in der pflanzlichen Hausapotheke.

Wie die züngelnde Flamme einer Kerze leuchtet der helle Blütenstand aus zahllosen unscheinbaren, weiß strahlenden Blütensternchen durch das schattige Unterholz. Weniger angenehm ist ihr Duft, mit dem sie schädliche Insekten in die Flucht schlagen möchte (lateinisch *fuga*, die Flucht, und *cimex*, die Wanze). Im unteren Bereich der Staude tragen die aufrechten Stängel große gefiederte Laubblätter. Von medizinischem Interesse ist lediglich der scharf schmeckende Wurzelstock, der am besten im Herbst nach dem Fruchtansatz geerntet, gereinigt und getrocknet wird.

Unter den Inhaltsstoffen spielen die Triterpenglykoside eine bedeutende Rolle. Sie üben im menschlichen Körper ähnliche Funktionen aus wie die weiblichen Geschlechtshormone, die Östrogene. Die phytohormonelle Wirkung wird vor allem zur Behandlung von klimakterischen Beschwerden genutzt. Sie reduziert Hitzewallungen, depressive Verstimmungen, nervöse Gereiztheit und hormonell bedingte Gewichtszunahme. Wissenschaftliche Studien belegen, dass das Christophskraut sogar das Wachstum von bestimmten Brustkrebszellen einschränken kann. Traditionell schätzen zahllose junge Mädchen und Frauen die Traubensilberkerze als Alternative zu pharmakologischen Präparaten. Sie wird gut vertragen und bringt Erleichterung bei prämenstruellen Unannehmlichkeiten oder Regelschmerzen.

Vorsicht ist allerdings in der Schwangerschaft und während der Stillzeit geboten. Zu diesen Zeiten sollte auf keinen Fall ohne ärztliche Absprachen in den Hormonhaushalt eingegriffen werden!

Weiße Taubnessel *(Lamium album)*

auch bekannt als Bienensaug, Blumennessel, Kuckucksnessel, Sügerli

Die aufrecht wachsende, angenehm duftende Staude aus der Familie der Lippenblütler *(Lamiaceae)* an Wegesrändern, unter Hecken oder in Wäldern wird 20–60 cm hoch. In Stockwerken angeordnet wachsen jeweils zwei herzförmige, gegenüberstehende, brennnesselartige Blätter, die in ihren Achseln einen scheinquirligen Blütenstand tragen. Weiße, rosafarbene oder auch gelbe, typisch zweilippig gebaute Blüten schimmern zwischen April und Oktober durch das grüne Laub. Dies ist auch die beste Jahreszeit, sich einen Vorrat für den Winter anzulegen. Vor der Blütezeit bereichern junge Sprossspitzen wie Spinat zubereitet den Speiseplan der Wildkräuterküche. Auch wenn es etwas mühsam ist, werden für den Tee nur Blüten gesammelt, wenigstens brennt die Taubnessel nicht. Kinder lieben den honigartigen Geschmack und nuckeln gerne die kleinen rachenförmigen Kronen des Bienensaugs aus.

Zu den Wirkstoffen gehören unter anderem schleimlösende Saponine, ätherische Öle, Schleim- und Gerbstoffe. Die Blumennessel ist deshalb bei Erkältungen mit Husten, Schnupfen, Schleimhautreizungen ebenso wie bei Harnwegsinfekten und bei Verdauungsschwäche indiziert. Äußerlich angewendet beruhigen Umschläge mit Taubnesselaufguss oder Taubnesselbrandgel Wunden oder entzündete Haut und lassen Schwellungen und Krampfadern zurückgehen. Frische Blätter stillen kleinere blutende Verletzungen und fördern die Abheilung. Das Haupteinsatzgebiet der Blumennessel dürfte aber wohl die Frauenheilkunde sein: Taubnesseltee reguliert Menstruations- und Wechseljahrbeschwerden, vertreibt Weißfluss und fördert den Schlaf. Ebenso werden Nervosität und Schwindelgefühl gemildert.

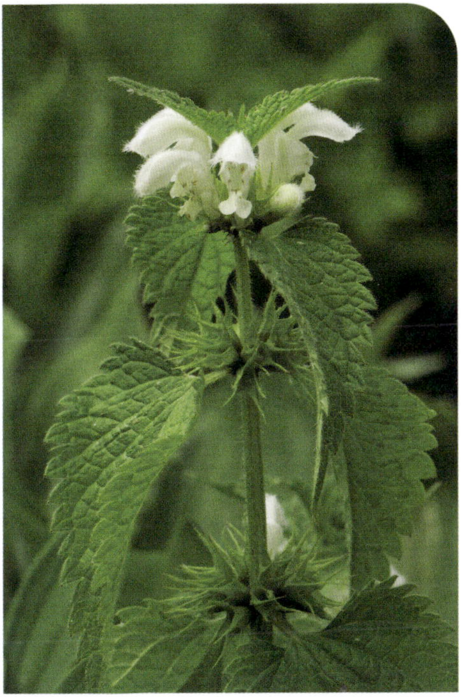

Ihre kantigen Triebe mit süß duftenden Blüten treibt die Taubnessel aus dem reich verzweigten Wurzelstock.

REZEPT

Taubnessel-Brandgel

4 Handvoll Taubnesselkraut mit kaltem Wasser ansetzen und kurz aufkochen lassen. Vom Herd nehmen und kühl stellen. Nach etwa 2 Stunden hat sich eine Art Gel gebildet, das abgenommen und im Kühlschrank in einem gut verschließbaren Glas aufbewahrt wird. Das Gel kühlt und lindert Schmerzen bei Sonnenbrand.

Wolfstrapp *(Lycopus europaeus)*

auch bekannt als Wolfsfuß

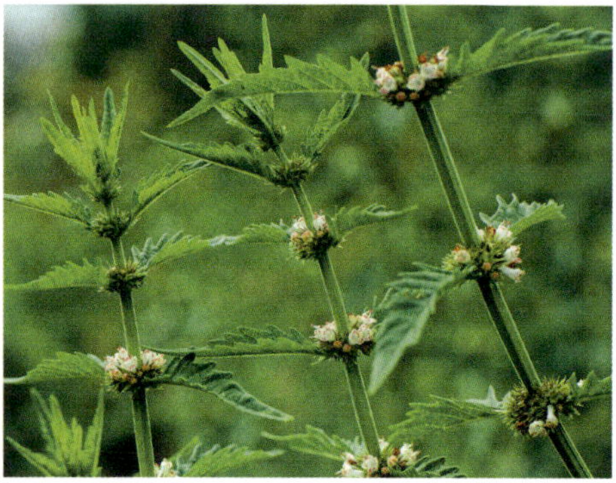

Die Indianer Nordamerikas schätzten den Wolfstrapp bei Herzbeschwerden und zur Beruhigung.

Die Gattung Wolfstrapp ist vor allem in der chinesischen Heilkunde schon seit über 2000 Jahren gegen Menstruationsbeschwerden, schmerzhafte Verletzungen und Inkontinenz bekannt. In Europa hat der Wolfsfuß erst relativ spät Interesse geweckt, zunächst wegen seiner Erfolge bei leichter Schilddrüsenüberfunktion. Inzwischen steht er auch im Blickpunkt der Frauenheilkunde.

Von der Form der Blätter, die dem Fußabdruck eines Wolfes ähneln, hat die Pflanze ihren Namen. Aufmerksame finden den Wolfstrapp an feuchten Stellen im Röhricht, an Ufern und Gräben oder Bruchwäldern. Seine Blätter sehen nesselartig aus, sind jedoch am Rand tief gesägt bis fiederspaltig und brennen nicht. Der Blütenstand ist unauffällig klein, die Scheinquirle verstecken sich in den Achseln der gegenüberstehenden Laubblätter. Sie sind typisch helmförmig, weiß mit rötlichen Punkten vor allem auf der Unterlippe. Für medizinische Zwecke wird das gesamte, etwas bitter duftende Kraut kurz vor der Blüte zwischen Juli und September gesammelt. Die Wolfsfußsubstanzen hemmen nachweislich die Bildung des Hormones Prolaktin, das unter anderem die Milchdrüsen stimuliert. Daher lindern sie zyklusabhängige Schmerzen und Spannungen der Brust; auch bei prämenstruellem Syndrom (PMS) und klimakterischen Befindlichkeitsstörungen erzielen sie gute Erfolge. Die positiven Eigenschaften im Zusammenhang mit der Schilddrüse lassen sich darauf zurückführen, dass der Jodtransport zur Schilddrüse reduziert und die Ausschüttung der Hormone dadurch gesenkt wird. Wolfstrapp ist daher angesagt bei vegetativ-nervösen Befindlichkeiten wie Unruhe, Reizbarkeit, Schlafstörungen, Herzklopfen und übermäßigem Schwitzen, die in Zusammenhang mit der Schilddrüse auftreten.

Nebenwirkungen können sich zeigen bei langer oder hoch dosierter Therapie oder bei plötzlichem Absetzen. Schwangere, Stillende und Personen mit Schilddrüsenunterfunktion verzichten besser auf Wolfstrapp. Bitte bedenken Sie, dass das Kraut zu Anfang sedierend wirkt und Sie beim Autofahren unter Umständen beeinträchtigen kann.

REZEPT

Wolfstrapp-Tee

1 EL getrocknetes Wolfstrappkraut mit 250 ml kochendem Wasser übergießen. 10 Minuten ziehen lassen, dann abseihen. Täglich 2 Tassen helfen gegen das prämenstruelle Syndrom, die beste Wirkung wird erreicht, wenn schon einige Tage vor Einsetzen der Regelblutung mit dem Trinken des Tees begonnen wird.

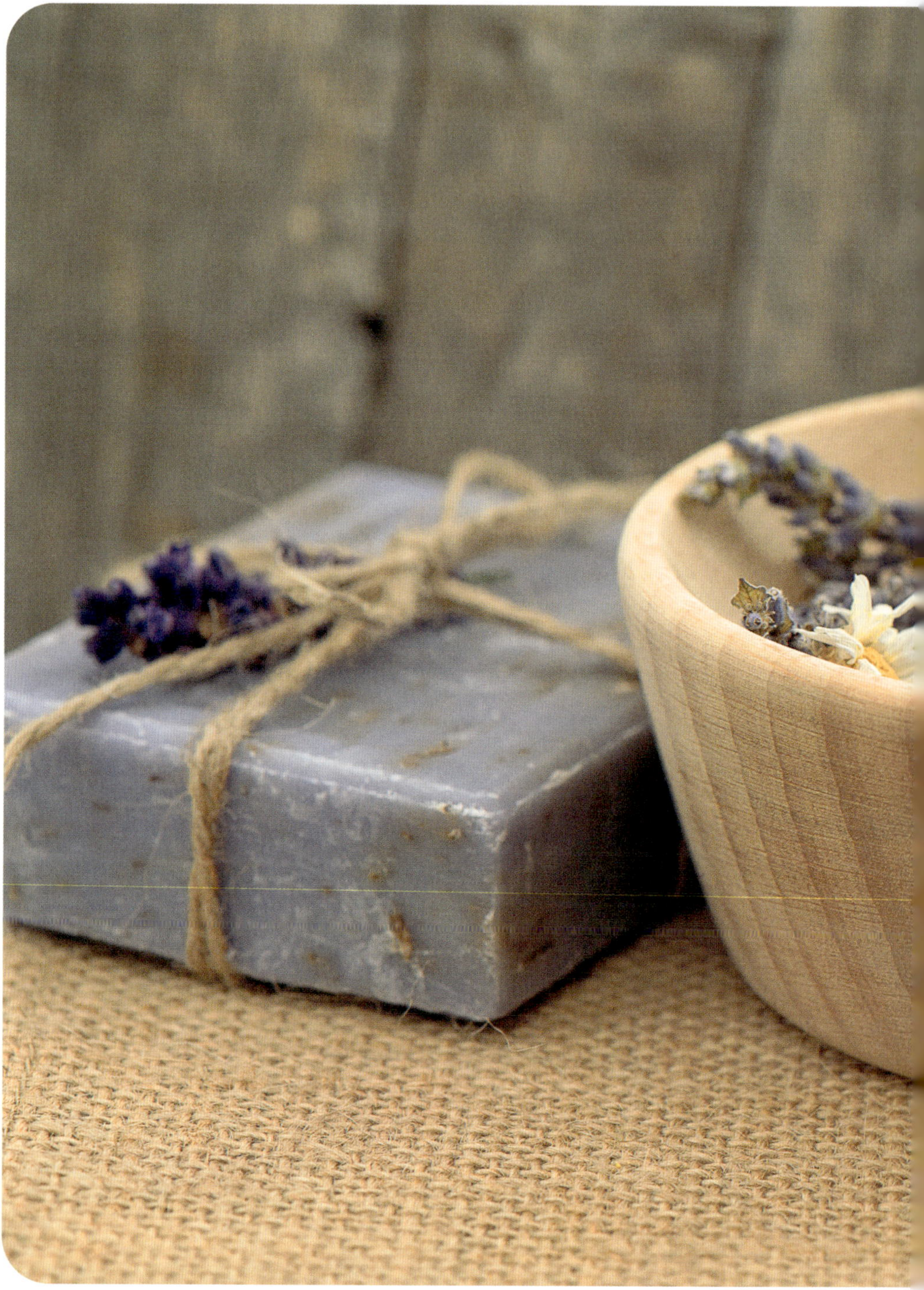

Kopfschmerzen, Nervosität und Stress

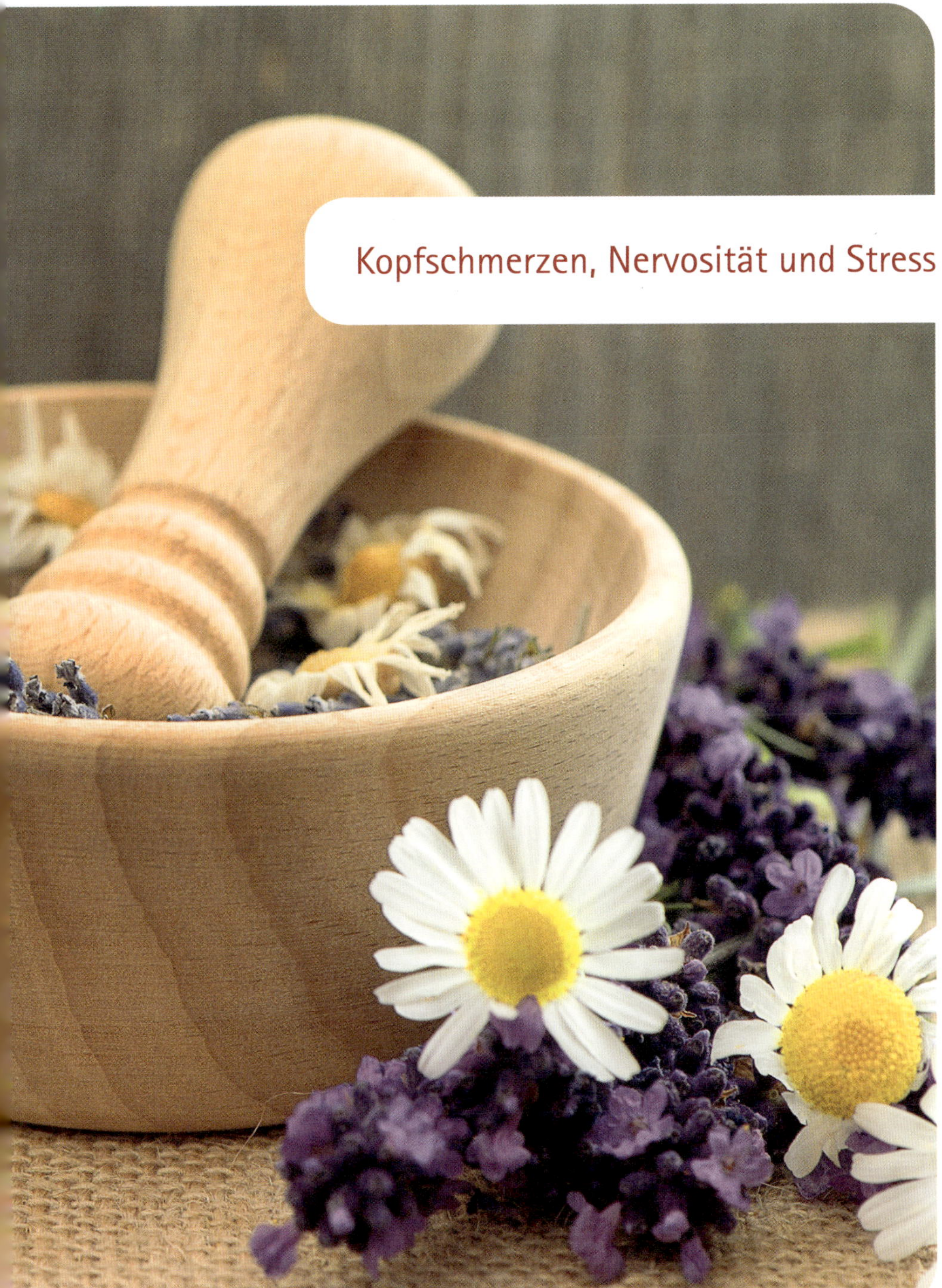

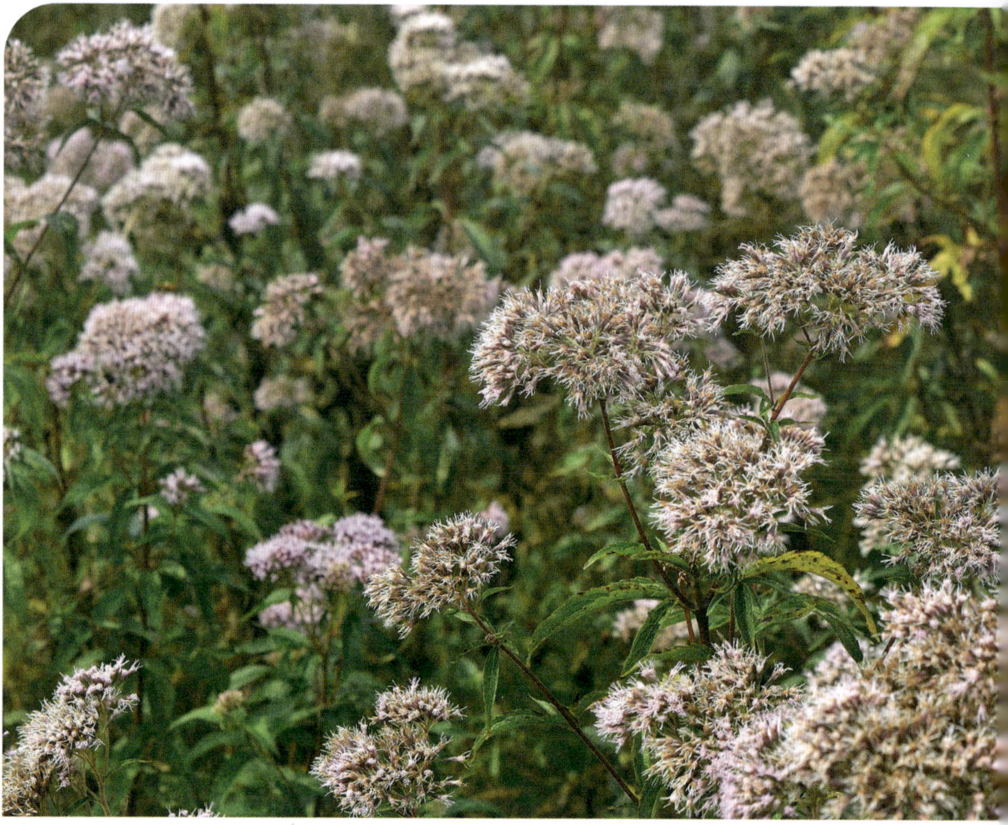

Baldrian *(Valeriana officinalis)*

auch bekannt als Dreifuß, Katzenkraut, Theriakwurzel, Waldspeik

Als Universalheilmittel wurde der Baldrian gegen allerlei Wehwehchen eingesetzt. Nur seine heute im Vordergrund stehende Wirkung als Nerven- und Stressmittel wurde bei historischen Kräuterkundigen selten erwähnt.

In Laub- und Mischwäldern, an nährstoffreichen Wegesrändern und feuchten Wiesen, in fast ganz Europa ist die Theriakwurzel aus der Familie der Baldriangewächse *(Valerianaceae)* verbreitet. Die hüfthoch werdenden hohlen, gefurchten Stängel schmücken sich von Mai bis August an ihrer Spitze mit einem doldenartigen Blütenstand aus zahlreichen kleinen zartrosa bis weiß gefärbten Blütchen. Im Volksmund ist man davon überzeugt, dass der Duft Katzen in Liebesrausch versetzt, daher auch der Name Katzenkraut. Für uns Menschen wird das charakteristische Aroma erst nach leichtem Anwelken erkennbar. Die Blätter sind fünf- bis zwölffach unpaarig gefiedert und sitzen gegenständig eher im unteren Bereich. Während man für die Krautsammelaktion besser zwischen März und Mai loszieht, lässt man die Wurzel noch bis Herbstanfang weiterwachsen.

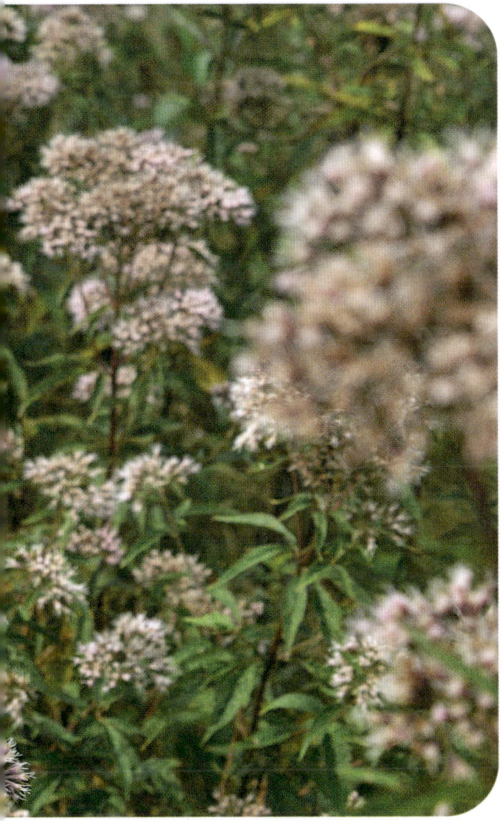

Wem der Geschmack der Baldrianwurzel zu herb ist, der kann auf die zart duftenden Blüten zurückgreifen.

Beruhigend bei Nervosität und Herzbeschwerden, stimmungsaufhellend bei Depressionen und schlaffördernd, das sind die positiven Wirkungen des Arznei-Baldrians. Man wird zwar nicht müde, aber die Übererregung der Nerven nimmt ab, man wird eher wacher, klarer und ruhiger. Die ätherischen Öle gleichen die Seele aus, nehmen die Prüfungsangst und steigern – bei Einnahme über den Tag und in geringeren Dosen – die Leistungs- und Konzentrationsfähigkeit. Bei nervösen Magenbeschwerden oder Wetterfühligkeit fördern sie das Wohlbefinden.

»Dumme rennen, Kluge warten,
Weise gehen in den Garten.«

Rabindranath Tagore (1861–1941)

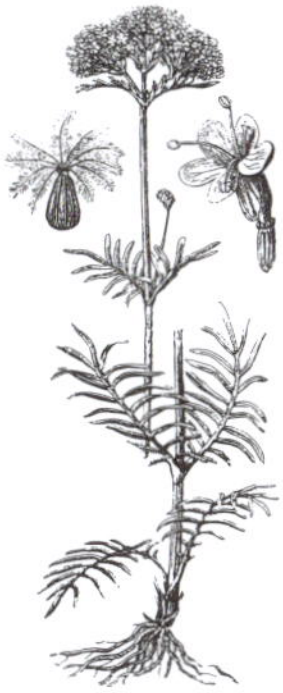

REZEPTE

Nervenwein

Sie sind öfter mal zu aufgedreht, um einzuschlafen? Dann sollten Sie sich einen Vorrat an Nervenwein ansetzen. Ein Marmeladenglas wird halbhoch mit Baldrianwurzel gefüllt, nach Geschmack ungespritzte Zitronen- oder Orangenschalen zugegeben und mit Wein aufgegossen. An einem warmen Ort 3 Wochen ziehen lassen. Danach dürfen Sie alles abseihen und sich dann und wann in nervenaufreibenden Situationen zwischendurch oder am Feierabend ein Schnapsgläschen voll gönnen.

Baldriantee

1 TL klein geschnittene Wurzel mit 1 Tasse Wasser kalt ansetzen, 1 Stunde lang köcheln und weitere 2 bis 3 Stunden nachziehen lassen. Der Auszug kann gleich literweise vorbereitet und im Kühlschrank gelagert werden. Zum Trinken nur leicht anwärmen und je nach Geschmack mit Honig süßen.

Entspannungsbad

2 Handvoll Baldrianwurzel und 1 Handvoll Baldrianblüten mit 2 l heißem Wasser übergießen und 2 Stunden ziehen lassen. Abseihen und gerne jeden Abend dem Badewasser zugeben.

Eisenkraut *(Verbena officinalis)*

auch bekannt als Druidenkraut, Eisenhart, Junotränen, Sagenkraut, Stahlkraut

Das Druidenkraut hatte für die Kelten Zauberkraft. Mit seinem Aufguss wurden Opfersteine und Altäre für rituelle Zeremonien gereinigt. Für die Römer war Eisenkraut das Sinnbild des Friedens. Sie trugen es bei sich, wenn sie Verträge aushandelten und unterzeichneten. Den Namen Eisenkraut hat es erhalten, weil es bei der Herstellung von Schwertern in der Glut das Metall besonders hart machte.

Das Sagenkraut gedeiht mittlerweile in ganz Europa unter Hecken, auf Schuttplätzen, an Ufern oder auf Weiden, besonders wenn es genug Stickstoff im Boden gibt. Auf die Entfernung sieht Eisenkraut Lavendel ähnlich: Aus den Polstern heraus ragen rutenförmige, dichte drüsige Ähren mit zarten, blasslilafarbenen Blütchen, im unteren Bereich tragen die verholzten Stängel fiederschnittige, durch die raue Behaarung leicht silbern schimmernde Blätter. Allerdings ist der Blütenbau bei Eisenkrautgewächsen *(Verbenaceae)* deutlich anders, die Krone aus fünf nur wenige Millimeter breiten Blütenblättchen ist nur ganz schwach zweilippig.

Wissenschaftlich nachgewiesen sind die Wirkungen der Inhaltsstoffe nicht, dennoch gibt es in der Erfahrungsmedizin seit Jahrhunderten positive Beispiele für individuelle Erfolge. Das nervöse Herz mit Rhythmusstörungen wird durch Eisenharttee beruhigt. Er hellt depressive Verstimmungen auf und stärkt nach angespannten und erschöpfenden Phasen den Mut. Prüflingen nimmt er vor schweren Aufgaben Aufregung und Angst.

Neuere Studien untersuchen eine entzündungshemmende, antibakterielle und sekretfördernde Wirkung. Extrakte hemmen Grippeviren und machen so den traditionellen Einsatz von Eisenkrauttee bei Atemwegsinfekten, Nasennebenhöhlenentzündungen, Bronchitis etc. erklärbar. Ferner wird er bei Beschwerden der ableitenden Harnwege, unregelmäßiger Menstruation und im Klimakterium erfolgreich angewendet.

Testen Sie einmal selbst, ob es den Namen Diplomatenkraut verdient hat: Getrocknetes Eisenkraut in einer Räucherschale auf glühende Kohle legen und den Duft im Raum verteilen lassen. Er macht Mut, steigert die Wachsamkeit und bringt Klarheit in die Gedanken.

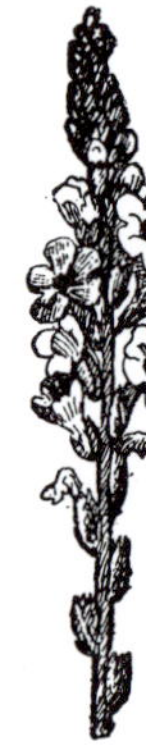

Die Verbenen tragen ihren schlanken Blütenstand auf einem kantigen Stängel.

REZEPTE

Umschlag bei Quetschungen und Schwellungen

5 g Kamille, 10 g Eisenkraut, 10 g Arnika, 10 g Salbei, 5 g Thymian, 5 g Frauenmantel mischen. Die Kräutermischung mit knapp 500 ml Wasser verkochen und 1/2 Stunde stehen lassen. Das Leinentuch mit der Flüssigkeit gut tränken, ausdrücken und möglichst warm auflegen.

Tee gegen Kopfschmerzen

15 g Eisenkrautwurzel, 15 g Schlüsselblumen, 10 g Sauerampfer, 5 g Holunder mischen. 1 EL der Mischung mit 1 Tasse kochendem Wasser überbrühen, 10 Minuten ziehen lassen, abseihen, zwei- bis dreimal täglich 1/2 Tasse davon trinken.

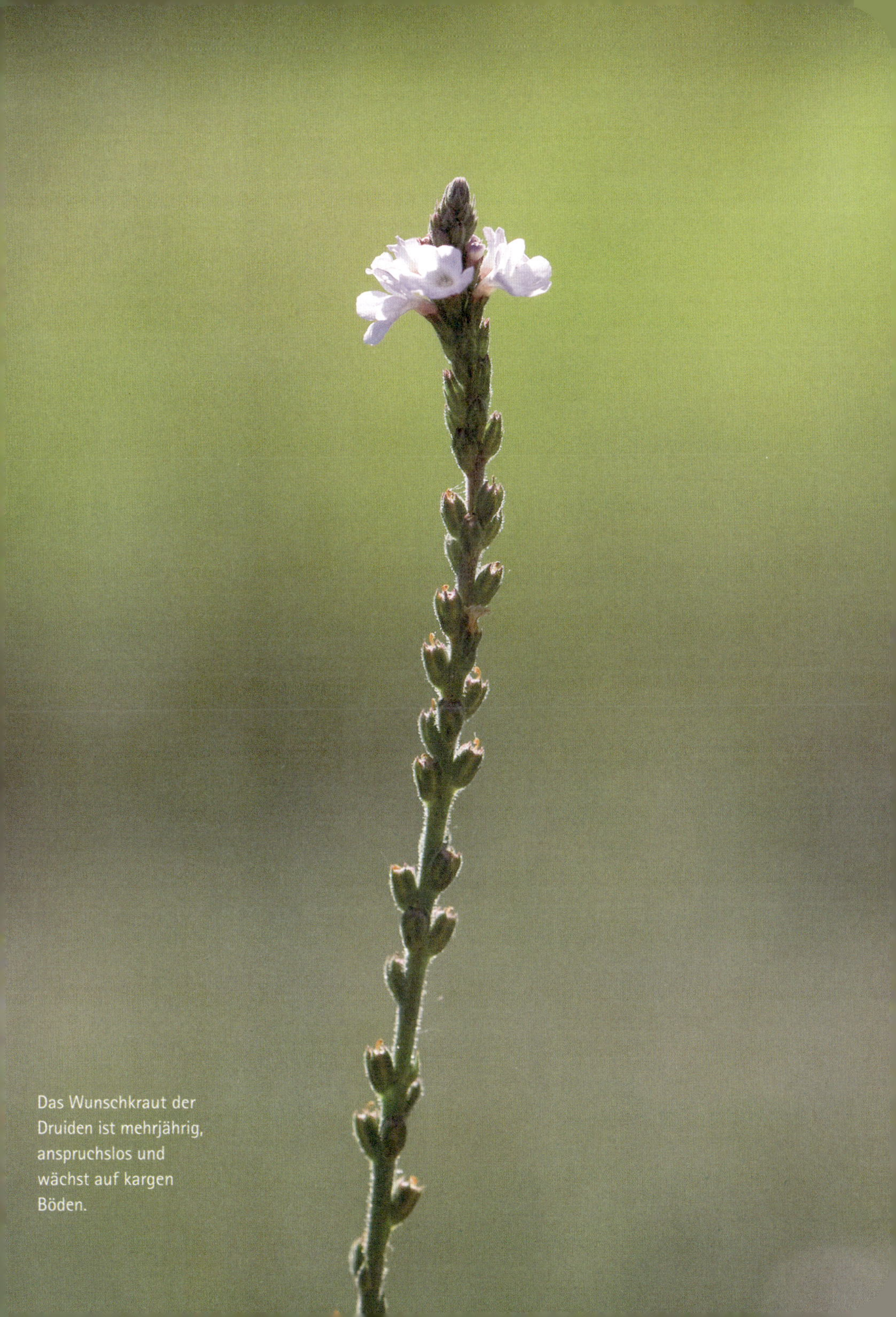

Das Wunschkraut der Druiden ist mehrjährig, anspruchslos und wächst auf kargen Böden.

Hafer enthält außergewöhnlich viele Vitamine sowie Nähr- und Mineralstoffe.

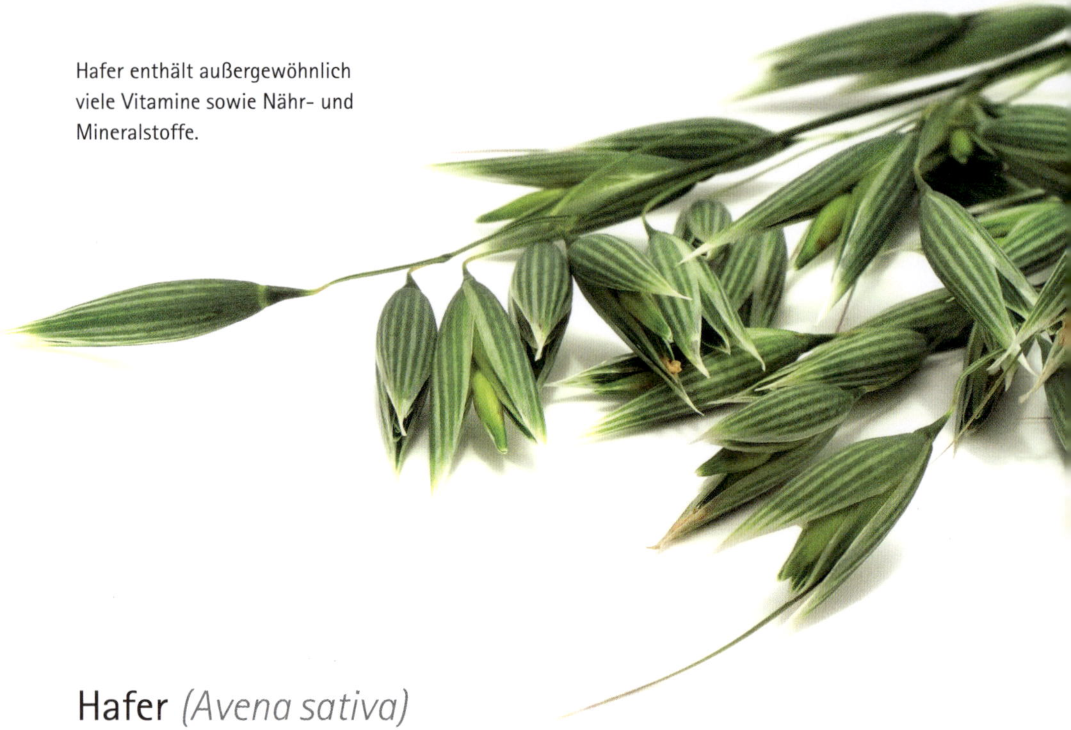

Hafer *(Avena sativa)*

Schon lange vor der heilkräuterkundigen Hildegard von Bingen schätzten die Kelten den Hafer: Vermutlich war es dieser typische »Porridge«, der Asterix seine magischen Kräfte verlieh. Die Redensart »Wie vom Hafer gestochen« geht aber nicht auf diesen kleinen quirligen Helden zurück, sondern auf Pferde, denen das Getreide samt unverdaulicher Spelzen verfüttert wurde. Sie litten unter so unangenehmen Darmreizungen, dass sie nicht anders als wild ausschlagen konnten.

Den Vertreter der Süßgräser *(Poaceae)* lernt man schnell von anderen Getreidearten zu unterscheiden: Seine Blüten stehen nicht in dicht gedrängten Ähren wie bei Weizen oder Roggen, sondern hängen an kurzen Stielen in lockeren Rispen. Wenn man ihn noch nicht auf dem Feld gesehen hat, so lacht sein Bild doch von jeder Müsli-Packung. Frisch gequetschte Haferflocken sind ein rundum gesundes Nahrungsmittel: Sie senken den Cholesterin- und den Blutzuckerspiegel, binden Schwermetalle, beruhigen die Magenschleimhaut und sind reich an Vitaminen, Mineralstoffen und Spurenelementen. Vor der Schule eine kleine Portion Haferbrei liefert Energie für den Tag und steigert die Konzentrationsfähigkeit.

Zur Gewinnung der wertvollen Inhaltsstoffe kann grünes Haferkraut – kurz vor der Blüte geerntet – mit Alkohol ausgezogen werden. Ein Teelöffelchen dieser Lösung vor dem Zubettgehen, verdünnt in Wasser oder Tee, entspannt, nimmt die Nervosität und schenkt erholsamen Schlaf. Gerade in einer Hochphase beruflichen Stresses oder geistiger Erschöpfung kann grüner Hafer zu einem wertvollen Begleiter werden. Alternativ schmeckt und bekommt auch der Kräutertee, allerdings wirkt er auch harntreibend, deshalb besser nicht direkt vor dem Schlafengehen trinken. Wer gerne viel Fleisch isst oder Alkohol trinkt, läuft Gefahr, dass sich die vermehrt entstehende Harnsäure in den Gelenken ablagert und zu Gichtbeschwerden führt. Vorbeugend dagegen senkt der Grüne-Hafer-Tee wegen seiner organischen Kieselsäureverbindungen den Harnsäurespiegel im Blut und steigert die Ausscheidung über die Nieren.

Lassen Sie sich nicht von der Redewendung abschrecken: Hafer sticht nicht, als Badezusatz lindert das Stroh sogar Juckreiz bei verschiedensten Hauterkrankungen und macht Schluss mit dem Hexenschuss.

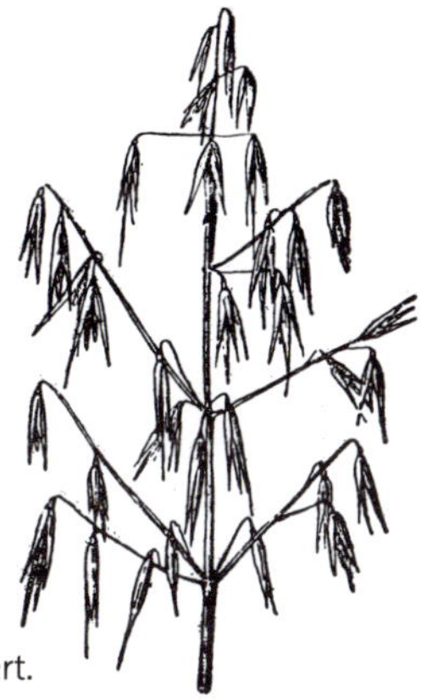

Hafer ist zunächst als Unkraut aus seiner eurasischen Heimat nach Mitteleuropa eingewandert.

REZEPTE

Grüner-Hafer-Tee
1 EL Kraut in 250 ml Wasser geben und 10 Minuten kochen lassen.

Badezusatz
500 g der getrockneten Pflanze mit 2 l kochendem Wasser aufgießen und 20 Minuten ziehen lassen, durch ein Sieb dem Badewasser zufügen.

Auszug
Frisches grünes Haferkraut mit Weingeist oder Korn aufgießen und verschlossen 3 Wochen ziehen lassen, dabei gelegentlich schütteln. Danach abseihen und dunkel aufbewahren.

Hopfen *(Humulus lupulus)*

Die Hallertau in Bayern wäre ohne die Hopfenstangen nicht mehr denkbar. Vor Hunderten von Jahren, als es noch keine Kühlungsmöglichkeiten gab, sollten ursprünglich die Hopfendolden ein beliebtes Volksgetränk länger haltbar machen. Dass ihr Aroma dem Bier einen würzig-urigen Geschmack verlieh, war dabei ein angenehmer Nebeneffekt.

Die kletternden, rauhaarigen, rechtswindenden Stängel des bis zu sechs Meter langen Hopfens aus der Familie der Hanfgewächse *(Cannabaceae)* umschlingen alles Aufrechte, was sie finden können. Die Sprosse durchweben in ganz Europa besonders gerne Auwälder und machen ein Durchdringen von feuchten Gebüschen oder von Bruchholz manchmal unmöglich. Ihre drei- bis fünflappigen Blätter erinnern entfernt an Wein, sind aber gegenständig angeordnet und rau behaart. Die Blüten sind zweihäusig verteilt, das heißt, es gibt Lianen mit männlichen Blütenständen und solche mit weiblichen Scheinzapfen. Aber nur Letztere sind von Interesse, denn nur sie enthalten in den Drüsenschuppen die charakteristischen Inhaltsstoffe wie ätherisches Öl und die Harze Humulon und Lupulon. Geerntet werden die Hopfendolden im September, und erst nach dem Anwelken entstehen flüchtige, leicht sedierende Verbindungen, die in einem Säckchen unter dem Kopfkissen sanft in den Schlaf hinüberführen. Hier liegt auch das Haupteinsatzgebiet des müde machenden Hopfens: Bei Schlafstörungen, Angstzuständen und nervöser Erregbarkeit bringt er den Menschen auf bewährte Weise Ruhe und Entspannung.

Die vorhandenen Bitterstoffe regen den Appetit und die Sekretion von Speichel und

Magensaft an. Sie verleihen dem Bier sein typisches würziges Aroma. Dass Hopfen pflanzliche Geschlechtshormone, sogenannte Phytoöstrogene, enthält, ist schon lange bekannt. Ob die bei Männern die Libido unterdrückende Wirkung tatsächlich der Grund war, warum Mönche gerade dieses Aroma in ihr Getränk gemischt haben, bleibt Spekulation. Auf Frauen haben die Inhaltsstoffe angeblich eine genau gegenteilige Wirkung. Volksheilkundlich werden sie seit jeher zur Linderung von Wechseljahrbeschwerden eingesetzt.

Hopfen erlebt auch bei den Gourmets eine Renaissance: Im Frühjahr werden die zarten, gebleichten Wurzelsprossen ausgegraben und wie Spargel zu exquisiten, nicht ganz billigen Delikatessen verarbeitet.

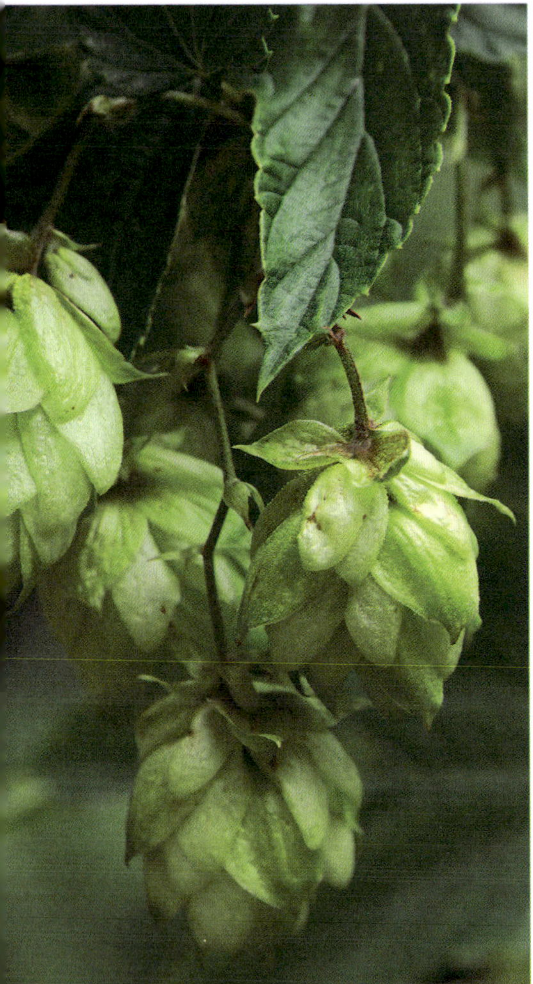

Als Angehöriger der Familie der Cannabisgewächse enthält Hopfen schlaffördernde Inhaltsstoffe.

REZEPTE

Hopfenmilch

Ein bewährter Schlummertrunk: 2 TL Hopfenzapfen mit 200 ml Milch kurz aufkochen und zugedeckt 5–10 Minuten ziehen lassen. Nach dem Abseihen mit Honig süßen.

Hopfentee

2 TL Hopfenzapfen mit 1 Tasse siedendem Wasser überbrühen und 10 Minuten zugedeckt ziehen lassen. Nach Bedarf 3 Tassen über den Tag verteilt trinken oder nur 1 direkt vor dem Schlafengehen.

Umschlag bei entzündlichen Schwellungen

20 g Hopfen, 15 g Thymian, 10 g Kamille, 5 g Lavendel mischen. Die Mischung mit 500 ml kochendem Wasser überbrühen, ½ Stunde stehen lassen. Ein Leinentuch darin tränken, ausdrücken und möglichst warm als Auflage verwenden.

Beruhigende Kissenmischung für Säuglinge und Kleinkinder

Hopfen, Lavendel, Dillsamen, Melisse, Kamille und nach Geschmack Orangenblüten in eine Baumwoll-Kissenhülle füllen.

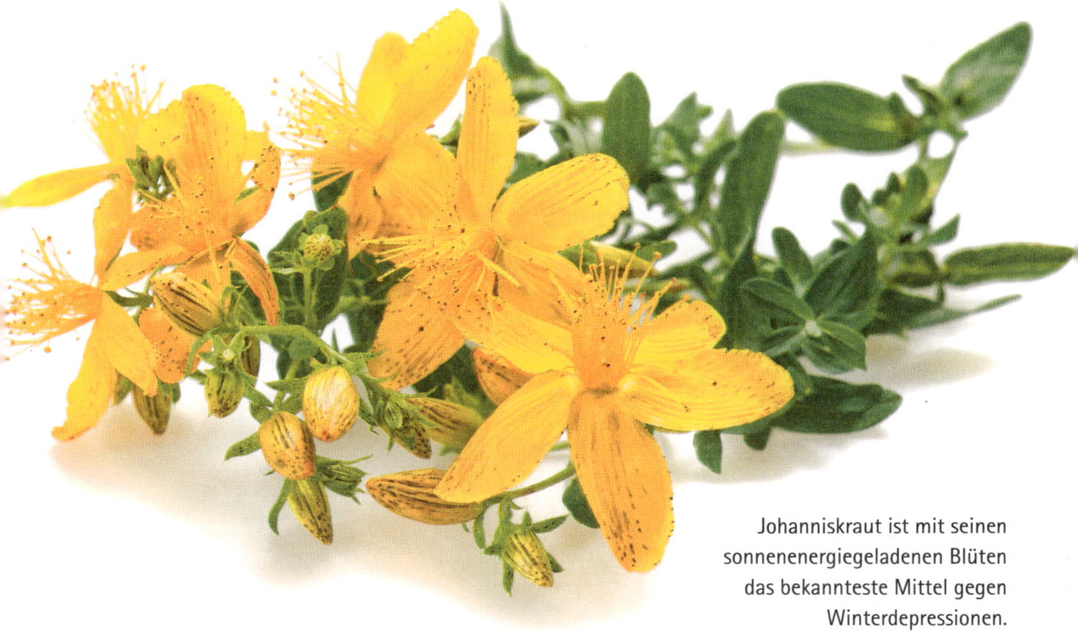

Johanniskraut ist mit seinen sonnenenergiegeladenen Blüten das bekannteste Mittel gegen Winterdepressionen.

Johanniskraut *(Hypericum perforatum)*

auch bekannt als Blutkraut, Sonnwendkraut, Tausendlochkraut, Tüpfel-Hartheu, Unser-Frauen-Bettstroh

Der Teufel soll so wütend darüber geworden sein, als sich ein zartes Mädchen mithilfe des Sonnwendkrautes gegen ihn verteidigte, dass er im Zorn mit seinen spitzen Nägeln die Blätter des Krauts tausend Male durchlöcherte. Sein höllisches, überschäumendes Blut tropft beim Zerreiben der Blüten und Blätter noch heute heraus. Die Anhänger der Signaturenlehre verleitete die rötlich fluoreszierende Flüssigkeit dazu, das Blutkraut zur Wundheilung zu verwenden. Erst im 19. Jahrhundert kam die nervenstärkende und stimmungsaufhellende Seite des Tausendlochkrautes zur Geltung.

Sonnengleich strahlen die güldenen fünfzähligen Blütensterne an der Spitze der bis zu 60 cm hohen, zweikantigen Stängel, am intensivsten um die Sonnenwende bzw. den Johannistag herum. Aus ihrem Inneren strecken sich zahlreiche gelbe Staubbeutel dem sommerlichen blauen Himmel entgegen. Die kleinen, ovalen bis schmal-linealischen Blättchen sitzen gegenständig. Hält man sie gegen das Licht, sehen sie aus wie perforiert, denn die transparenten Drüsenzellen mit den ätherischen Ölen scheinen wie feine Tüpfelchen durch. Haben Sie einen guten Standort zum Sammeln gefunden, können Sie getrost nächstes Jahr dorthin wiederkommen, denn das Johanniskraut aus der Familie der Johanniskrautgewächse *(Hypericaceae)* ist mehrjährig.

Der Hauptinhaltsstoff ist das Hypericin, ein roter Farbstoff, der die Haut für Licht empfindlich macht. Daher sollte man bei einer Einnahme von Johanniskraut längere

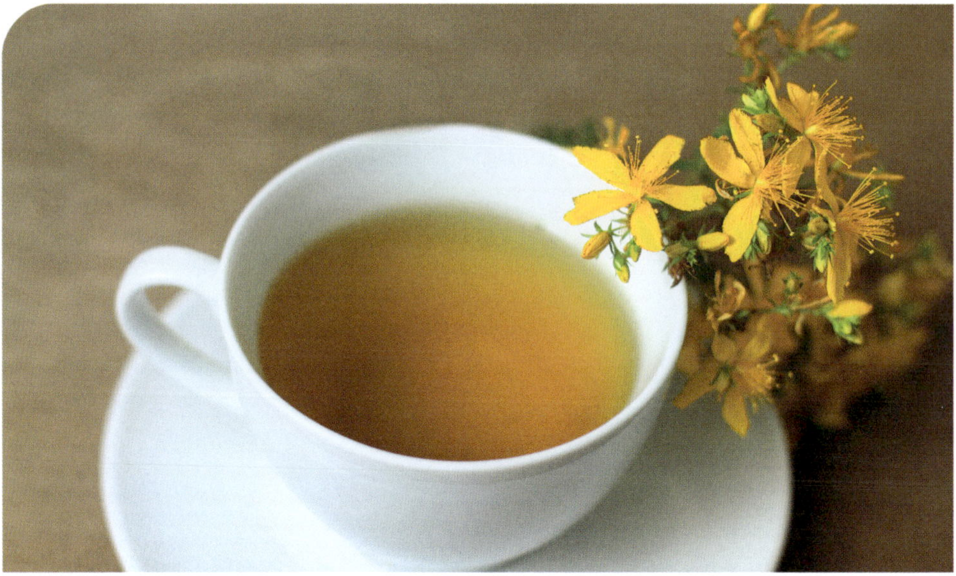

Eine Kur mit Johanniskrauttee sollte mindestens vier bis sechs Wochen dauern.

Sonnenbäder vermeiden oder erhöhten UV-Schutz auftragen. Außerdem gehören zu den Heilkomponenten ätherische und fette Öle und Harze. Diese Wirkstoffkombination hat sich bei innerlicher Anwendung sehr gut bei Depressionen und hormonellen Störungen bewährt, Angst wird genommen und Nervosität beruhigt. Lästige Begleiterscheinungen wie Kopfschmerzen, Müdigkeit, Rückenprobleme oder Magen- und Herzbeschwerden werden abgemildert. Gegen den Winter-Blues an dunklen Tagen oder gegen das Burn-out-Syndrom wirkt das mit Sonnenenergie vollgetankte Johanniskraut wie eine Lichttherapie von innen. Weitere Anwendungsmöglichkeiten sind Wechseljahrbeschwerden, Erschöpfung und Konzentrationsschwierigkeiten.

Das Rotöl lässt kleine Wunden, Narben und Verbrennungen schneller verschwinden. Der Gerbstoff wirkt adstringierend, zudem ist Hyperforin antibakteriell und antiviral. Eingerieben lindert das Öl wegen seiner Durchblutungsförderung die Schmerzen von stumpfen oder scharfen Verletzungen, Prellungen oder muskulären Verspannungen wie den berühmten Hexenschuss. Bei Neuralgien, Gürtelrose und Rheuma wird es begleitend eingesetzt. Die im Blutkraut steckende Sonnenkraft überträgt sich auch wunderbar auf die ältere Generation, zum Beispiel bei der Pflege strapazierter Haut von bettlägerigen Patienten.

REZEPT

Johanniskrautöl

Blüten in ein dunkles Schraubglas geben und mit Sonnenblumenöl übergießen, bis alle Blüten bedeckt sind. Fest verschließen und an einem warmen Ort 6 Wochen durchziehen lassen, dabei täglich leicht schütteln. Danach Blüten abseihen. Hilft äußerlich angewendet bei infizierten Wunden oder als Massageöl bei Muskelschmerzen.

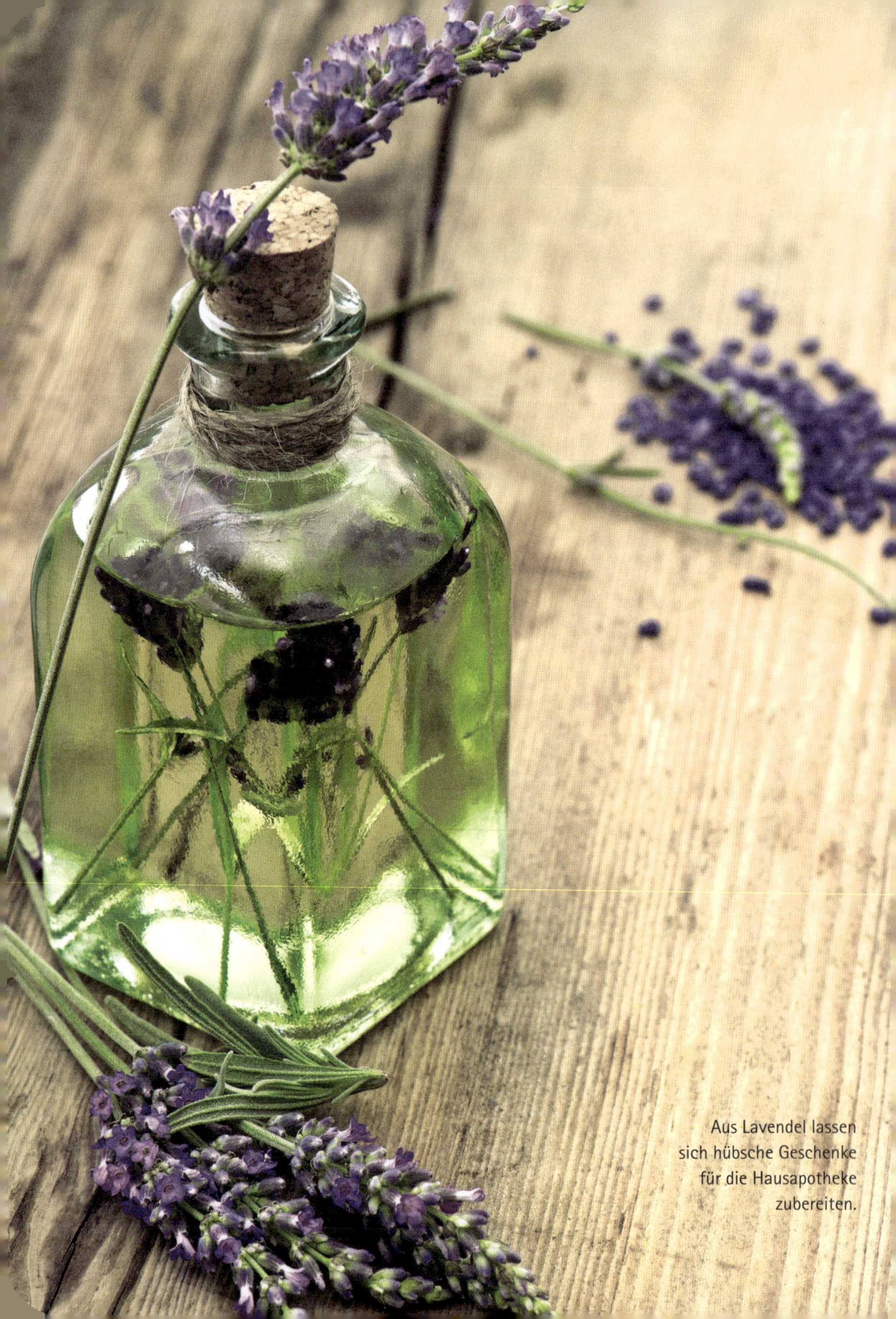

Aus Lavendel lassen sich hübsche Geschenke für die Hausapotheke zubereiten.

Lavendel *(Lavendula angustifolia)*

Lavendel ist ein echtes blaues Wunder. Nicht nur, dass er betörend duftet und im Schrank die Motten fern und die Wäsche frisch hält, seine Inhaltsstoffe sind so mannigfaltig und wirkungsvoll, dass er 2008 sogar zur Heilpflanze des Jahres gekürt wurde. Seine Nutzung geht sicherlich noch weit vor die Ägypter zurück, die ihren Mumien den himmlischen Wohlgeruch mit auf den Weg gaben. Bei der Freilegung des Grabes von Tutenchamun duftete der Lavendel immer noch – 3000 Jahre später! Die Römer begingen ihr Baderitual nie ohne seine äußerliche und innerliche Reinigungskraft. Daher stammt auch der Name: »Lavare« heißt auf Lateinisch »waschen«. Die antiseptische, antivirale und bakterizide Eigenschaft schützte auch während schlimmer Pest- und Cholerazeiten so manchen vor Ansteckung. Hildegard von Bingen dagegen war sich seiner antiaphrodisierenden Wirkung sicher und machte ihn zum »Muttergotteskraut«.

Unvergesslich tauchen die schopfigen Scheinähren des berühmten Lippenblütlers *(Lamiaceae)* die Provence im Juli und August in zartes Duftlila. Felderweise wächst dort der dicht verzweigte, aufrechte Halbstrauch mit graugrünen, schmal-lanzettlichen Blättern, die am Rand umgeschlagen sind. Die zarten Trieb- und Blattspitzen dürfen in keiner Kräuter-der-Provence-Mischung für Lamm-, Fisch- oder Gemüsegerichte fehlen, auch die kleinen Kelchblättchen sind wegen der Drüsenhaare aromatisch. Mittlerweile ist das Duftkraut aus keinem gepflegten Garten mehr wegzudenken, vor allem als die Läuse fernhaltender Rosenbegleiter. Die meisten Wirkstoffe enthalten die Blätter kurz vor der Vollblüte, wenn der unterste Quirl erblüht, vormittags zwischen zehn und elf Uhr. Am besten schneidet man für den therapeutischen Eigenbedarf, nachdem der Tau getrocknet ist und die Sonne noch nicht zu sehr brennt. Ein paar Stängel zu einem Sträußchen binden, an einem luftigen, schattigen Ort verkehrt herum zum Trocknen aufhängen – fertig!

Der wichtigste Wirkstoff ist das ätherische Öl, das industriell per Wasserdampfdestillation aus den frischen Rispen und Stängeln gewonnen wird. Die Liste der Anwendungsmöglichkeiten ist lang: In der Aromatherapie wird es gegen Migräne, Schlafbeschwerden und Stress eingesetzt.

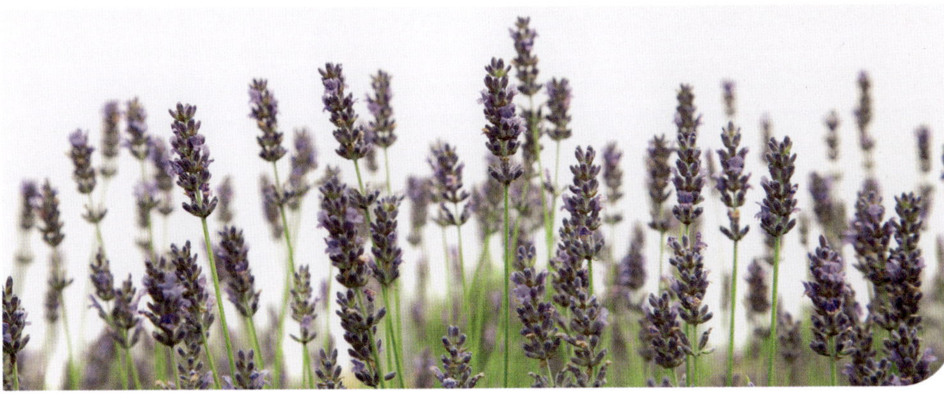

Die Lavendelähren erntet man am besten, wenn sie von unten anfangen aufzublühen.

Ein paar Tropfen in die Duftlampe oder auf das Kopfkissen, und die Stimmung und das Wohlbefinden bessern sich rasch. Es beruhigt überarbeitete Börsenmakler und schenkt Depressiven Energie. In Studien schliefen Tumorpatienten, die mit Lavendel im Massageöl eingerieben wurden, besser. Lavendelöl ist das einzige ätherische Öl, das auf der Haut nicht brennt. Es eignet sich hervorragend zum Desinfizieren kleiner Wunden, bei Sonnenbrand, Insektenstichen oder Akne. Sogar gegen Pilzbefall lässt sich damit vorgehen. Menschen mit empfindlicher Haut sollten aber vorher an einer kleinen Stelle testen, ob es sie nicht reizt.

Ein Schälchen voller getrockneter Blüten am Schreibtisch sieht nicht nur hübsch aus, es fördert auch die Konzentration. Eine Handvoll davon ins Badewasser lässt den Tagesstress abperlen, ein kleines Sträußchen an der Babywiege bringt schöne Träume für Klein und Groß.

Innerlich angewendet wirkt Lavendeltee wohltuend bei Blähungen und Magen-Darm-Beschwerden, vor allem nervösen Ursprungs. Wer einen entspannenden Schlummertrunk zu sich nehmen möchte, genießt vor dem Schlafengehen ein Tässchen Tee mit Honig und ein selbst gebackenes Plätzchen mit Lavendelzucker.

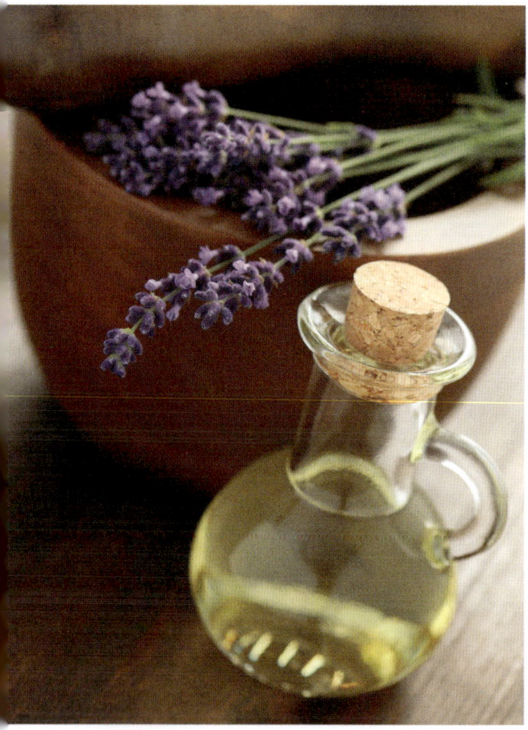

Lavendelöl hilft schnell und ohne Brennen auf der Haut gegen kleine Wehwehchen.

REZEPTE

Badezusatz bei Kreislaufstörungen

Bis zu 100 g getrocknete Lavendelblüten in einem Leinensäckchen ins Badewasser geben.

Lavendelzucker

Blüten, die an einem Standort, an dem sicher keine Spritzmittel verwendet wurden, gesammelt werden konnten, mit Zucker mörsern und in einem dunklen Glas gut verschließen. Mehrere Wochen durchziehen lassen. Verwendet wird er zur Dekoration auf Plätzchen oder zum Aromatisieren leichter Tees – je nach persönlichem Geschmack eventuell gewöhnungsbedürftig, aber etwas Besonderes und sehr edel!

Lavendelöl

500 ml Olivenöl und 50 g getrocknete Lavendelblüten in eine verschließbare Flasche geben und an einem warmen Ort für 1 Woche ziehen lassen. Täglich schütteln, dann abgießen und bei Raumtemperatur in einer dunklen Flasche lagern. Das Lavendelöl wirkt desinfizierend und hilft gegen rheumatische Schmerzen.

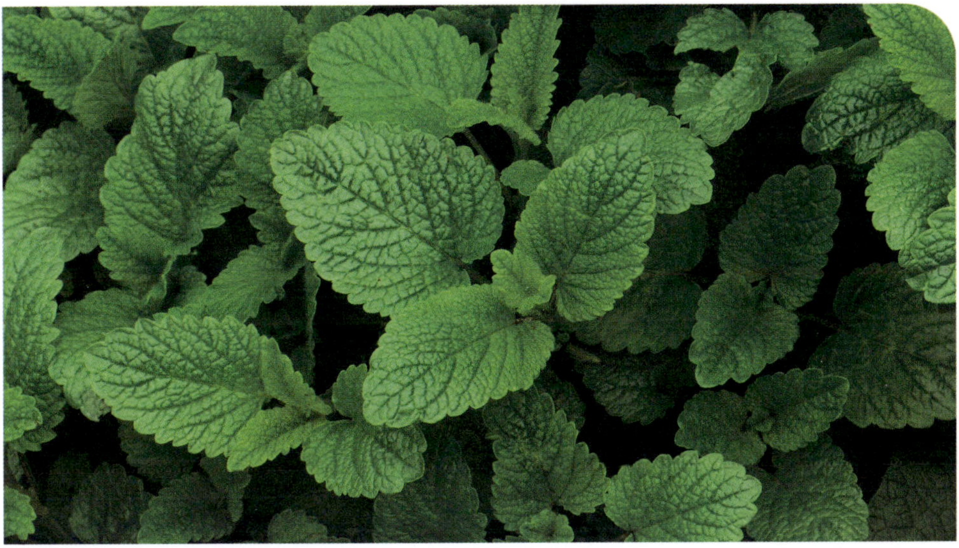

Melisse ist die namensgebende Zutat für ein altbewährtes Rezept zur Herstellung eines Kräuterschnapses.

Melisse *(Melissa officinalis)*

auch bekannt als Bienensaug, Herzkraut, Nervenkräutel, Zitronenmelisse

Nonnen im 14. Jahrhundert zogen nach streng gehüteter Rezeptur mit Alkohol die Heilkräfte aus dem Kraut und verabreichten Karl V. den heute noch berühmten Karmelitergeist bei Erkältungen und Unpässlichkeiten im Magen-Darm-Bereich. Die Bienenfutterpflanze erfreut sich mittlerweile in ganz Europa großer Beliebtheit.

Keine Angst, die Blätter brennen nicht! Auch wenn sie der Nessel sehr ähnlich sehen, man kann sie ganz sicher unterscheiden, denn die weichen Blätter stehen kreuzgegenständig und tragen im oberen Bereich in ihren Achseln einen quirligen Blütenstand aus weißrosa gefärbten Lippenblüten. Beim vorsichtigen Streicheln über die Stängel an einem sonnigen Tag steigt sofort der angenehm frische Zitronenduft in die Nase. Wer sich einen Vorrat für den lichtarmen Winter sammeln möchte, lässt die unteren verholzten Stängel stehen und schneidet die oberen Spitzen noch vor der Blüte, am günstigsten an einem sonnigen Spätvormittag. Die zarten Blätter werden vorsichtig vom Stängel gestreift und zwischen zwei Geschirrtüchern an einem luftigen, warmen Ort getrocknet. Um den Wirkstoffgehalt möglichst lange zu erhalten, werden die Blätter im Ganzen aufbewahrt und erst bei der Teezubereitung zerbröselt.

Die ätherischen Öle Citral, Citronellal und Geraniol beruhigen nach einem anstrengenden Tag und stärken die Nerven für den nächsten. Sie beleben den Geist und lassen Hausaufgaben leichter von der Hand gehen. In neueren Studien wurde sogar eine Erhöhung der Denkleistung nachgewiesen, was künftig in der Gerontologie erprobt werden soll. Rechtzeitig vor dem Migräneanfall getrunken, kann Nervenkräuterl-Tee Schlimmeres verhindern oder bei Blähungen und Erbrechen Krämpfe lösen. Während der

Menstruation erleichtert er den Regelschmerz.

Äußerlich finden die Öle und Gerbstoffe der Melisse als Virostatikum Einsatz bei Lippenherpes. Dampfbäder mit einer Handvoll Blättern normalisieren fettige Haut und lassen Unreinheiten verschwinden. Selbst hergestellte Tinktur kann bei Ohren-, Zahn- und Kopfschmerzen auf die betroffenen Stellen aufgetragen und leicht einmassiert werden. Nicht nur der Schmerz wird gelindert, die gesamte Gemütslage wird aufgehellt.

Das Glück und Entspannung verheißende Herzkraut wurde früher in Brautkränze gebunden und sollte – in Zaubergetränke gemischt – den Liebsten bekehren. Wie wäre es mal wieder mit einem selbst gemixten Cocktail?

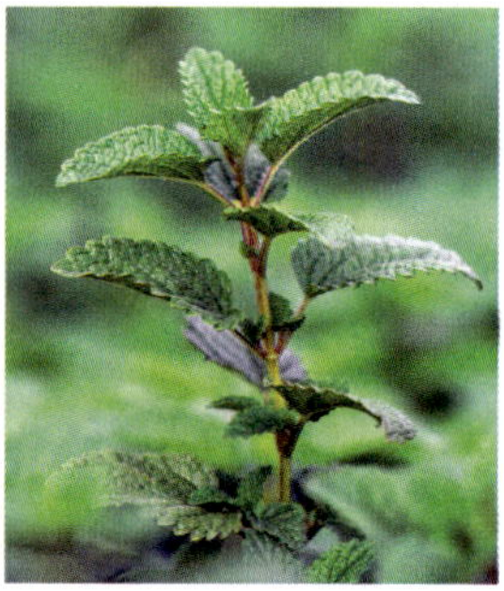

Melissenöl wird erfolgreich bei Migränepatienten eingesetzt.

REZEPTE

Frischpflanzensaft

Mehr ätherische Öle als in einer Teezubereitung erhält man in einem Pflanzensaft. Dazu frisches Zitronenmelissenkraut zerkleinern und in einer elektrischen Saftpresse entsaften oder durch die Knoblauchpresse drücken. Den gewonnenen Saft mit der fünffachen Menge Wasser verdünnen und sofort einnehmen.

Melissengeist-»Plagiat«

Man nehme je 1 Bündel Zitronenmelisse und Pfefferminze, übergieße die Kräuter mit Rum, lasse sie 2 Wochen verschlossen an der Sonne stehen, filtere alles ab und rühre gut Zucker hinein.

Kindertee bei nervösen Magenbeschwerden

10 g Kamille, 15 g Melisse, 10 g Pfefferminze, 10 g Johanniskraut. 2 TL der Mischung mit 250 ml kochendem Wasser übergießen, 15 Minuten ziehen lassen, abseihen, morgens und abends 1 Tasse davon trinken.

Mutterkraut *(Tanacetum parthenium)*

auch bekannt als Bertram, Falsche Kamille, Fieberkraut, Mägdekraut, Sonnenauge

Bereits die griechischen Ärzte machten den Körbchenblütler zum hoch angesehenen Mutterkraut: Es erleichtert die schmerzhafte Geburt, fördert den Abgang der Plazenta und bringt Erholung bei frauentypischen Krämpfen. Die Anwendung eines Inhaltsstoffes namens Parthenolid – abgeleitet vom Artnamen »parthenium«, der »jungfräuliche Göttin« bedeutet – steht derzeit im Blickpunkt der Leukämieforschung.

Auf den ersten Blick ist das Mutterkraut leicht mit Kamille zu verwechseln. Die aufrechten, krautigen, bis 80 Zentimeter hohen, gerippten Stängel verzweigen sich erst im oberen Bereich und tragen die Blütenkörbchen *(Asteraceae)* mit weißen Strahlen- und zentralen gelben Röhrenblüten wie in einem dichten Strauß. Die Blätter sitzen wechselständig und sind breit eiförmig, fiederschnittig, am Rand gekerbt oder ganzrandig und gelbgrün im Farbton. Der Duft erinnert ebenfalls an Kamille, ist leicht campherartig und bitter.

Das zwischen Juni und August gesammelte Kraut enthält reichlich ätherische Öle, die nachgewiesenermaßen einen positiven Einfluss auf Migräne haben, sowohl vorbeugend als auch im akuten Zustand, insbesondere wenn die Symptome hormonell bedingt auftreten, allerdings erst nach einer längeren Anwendung von mehreren Monaten. Durch die Hemmung der Thrombozytenaggregation fließt das Blut besser. Die Anfälle treten nicht mehr so häufig auf, die Schmerzen und die Begleitumstände wie Schwindel, Erbrechen und Übelkeit werden abgemildert. Im Sommer bietet sich eine Frischblatt-Kur an – einfach einen Monat lang täglich ein frisches Blatt auf das Butterbrot. Damit werden zwei Fliegen mit einer Klappe geschlagen: Die Bitterstoffe schmecken nicht nur angenehm und sind magenfreundlich, auch die lipidlöslichen Inhaltsstoffe werden besser aufgenommen.

Außerdem wird das Sonnenauge bei Rheuma- und Arthritisgeplagten mit Erfolg angewendet, es hemmt die Entzündungsprozesse und die Histaminfreisetzung. Dadurch erzielen auch Allergiker positive Effekte. Wer allerdings auf Körbchenblütler allergisch reagiert, sollte erst einmal vorsichtig testen.

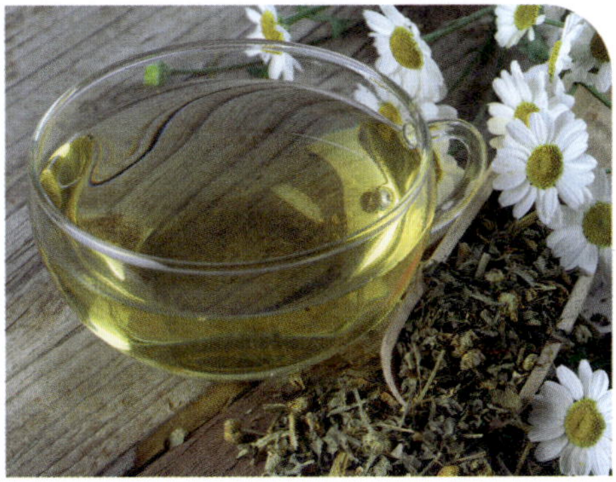

Eine Mutterkraut-Tee-Kur wirkt nach mehreren Wochen positiv bei Migräne.

REZEPT

Tinktur

1 Handvoll der getrockneten oder frischen Blüten und Blätter in ein gut verschließbares Glas füllen. Mit Alkohol (45 Vol.-%) auffüllen und 4 Wochen lang an einem sonnigen Ort stehen lassen, täglich schütteln. Danach abfiltern und die Tinktur in ein dunkles Gefäß abfüllen. Zur Vorbeugung einer Migräne dreimal täglich 15 bis 20 Tropfen mit etwas Wasser verdünnt über einen längeren Zeitraum einnehmen.

Waldmeister *(Galium odoratum)*

auch bekannt als Herzfreund, Maiblume, Waldmutterkraut

Bei diesem Namen erinnert sich mancher an ein Gläschen wunderbare Maibowle und die Kopfschmerzen danach: Denn der »echte« Waldmeister *(Galium odoratum)* enthält einen Wirkstoff namens Cumarin, der ab einer gewissen Menge schreckliche Pein hervorrufen kann. Er führt sogar zu Schwindel und Erbrechen, weshalb man das Maikraut nur in Maßen und nicht zu häufig genießen sollte. Wer sich aber an die Faustregel hält, nicht mehr als drei Stängel zu verwenden, muss nicht mit Nebenwirkungen oder gar Leberschäden rechnen.

Finden und sammeln kann man das Waldmeisterlein aus der Familie der Rötegewächse *(Rubiaceae)* zwischen April und Juni

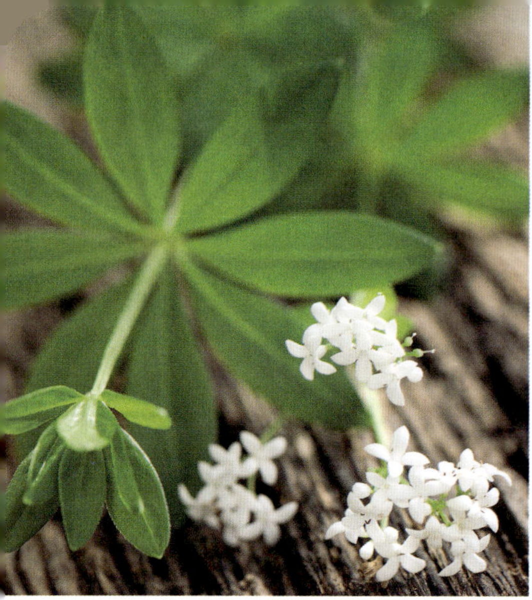

Waldmeister entwickelt sein typisches Aroma erst nach dem Welken.

auf einem Spaziergang durch einen schattigen Laubwald. Es webt dort auf lockeren humosen Böden im Halbschatten unter den Büschen und Bäumen einen zartgrünen Teppich. Unverkennbar ist der stockwerkartige Aufbau: Die bis zu 30 cm hohen Stängel sind vierkantig und glatt, an ihnen stehen in mehreren Etagen Quirle aus zahlreichen länglichen, nur 5 mm schmalen Blättchen. Ab Mitte Mai beginnen die kleinen weißen, kreuzförmigen Blütensternchen im Sonnenschein zu leuchten. Im Laufe des Sommers verwandeln sie sich in kleine Früchte mit Widerhäkchen, um sich im Fell vorbeiziehender Tiere festzuhängen und einen kostenlosen Transport in alle Ecken des Waldes zu erhalten.

Ob die Erntezeit sinnvoller vor oder während der Blüte liegt, hängt von der späteren Nutzung ab. Für den Einsatz als Würze schneidet man die Stängelchen am besten in der rein grünen Wachstumsphase. Wenn das Sternkraut heilend in Form von Tee oder beruhigenden Duftkissen verwendet wird, sammelt man es auch noch später. Im frischen Zustand riecht der Bodendecker nicht besonders. Wenn doch einmal ein intensiver Duft aus den Polstern aufsteigen sollte, dann lässt sich daraus zuverlässig das Wetter vorhersagen: Es wird regnen! Das typische Waldmeisteraroma nach Honig, Heu und etwas Vanille entwickelt sich erst nach dem Welken. Dazu wird das Laub mindestens für ein paar Stunden in den trockenen Schatten gelegt, am besten breitet man es zwischen zwei Handtüchern aus.

Die im Waldmeister enthaltenen Cumarine, Iridoide und Gerbstoffe wirken gefäßerweiternd, entzündungshemmend und krampflösend. Sie machen die einheimische Staude zu einem hervorragenden Naturheilmittel gegen geschwollene Füße, Hämorrhoiden und venöse Erkrankungen. Erfolgreich eingesetzt werden kann das Waldmutterkraut auch bei Migräne, Menstruationsbeschwerden, Schlaflosigkeit und Unruhe. Ein Tässchen Waldmeistertee vor dem Zubettgehen oder zwei bis drei Tassen über den Tag verteilt bringen Entspannung. Früher mischte man das Laub unters Bettstroh, im Zeitalter der Matratzen legt man sich ein Sträußchen unters Kissen. So brachte und bringt es Mutter und Kind einen erholsamen Schlaf.

Eine ähnlich entspannende Wirkung dürfte auch das mit Waldmeister gewürzte Bier unserer germanischen Vorfahren gehabt haben. Noch heute schätzt so mancher Liebhaber eine »Berliner Weiße« mit grünem Schuss.

REZEPT

Waldmeistertee

Nicht mehr als 3 getrocknete Stängel Waldmeister mit 250 ml heißem Wasser übergießen, zugedeckt 5 bis 10 Minuten ziehen lassen, dann vor dem Einschlafen genießen.

ANWENDUNGS-GEBIET	SYMPTOM	VORSORGE / STÄRKUNG	EMPFOHLENE HEILPFLANZEN
Atemwege	Asthma		Königskerze, Thymian
	Husten		Brunnenkresse, Eibisch, Eisenkraut, Fichte, Hohlzahn, Holunder, Hundsrose, Königskerze, Linde, Sauerampfer, Schlüsselblume, Seifenkraut, Senf, Spitzwegerich, Taubnessel, Thymian
Augen	Bindehautentzündung		Augentrost
	Juckreiz		Augentrost
	Lidrandentzündung		Walnuss
	Reiz		Königskerze
		Sehkraft	Aloe
Bindegewebe		Stärkung	Ackerschachtelhalm
Blase	Entzündung		Birke, Eibisch, Eisenkraut, Hauhechel, Mädesüß, Sonnenhut, Storchschnabel, Taubnessel
	Reizung		Goldrute
Blase/Niere		Harn treiben	Esche, Hafer, Holunder, Löwenzahn, Sauerampfer
Blut	Arteriosklerose		Bärlauch, Weißdorn
		Blutdruck regulieren	Hirtentäschel, Weißdorn
		Blutdruck senken	Esche, Herzgespann
		Blutdruck steigern	Senf
		Blutkörperchen bilden	Aloe, Hohlzahn
		Cholesterin senken	Erdrauch, Hafer, Heidelbeere, Löwenzahn, Walnuss
		Durchblutung fördern	Kümmel
		Reinigung	Bärlauch, Brunnenkresse, Erdrauch, Hauhechel, Holunder, Seifenkraut, Stiefmütterchen
Frauen	Brustentzündung		Frauenmantel, Kamille, Ringelblume
		Geburt erleichtern	Frauenmantel, Hirtentäschel
		Menstruation erleichtern	Eisenkraut, Frauenmantel, Gänsefingerkraut, Hirtentäschel, Schafgarbe, Taubnessel, Thymian, Waldmeister
		Milchbildung	Salbei
		Milchfluss	Frauenmantel
	PMS		Nachtkerze, Traubensilberkerze, Wolfstrapp
	Regelschmerzen		Melisse, Wolfstrapp, Schafgarbe, Traubensilberkerze
	Wechseljahrbeschwerden		Eisenkraut, Frauenmantel, Herzgespann, Hopfen, Johanniskraut, Nachtkerze, Salbei, Taubnessel, Thymian, Traubensilberkerze, Wolfstrapp

ANWENDUNGS-GEBIET	SYMPTOM	VORSORGE / STÄRKUNG	EMPFOHLENE HEILPFLANZEN
Frauen	Weißfluss		Mädesüß, Taubnessel
	Wochenfluss		Hirtentäschel
Füße	Fußschweiß		Sommereiche
	Schwellungen		Waldmeister
Galle		Gallefluss	Erdrauch, Königskerze, Mariendistel, Pfefferminze, Tausendgüldenkraut, Wegwarte
Gelenke	Arthritis		Aloe, Mutterkraut
	Arthrose		Löwenzahn, Weide
		Beweglichkeit	Arnika, Hundsrose
	Entzündungen		Brennnessel, Esche, Steinklee
	Gicht		Ackerschachtelhalm, Birke, Brennnessel, Esche, Hafer, Hauhechel, Mädesüß, Schlüsselblume, Seifenkraut, Stiefmütterchen, Storchschnabel, Weide
	Polyarthritis		Esche
	Rheuma		Ackerschachtelhalm, Arnika, Birke, Bittersüßer Nachtschatten, Brennnessel, Eisenhut, Erdrauch, Esche, Fichte, Hauhechel, Heidelbeere, Johanniskraut, Mädesüß, Mutterkraut, Nachtkerze, Schlüsselblume, Seifenkraut, Senf, Stiefmütterchen, Storchschnabel, Weide
Haare	Ausfall		Birke
	Brüchigkeit		Ackerschachtelhalm
		Haarwuchs	Große Klette
	Schuppen		Große Klette
	Trockene Kopfhaut		Große Klette
Hals	Heiserkeit		Brombeere, Fichte, Königskerze
	Husten		Eibisch, Spitzwegerich, Thymian
	Mandelentzündung		Brombeere, Königskerze, Steinklee, Tollkirsche
	Schmerzen		Brombeere, Fichte, Holunder, Hundsrose, Salbei
		Stimmbänder	Fichte
Haut	Abszess		Ringelblume
	Akne		Ackerschachtelhalm, Beinwell, Brennnessel, Große Klette, Königskerze, Lavendel, Melisse, Schafgarbe, Stiefmütterchen, Walnuss
	Altersflecken/ Sommersprossen		Brunnenkresse, Sanddorn
	Brüchige Fingernägel		Ackerschachtelhalm
	Cellulitis		Bittersüßer Nachtschatten, Mädesüß

ANWENDUNGS-GEBIET	SYMPTOM	VORSORGE / STÄRKUNG	EMPFOHLENE HEILPFLANZEN
Haut	Ekzeme		Beinwell, Birke, Bittersüßer Nachtschatten, Eiche, Große Klette, Königskerze, Mädesüß, Malve, Sonnenhut, Stiefmütterchen, Storchschnabel, Taubnessel, Walnuss
	Entzündung		Seifenkraut
	Falten		Brunnenkresse, Hundsrose, Sanddorn
	Furunkel		Große Klette
	Herpes		Melisse, Storchschnabel
	Insektenstich		Arnika, Große Klette, Lavendel, Sauerampfer, Spitzwegerich, Steinklee
	Juckreiz		Bittersüßer Nachtschatten, Eiche, Erdrauch, Große Klette, Hafer, Stiefmütterchen
	Milchschorf		Stiefmütterchen, Walnuss
	Neurodermitis		Aloe, Bittersüßer Nachtschatten, Nachtkerze
		Pflege	Johanniskraut
	Pilzerkrankungen		Eiche, Lavendel, Ringelblume, Storchschnabel, Walnuss, Weide
	Schnittwunden		Aloe
	Schorf		Erdrauch
	Schuppenflechte		Große Klette, Seifenkraut
	Schweiß		Heidelbeere, Salbei, Walnuss, Weide
	Sonnenbrand		Aloe, Lavendel
		Spülhände pflegen	Aloe, Ringelblume
		Teint pflegen	Brunnenkresse, Erdrauch, Schafgarbe
	Trockene Haut		Stiefmütterchen
	Verbrennungen		Eiche, Tormentill
	Warzen		Schöllkraut
	Wunden		Frauenmantel, Sauerampfer, Taubnessel, Weide
		Wundheilung	Heidelbeere, Kamille, Lavendel, Ringelblume, Salbei, Sonnenhut, Spitzwegerich, Storchschnabel, Tormentill
	Wundliegen im Alter		Ringelblume
Herz	Beklemmung		Herzgespann, Weißdorn
		Beruhigung	Angelika, Hirtentäschel
	Nervosität		Baldrian, Eisenhut, Eisenkraut, Herzgespann
	Rhythmusstörungen		Eisenkraut, Weißdorn
		Stärkung	Bärlauch, Esche, Johanniskraut
		Stärkung im Alter	Weißdorn

ANWENDUNGSGEBIET	SYMPTOM	VORSORGE / STÄRKUNG	EMPFOHLENE HEILPFLANZEN
Immunsystem	Fieber		Eisenhut, Esche, Holunder, Hundsrose, Linde, Mädesüß, Spitzwegerich, Weide
	Grippe		Brombeere, Hohlzahn, Holunder, Hundsrose, Linde, Mädesüß, Schlüsselblume, Senf, Sonnenhut, Tollkirsche
		Rekonvaleszenz	Aloe, Angelika, Holunder, Sanddorn, Sonnenhut
		Stärkung	Angelika, Eisenkraut, Holunder, Hundsrose
Kinder	Bauchweh		Augentrost, Johanniskraut, Kamille, Kümmel, Melisse, Pfefferminze
	Durchfall		Hundsrose
	Ekzem		Stiefmütterchen
	Erkältung		Hagebutte, Kamille, Linde, Mädesüß, Schlüsselblume, Sonnenhut, Taubnessel
	Halsschmerzen		Kamille, Linde, Mädesüß, Salbei
	Husten		Eibisch, Spitzwegerich, Thymian
	Hyperaktivität		Nachtkerze
	Immunsystem		Sanddorn
	Milchschorf		Stiefmütterchen, Walnuss
	Reisekrankheit		Pfefferminze
		Schlaf	Linde
	Schnupfennase		Augentrost, Ringelblume
	Trockene Haut		Stiefmütterchen
	Verstopfung		Hundsrose
	Wunder Windelbereich		Ringelblume, Stiefmütterchen
Kopf	Migräne		Lavendel, Mariendistel, Melisse, Mutterkraut, Pfefferminze, Schlüsselblume, Waldmeister
	Schmerzen		Johanniskraut, Mädesüß, Mariendistel, Melisse, Pfefferminze, Schlüsselblume, Tollkirsche, Weide
Kreislauf		Anregung	Bärlauch, Tausendgüldenkraut
		Blutdruck senken	Nachtkerze, Walnuss
	Krampfadern		Mariendistel, Taubnessel
	Lymphödeme		Steinklee
		Regulierung	Hirtentäschel
	Reisekrankheit		Pfefferminze
		Stärkung	Weißdorn
	Thrombosen		Nachtkerze, Steinklee
	Wetterfühligkeit		Baldrian

ANWENDUNGS-GEBIET	SYMPTOM	VORSORGE / STÄRKUNG	EMPFOHLENE HEILPFLANZEN
Leber		Stärkung	Brennnessel, Mariendistel, Wegwarte
Magen/Darm		Appetit	Brunnenkresse, Schafgarbe
		Beruhigung	Hafer, Johanniskraut, Königskerze, Lavendel, Malve, Pfefferminze, Sanddorn, Tausendgüldenkraut, Walderdbeere, Weide
	Blähungen		Herzgespann, Kamille, Kümmel, Lavendel, Melisse, Salbei
	Durchfall		Brombeere, Eibisch, Eiche, Frauenmantel, Gänsefingerkraut, Heidelbeere, Mädesüß, Salbei, Storchschnabel, Tormentill, Walnuss
	Erbrechen		Melisse
	Hämorrhoiden		Eiche, Waldmeister
	Helicobacter		Thymian
	Krämpfe		Gänsefingerkraut, Kamille, Melisse, Pfefferminze
	Nervosität		Baldrian, Linde
	Pilz		Kamille, Kümmel, Storchschnabel
	Sodbrennen		Kamille, Thymian
		Verdauung	Aloe, Angelika, Hopfen, Kümmel, Löwenzahn, Mariendistel, Schafgarbe, Senf, Taubnessel, Thymian, Wegwarte
	Verstopfung		Heidelbeere, Linde, Sauerampfer
Mund/Rachen/ Zahnfleisch	Entzündung		Storchschnabel, Walnuss
	Herpes		Melisse, Storchschnabel
Muskeln	Hexenschuss		Hafer, Johanniskraut, Pfefferminze, Senf
	Krämpfe		Gänsefingerkraut, Steinklee
	Verspannungen		Esche, Fichte, Johanniskraut, Pfefferminze, Senf
Nase	Nasenbluten		Hirtentäschel
	Schnupfen		Augentrost, Eisenhut, Eisenkraut, Hohlzahn, Kamille, Königskerze, Malve, Sauerampfer, Schlüsselblume, Seifenkraut, Taubnessel, Thymian, Sonnenhut
Nebenhöhlen	Entzündung		Sonnenhut
Nerven	Ängste		Herzgespann, Hopfen, Johanniskraut
		Beruhigung	Tausendgüldenkraut
	Depressionen		Baldrian, Johanniskraut, Königskerze
	Gereiztheit		Hopfen, Johanniskraut
		Konzentration	Melisse, Baldrian, Johanniskraut

ANWENDUNGS-GEBIET	SYMPTOM	VORSORGE / STÄRKUNG	EMPFOHLENE HEILPFLANZEN
Nerven	Nervosität		Baldrian
	Neuralgie		Eisenhut, Fichte, Johanniskraut
	Prüfungsangst		Baldrian, Eisenkraut
		Schlaf	Baldrian, Hafer, Hopfen, Lavendel, Linde, Pfefferminze, Steinklee, Taubnessel, Waldmeister
	Stress		Angelika, Hafer, Lavendel, Pfefferminze
	Unruhe		Waldmeister
Nieren	Steine, Grießleiden		Ackerschachtelhalm, Brennnessel, Brunnenkresse, Goldrute, Hauhechel, Hundsrose
Ohren	Schmerzen		Holunder, Melisse, Storchschnabel
Prostata	Vergrößerung		Brennnessel
Rücken	Bandscheiben		Ackerschachtelhalm
	Schmerzen		Johanniskraut, Senf, Weide
Schmerzen		Linderung	Steinklee
Schilddrüse		Jodtransport	Wolfstrapp
Stoffwechsel		Anregung	Ackerschachtelhalm, Aloe, Bärlauch, Birke, Brunnenkresse, Erdrauch, Heidelbeere, Löwenzahn
	Diabetes		Hafer, Heidelbeere, Löwenzahn
	Entgiftung		Bärlauch, Hafer, Mariendistel
		Entschlackung, Frühjahrskur	Bärlauch, Birke, Hauhechel, Löwenzahn, Sanddorn
Verletzungen	Aufschürfungen		Ringelblume
		Bänder stärken	Ackerschachtelhalm
	Blutergüsse		Steinklee
	Prellungen		Beinwell, Johanniskraut, Pfefferminze, Steinklee
	Quetschungen		Arnika, Beinwell
	Schnittwunden		Aloe
	Schwellungen		Arnika
		Sehnen stärken	Ackerschachtelhalm
	Sehnenentzündung		Aloe
	Sportverletzungen		Arnika
	Verbrennungen		Eiche, Tormentill
	Verstauchungen		Aloe, Beinwell, Steinklee
		Wundheilung	Ringelblume
	Zerrungen		Arnika
Zähne	Schmerzen		Melisse

KRANKHEITEN	ANWENDUNG
Abszess	Ringelblume
Akne	Ackerschachtelhalm, Beinwell, Brennnessel, Große Klette, Königskerze, Lavendel, Melisse, Schafgarbe, Stiefmütterchen, Walnuss
Altersflecken/Sommersprossen	Brunnenkresse, Sanddorn
Ängste	Herzgespann, Hopfen, Johanniskraut
Arteriosklerose	Bärlauch, Weißdorn
Arthritis	Aloe, Mutterkraut
Arthrose	Löwenzahn, Weide
Asthma	Königskerze, Thymian
Aufschürfungen	Ringelblume
Auge, gereiztes	Königskerze
Bandscheiben	Ackerschachtelhalm
Bauchweh	Augentrost, Johanniskraut, Kamille, Kümmel, Melisse, Pfefferminze
Beklemmung	Herzgespann, Weißdorn
Bindegewebe, schwaches	Ackerschachtelhalm
Bindehautentzündung	Augentrost
Blähungen	Herzgespann, Kamille, Kümmel, Lavendel, Melisse, Salbei
Blasenentzündung	Birke, Eibisch, Eisenkraut, Hauhechel, Mädesüß, Sonnenhut, Storchschnabel, Taubnessel
Blasenreizung	Goldrute
Blutdruck, hoher	Esche, Herzgespann
Blutdruck, niedriger	Senf
Blutergüsse	Steinklee
Blutkörperchenmangel	Aloe, Hohlzahn
Fingernägel, brüchige	Ackerschachtelhalm
Brustentzündung	Frauenmantel, Kamille, Ringelblume
Cellulitis	Bittersüßer Nachtschatten, Mädesüß
Cholesterin, hohes	Erdrauch, Hafer, Heidelbeere, Löwenzahn, Walnuss
Darmpilz	Kamille, Kümmel, Storchschnabel
Depressionen	Baldrian, Johanniskraut, Königskerze
Diabetes	Hafer, Heidelbeere, Löwenzahn
Durchblutungsstörung	Kümmel
Durchfall	Brombeere, Eibisch, Eiche, Frauenmantel, Gänsefingerkraut, Heidelbeere, Hundsrose, Mädesüß, Salbei, Storchschnabel, Tormentill, Walnuss
Ekzeme	Beinwell, Birke, Bittersüßer Nachtschatten, Eiche, Große Klette, Königskerze, Mädesüß, Malve, Sonnenhut, Stiefmütterchen, Storchschnabel, Taubnessel, Walnuss
Erbrechen	Melisse
Erkältung	Hagebutte, Kamille, Linde, Mädesüß, Schlüsselblume, Sonnenhut, Taubnessel

KRANKHEITEN	ANWENDUNG
Falten	Brunnenkresse, Hundsrose, Sanddorn
Fieber	Eisenhut, Esche, Holunder, Hundsrose, Linde, Mädesüß, Spitzwegerich, Weide
Furunkel	Große Klette
Füße, geschwollene	Waldmeister
Fußschweiß	Sommereiche
Gelenkentzündungen	Brennnessel, Esche, Steinklee
Gereiztheit	Hopfen, Johanniskraut
Gicht	Ackerschachtelhalm, Birke, Brennnessel, Esche, Hafer, Hauhechel, Mädesüß, Schlüsselblume, Seifenkraut, Stiefmütterchen, Storchschnabel, Weide
Grippe	Brombeere, Hohlzahn, Holunder, Hundsrose, Linde, Mädesüß, Schlüsselblume, Senf, Sonnenhut, Tollkirsche
Haarausfall	Birke, Große Klette
Halsschmerzen	Brombeere, Fichte, Holunder, Hundsrose, Kamille, Linde, Mädesüß, Salbei
Hämorrhoiden	Eiche, Waldmeister
Hautekzeme	Ringelblume, Seifenkraut, Stiefmütterchen
Heiserkeit	Brombeere, Fichte, Königskerze
Helicobacter	Thymian
Herpes	Melisse, Storchschnabel
Herz, schwaches	Bärlauch, Esche, Johanniskraut, Weißdorn
Hexenschuss	Hafer, Johanniskraut, Pfefferminze, Senf
Hoher Blutdruck	Esche, Herzgespann, Nachtkerze, Walnuss
Husten	Brunnenkresse, Eibisch, Eisenkraut, Fichte, Hohlzahn, Holunder, Hundsrose, Königskerze, Linde, Sauerampfer, Schlüsselblume, Seifenkraut, Senf, Spitzwegerich, Taubnessel, Thymian
Hyperaktivität	Nachtkerze
Insektenstiche	Arnika, Große Klette, Lavendel, Sauerampfer, Spitzwegerich, Steinklee
Juckreiz	Augentrost, Bittersüßer Nachtschatten, Eiche, Erdrauch, Große Klette, Hafer, Stiefmütterchen
Konzentrationsprobleme	Melisse, Baldrian, Johanniskraut
Kopfhaut, trockene	Große Klette
Kopfschmerzen	Johanniskraut, Mädesüß, Mariendistel, Melisse, Pfefferminze, Schlüsselblume, Tollkirsche, Weide
Krampfadern	Mariendistel, Taubnessel
Krämpfe	Gänsefingerkraut, Kamille, Melisse, Pfefferminze
Leberprobleme	Brennnessel, Mariendistel, Wegwarte
Lidrandentzündung	Walnuss
Lymphödeme	Steinklee

KRANKHEITEN	ANWENDUNG
Magen-/Darmprobleme	Hafer, Johanniskraut, Königskerze, Lavendel, Malve, Pfefferminze, Sanddorn, Tausendgüldenkraut, Walderdbeere, Weide
Mandelentzündung	Brombeere, Königskerze, Steinklee, Tollkirsche
Migräne	Lavendel, Mariendistel, Melisse, Mutterkraut, Pfefferminze, Schlüsselblume, Waldmeister
Milchschorf	Stiefmütterchen, Walnuss
Muskelkrämpfe	Gänsefingerkraut, Steinklee
Nasenbluten	Hirtentäschel
Nebenhöhlenentzündung	Sonnenhut
Magen, nervöser	Baldrian, Linde
Nervosität	Baldrian, Eisenhut, Eisenkraut, Herzgespann
Neuralgie	Eisenhut, Fichte, Johanniskraut
Neurodermitis	Aloe, Bittersüßer Nachtschatten, Nachtkerze
Niedriger Blutdruck	Senf
Nierengrieß	Ackerschachtelhalm, Brennnessel, Brunnenkresse, Goldrute, Hauhechel, Hundsrose
Nierensteine	Ackerschachtelhalm, Brennnessel, Brunnenkresse, Goldrute, Hauhechel, Hundsrose
Ohrenschmerzen	Holunder, Melisse, Storchschnabel
Pilzerkrankungen	Eiche, Lavendel, Ringelblume, Storchschnabel, Walnuss, Weide
PMS	Nachtkerze, Traubensilberkerze, Wolfstrapp
Polyarthritis	Esche
Prellungen	Beinwell, Johanniskraut, Pfefferminze, Steinklee
Prostatavergrößerung	Brennnessel
Prüfungsangst	Baldrian, Eisenkraut
Quetschungen	Arnika, Beinwell
Rachenentzündung	Storchschnabel, Walnuss
Regelschmerzen	Eisenkraut, Frauenmantel, Gänsefingerkraut, Hirtentäschel, Melisse, Schafgarbe, Taubnessel, Thymian, Traubensilberkerze, Waldmeister, Wolfstrapp
Reisekrankheit	Pfefferminze
Rheuma	Ackerschachtelhalm, Arnika, Birke, Bittersüßer Nachtschatten, Brennnessel, Eisenhut, Erdrauch, Esche, Fichte, Hauhechel, Heidelbeere, Johanniskraut, Mädesüß, Mutterkraut, Nachtkerze, Schlüsselblume, Seifenkraut, Senf, Stiefmütterchen, Storchschnabel, Weide
Rhythmusstörungen	Eisenkraut, Weißdorn
Rückenschmerzen	Johanniskraut, Senf, Weide
Schilddrüsenprobleme	Wolfstrapp
Schlafstörungen	Baldrian, Hafer, Hopfen, Lavendel, Linde, Pfefferminze, Steinklee, Taubnessel, Waldmeister

KRANKHEITEN	ANWENDUNG
Schmerzen	Melisse, Steinklee
Schnittwunden	Aloe
Schnupfen	Augentrost, Eisenhut, Eisenkraut, Hohlzahn, Kamille, Königskerze, Malve, Sauerampfer, Schlüsselblume, Seifenkraut, Sonnenhut Taubnessel, Thymian
Schnupfennase	Augentrost, Ringelblume
Schorf	Erdrauch
Schuppen	Große Klette
Schuppenflechte	Große Klette, Seifenkraut
Schweiß	Heidelbeere, Salbei, Walnuss, Weide
Schwellungen	Arnika
Sehnenentzündung	Aloe
Sodbrennen	Kamille, Thymian
Sonnenbrand	Aloe, Lavendel
Sportverletzungen	Arnika
Stoffwechselprobleme	Ackerschachtelhalm, Aloe, Bärlauch, Birke, Brunnenkresse, Erdrauch, Heidelbeere, Löwenzahn
Stress	Angelika, Hafer, Lavendel, Pfefferminze
Thrombosen	Nachtkerze, Steinklee
Trockene Haut	Stiefmütterchen
Unbeweglichkeit	Arnika, Hundsrose
Unruhe	Tausendgüldenkraut, Waldmeister
Verbrennungen	Eiche, Tormentill
Verdauungsprobleme	Aloe, Angelika, Hopfen, Kümmel, Löwenzahn, Mariendistel, Schafgarbe, Senf, Taubnessel, Thymian, Wegwarte
Verspannungen	Esche, Fichte, Johanniskraut, Pfefferminze, Senf
Verstauchungen	Aloe, Beinwell, Steinklee
Verstopfung	Heidelbeere, Hundsrose, Linde, Sauerampfer
Warzen	Schöllkraut
Wechseljahrbeschwerden	Eisenkraut, Frauenmantel, Herzgespann, Hopfen, Johanniskraut, Nachtkerze, Salbei, Taubnessel, Thymian, Traubensilberkerze, Wolfstrapp
Weißfluss	Mädesüß, Taubnessel
Wetterfühligkeit	Baldrian
Wochenfluss	Hirtentäschel
Wunden	Frauenmantel, Sauerampfer, Taubnessel, Weide
Po, wunder (Windelbereich)	Ringelblume, Stiefmütterchen
Wundliegen im Alter	Ringelblume
Zahnfleischentzündung	Storchschnabel, Walnuss
Zerrungen	Arnika

Register

Bildnachweis

Picture Alliance, Frankfurt a.M.: 7, 11, 30, 32, 33 u., 47 o./u., 54 u., 94, 100, 104/105, 112, 124/125, 131, 169 (Arco Images GmbH / Diez, O.), 120 u. (Arco Images GmbH /Geduldig), 43, 167 (Arco Images GmbH / Pfeiffer, J.), 48, 150 (Arco Images GmbH / Reinhard, H.), 109 (Bäsemann, Hinrich), 58/59 o., 144 (botanikfoto / Hauser, S.), 127 (Hippocampus-Bildarchiv), 24 li., 73, 85, 120 o. (Hippocampus-Bildarchiv / Teigler, F), 24 r. (Klett GmbH / Jung, A.), 9 (Mary Evans Picture Library), 121 u. (maxppp), 106 (OKAPIA KG / Reinhard, Hans), 42 (Quagga Illustrations), 90, 142/143 (WILDLIFE), 102, 116/117 o., 121 o. (WILDLIFE / Harms, D.), 53 (WILDLIFE / Kamien J.); **Shutterstock (www.shuterstock.com):** Cover (pick / ksb), 20 (a9photo), 55, 108, 132 (Africa Studio), 128 (Ainars Aunins), 161 (Alfio, S.), 16/17 (Alis Photo), 83 (Arie v. d. Wolde), 122 (barbaradudzinska), 50, 71 (Barbulat, D.), 10 (Belova, T.), 77 (Benedictus), 80/81 (BestPhotoPlus), 70 (H. Bogdan), 136 (Brzostowska), 29 u. (Buslik), 137 (cappi thompson), 56 (Carter, R.), 140/141 (clearimages), 118 (Colour), 31, 119 (dabjola), 39 (de2marco), 6/7 (Dolezalova, V.), 87 u. (Dolezalova, V.), 88 (Dream 79), 154/155 o. (Dutchlight), 46 (Eder), 27 (ElenaGaak), 62 (Elinag), 4 (Eliseeva, E.), 98, 149 (Fowler, M.), 145 (Gala_Kan), 68/69 (jennyt), 170 (Jung, C.).82, 135 (kanusommer), 126 (Kesu), 54 o. (Kletr), 86 (Kosachev, T.), 44 (Kulikova, T.), 138 (Larsson, H.), 78 (Le Do), 38, 60, 76, 96, 107 u. (LianeM), 152/153 (LiliGraphie), 164 (LiliGraphie), 37 (Lipatova, O.), 162 (liveostockimages), 87 o. (Madlen), 146 (Magone), 97, 134 (MarkMirror), 166 (matka_Wariatka), 111 (Matthew, V. J.), 160 (Miroslav, B.), 33 o., 40 u., 59 u., 75 u., 84, 89 u., 107 o., 156, 159 (Morphart Creations Inc.), 99 (Musat, C.), 8 (Nikolay, N.), 19 o. 61, 66 o./u. r., 89 o., 117 r., 155 r. (Nouwens, H.), 72 (oksana2010), 19 u. (optimarc), 129 (Pekour, A.), 45 (Peterson, R.), 66 u. li. (Petrenka, D.), 18 (photo-oasis), 130 (postolit), 114/115 (Poznyakov), 157 (Radacsi, R.), 168 (Radacsi, P.), 26 (Radka1), 40 o. (Rau, H.), 63 (ricciardiello, a.), 148 (Robinson, P.), 74/75 o. (Ron Rowan Photography), 165 (Sagitov, O.), 101 (Segmed87), 12/13 (Shestakoff), 28/29 o. (Smith, E.), 51 (stdesign), 110 (Stocksnapper), 65 (strelka), 34 (svehlik), 22 li., 22/23 (taviphoto), 21 (vaivirga), 95 (vbmark), 15 (Vincek, D.), 93 (Vlad61), 14 (Voigt, S.), 52 (Vynogradova, L.), 158 (watcha), 92 (Wiktory), 64 (Ziablik).

Ebenfalls erhältlich ...

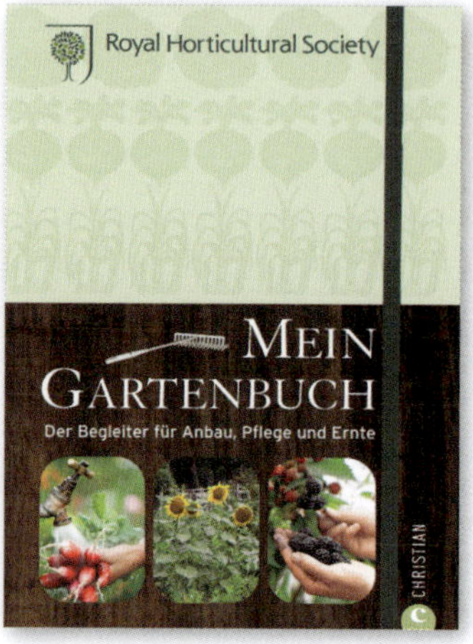

ISBN 978-3-86244-140-2

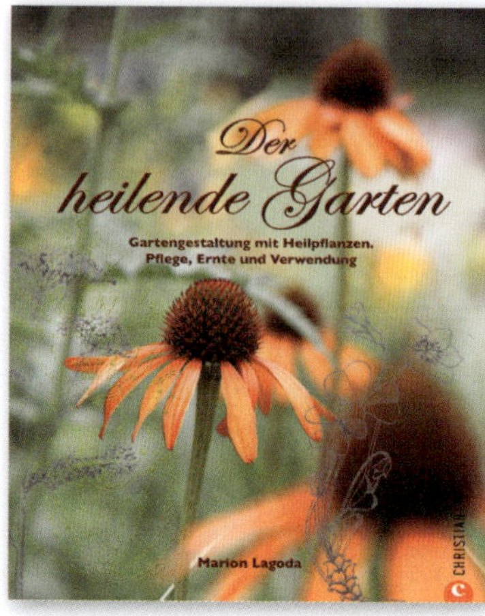

ISBN 978-3-86244-117-4

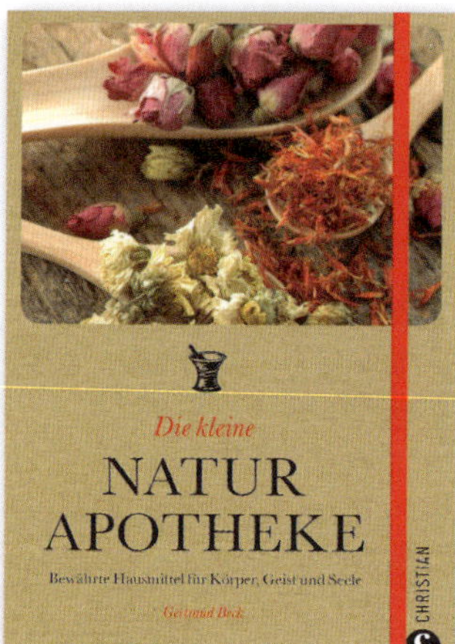

ISBN 978-3-86244-216-4

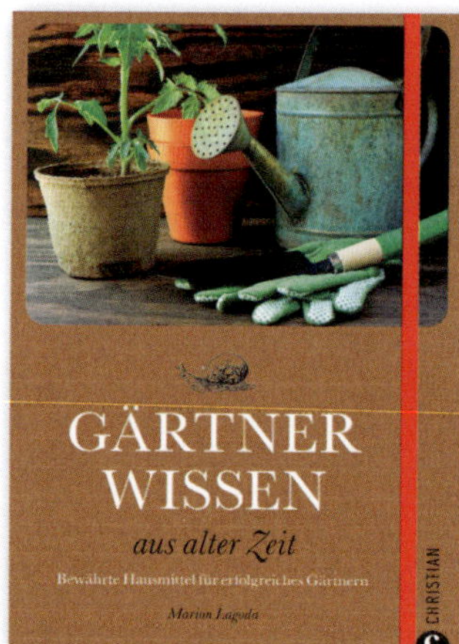

ISBN 978-3-86244-218-8

CHRISTIAN

www.christian-verlag.de